カラーアトラス
ColorAtlas

どうする・外来診療
こどもの皮膚病
―診察からアトピー性皮膚炎まで―

愛育病院皮膚科部長
山本 一哉 著

CLINICAL

PEDIATRIC

DERMATOLOGY

永井書店

序　文

　こどもの皮膚疾患、そしてアトピー性皮膚炎、1965年国立小児病院がわが国最初の小児専門病院として設立され、初代皮膚科医長として診療を初めてからやがて40年になろうとしている。2002年には病院自体が国立成育医療センターと改められて、すべてが一新され、また新たな歴史が刻まれようとしている。

　この長くもあり、また瞬く間のようにも思われた時間が過ぎて、いかに、そして何が変わったのであろうか。数え上げることも不可能な程に、すべてが変わったように思われる。近頃便利な身の回りの機器を思い浮かべれば、そのことがよくわかるはずである。その移り変わりの中で、1982年初めて「小児の湿疹－アトピー性皮膚炎の外来診療－：金原出版（東京）」を世に出した。それまでの17年間、こどもを診ることができた集大成のつもりであったし、それをまた勧めてくれた当時金原出版に在籍されていた高山　静氏の助力が励みになった。そしてまた、20年の歳月が過ぎた。思うに人の身体とそこに起きている現象はさして変わらぬのに、それを取り巻く世界・それに影響を受ける人の心（精神状態）は否応なく変わっていることを痛感することが多くなってきた。

　幸いにも、機会に恵まれていることを感謝しつつ、天職としてこどもの皮膚疾患を診療し続けている現在、永井書店編集長として活躍中の高山氏とまたもやめぐり会うことがあった。そして、こどもを診療するということにも、人、病気は同じでも、どうすれば良いかという考え方には、その間に大きな相違が生じている部分もあることが話題になった。その結果が、かつて世に送り出し満20歳になった拙書を、あらためて現代社会に対応できる成人として、永井書店より再出発させようということになったのである。製作にあたっては同社編集主任渡邉弘文氏に尽力頂いた。

　この本は、こどもの皮膚病を診る場合に必ず問題になるアトピー性皮膚炎が中心になっている。そしてそれが皮膚科専門医ではない方々に診て頂いていることが極めて多いという事実を考えに入れて上梓させて頂いた。その役割に否応なく立たされるであろう方々のお役に立てれば幸いである。さらに、あえていえば、お役に立つということが、患者であるこども本人にとって、本当に一番幸せであるに違いないと信じるのである。わが国で一番多くこどもの皮膚疾患患者とその母親とに出会うことができた者、そして、当時0歳であったこどもが、40歳近くなるまで見極められたという希有の経験をすることができたわが国最初の小児皮膚科医として、このことをはっきりと申し上げておきたいのである。

平成15年4月吉日

　　　　　　　　　　　　　　　　　　　　　　　　　　　　　　　　　　　山本　一哉

● 目　　次 ●

=================== 総　　論 ===================

第1章　小児皮膚疾患の診療の要点 ——————— 3
1 小児の皮膚科患者の特徴 …………………………………………………3
2 問題となる疾患と年齢 ……………………………………………………3
3 外用剤投与上の注意 ………………………………………………………4
4 スキンケアの落とし穴 ……………………………………………………4
5 通園、通学と皮膚疾患 ……………………………………………………5
6 母親との対話 ………………………………………………………………6

第2章　小児皮膚疾患の診察・診断 ——————— 7
1 皮膚疾患診察・診断の予備知識 …………………………………………7
　　A．皮膚疾患の特徴 ………………………………………………………7
　　B．小児の皮膚の特徴 ……………………………………………………8
2 基本的なこと－こどもの皮膚の病気をみる前に－ ……………………8
　　A．こどもの皮膚の特徴 …………………………………………………8
　　B．こどもの皮膚の性質 …………………………………………………10
3 診察・診断法（総論） ……………………………………………………13
　　A．診療協力者の人物判断 ………………………………………………13
　　B．主訴、病歴の把握 ……………………………………………………14
　　C．症状の把握 ……………………………………………………………15
4 診察・診断の要領 …………………………………………………………17
　　A．頭部、顔面から ………………………………………………………17
　　B．軀幹 ……………………………………………………………………20
　　C．四肢から ………………………………………………………………21
5 その他の診察・診断法 ……………………………………………………23

第3章　急性発疹症と皮膚疾患との鑑別 ——————— 24
1 予測と追跡について ………………………………………………………24
2 問診による鑑別について …………………………………………………25
3 視診による鑑別について …………………………………………………26
　　A．単調な発疹 ……………………………………………………………26
　　B．瘙痒感の程度 …………………………………………………………26
　　C．参考となる変化 ………………………………………………………27

第4章　治療方針 ——————— 29
1 薬剤療法 ……………………………………………………………………29
　　A．局所療法 ………………………………………………………………29
　　B．全身療法 ………………………………………………………………31

第5章　ステロイド外用剤 ─────────────── 32
❶ 臨床的応用上の問題 …………………………………………………32
1 ステロイド外用剤の使われ方 ………………………………………32
　　　　A．既往のステロイド外用剤の確認 ………………………32
　　　　B．使用方法の確認 …………………………………………33
　　　　C．ステロイド外用剤投与時の配慮 ………………………34
2 ステロイド外用剤の選択 ……………………………………………34
　　　　A．ステロイド外用剤 ………………………………………34
　　　　B．症状および部位による選択方法 ………………………35
3 ステロイド外用剤の使用方法 ………………………………………36
　　　　A．塗擦回数と量 ……………………………………………36
　　　　B．症状改善時の対応法 ……………………………………36
　　　　C．具体的な注意点 …………………………………………37
　　　　D．ステロイド以外の外用剤 ………………………………38
　　　　E．ステロイド外用剤およびステロイド以外の外用剤の塗り方 …………39
4 免疫調整外用剤の使い方 ……………………………………………42

第6章　アトピー性皮膚炎の予防 ─────────── 44
1 症状が告げる対策のヒント …………………………………………44
　　　　A．どこに皮疹がないか ……………………………………44
　　　　B．実際の状態は ……………………………………………44
　　　　C．疫学的調査から …………………………………………46
2 皮膚科学的検査から …………………………………………………46
3 新生児の皮膚について ………………………………………………47
　　　　参考資料：赤ちゃんのお風呂タイム ………………………………49

第7章　スキンケア ─────────────────── 52
❶ スキンケア用品 …………………………………………………52
1 なぜスキンケアは必要か ……………………………………………52
2 スキンケアの原則 ……………………………………………………53
　　　　A．きれいにする ……………………………………………53
　　　　B．保湿用ローションを使う ………………………………53
　　　　C．スキンケアの実際 ………………………………………53
❷ スキンケアとタッチケア ……………………………………………54
1 なぜスキンケアが必要なのか ………………………………………55
2 乳児の皮膚と成人の皮膚 ……………………………………………55
3 乾燥してからでは遅い ………………………………………………57
4 産婦人科医から学ぶこと ……………………………………………57
5 タッチケアとタッチテラピー ………………………………………58
　　　　●代表的なスキンケア用品（和光堂）………………………60
　　　　●代表的なスキンケア用品（明治乳業）……………………62
　　　　●代表的なスキンケア用品（ロート製薬）…………………64

外来での初期診療

1. 新生児一過性皮膚変化（脂腺増大による変化、新生児中毒性紅斑・紅色汗疹が混在）……69
   - 診察のコツ／要約／専門医からのコメント……70
   - 【診療のヒント】症状の見方……71
2. 新生児肛門周囲（肛囲）皮膚炎……72
   - 診察のコツ／要約／専門医からのコメント……73
   - 【診療のヒント】鼻に病変がある場合……74
3. スタージ・ウェーバー症候群……75
   - 診察のコツ／要約／専門医からのコメント……76
   - 【診療のヒント】出会いのコツ……77
4. 乳児脂漏（乳痂）……78
   - 診察のコツ／要約／専門医からのコメント……79
   - 【診療のヒント】母親の尋ねたいこと……80
5. 新生児中毒性紅斑……81
   - 診察のコツ／要約／専門医からのコメント……82
   - 【診療のヒント】ベビーカー……83
6. 接触皮膚炎（びらん、間擦疹）……84
   - 診察のコツ／要約／専門医からのコメント……85
   - 【診療のヒント】45度！……86
7. 苺状血管腫（ストロベリーマーク）……87
   - 診察のコツ／要約／専門医からのコメント……88
   - 【診療のヒント】ドライスキンの誘因……89
8. 疥癬……90
   - 診察のコツ／要約／専門医からのコメント……91
   - 【診療のヒント】大人は顔を擦り洗いしない……92
9. 接触皮膚炎（ドライスキンによる皮膚炎）……93
   - 診察のコツ／要約／専門医からのコメント……94
   - 【診療のヒント】39度の誤解……95
10. 太田母斑（眼上顎褐青色母斑）……96
    - 診察のコツ／要約／専門医からのコメント……97
    - 【診療のヒント】塗り薬の味……98
11. 乳児寄生菌（分芽菌）性紅斑……99
    - 診察のコツ／要約／専門医からのコメント……100
    - 【診療のヒント】深部体温……101
12. おむつ皮膚炎（おむつかぶれ・襁褓皮膚炎）……102
    - 診察のコツ／要約／専門医からのコメント……103
    - 【診療のヒント】内服と外用の違い……104
13. アトピー性皮膚炎＋不適切な治療……105
    - 診察のコツ／要約／専門医からのコメント……106
    - 【診療のヒント】化粧と外用剤……107

14 アトピー性皮膚炎＋不適切な治療……………………………………………108
　　　診察のコツ／要約／専門医からのコメント……………………………109
　　　　【診療のヒント】面積×時間×種類 …………………………………110
15 アトピー性皮膚炎＋二次感染 ………………………………………………111
　　　診察のコツ／要約／専門医からのコメント……………………………112
　　　　【診療のヒント】皮膚の厚さ …………………………………………113
16 アトピー性皮膚炎（男児の場合）……………………………………………114
　　　要約／専門医からのコメント／診察のコツ……………………………115
　　　　【診療のヒント】回転椅子とこども …………………………………116
17 アトピー性皮膚炎（同症の一部分として）…………………………………117
　　　診察のコツ／要約／専門医からのコメント……………………………118
　　　　【診療のヒント】おへそはなぜ可笑しいのか ………………………119
18 アトピー性皮膚炎（アトピー皮膚）…………………………………………120
　　　診察のコツ／要約／専門医からのコメント……………………………121
　　　　【診療のヒント】おじいちゃん、おばあちゃんを使う ……………122
19 ズック性皮膚炎（アトピー性皮膚炎患者ならその一部としてまとめて考える）・123
　　　診察のコツ／要約／専門医からのコメント……………………………124
　　　　【診療のヒント】擦り込んでは困る …………………………………125
20 アトピー性皮膚炎………………………………………………………………126
　　　診察のコツ／要約／専門医からのコメント……………………………127
　　　　【診療のヒント】賞味期限 ……………………………………………128

外来での部位別診療

A 頭部・項部のみかた ── 131
■ みかたのコツ……………………………………………………………………131
　1. 頭部を中心に脂漏性痂皮付着 ……………………………………………133
　2. 頭髪部から顔面の脂漏部位への痂皮付着 ………………………………134

B 顔面のみかた ── 135
■ みかたのコツ……………………………………………………………………135
　1. 両頬部、頤部、下顎部などの紅斑 ………………………………………137
　2. 顔面から頭部へかけての紅斑落屑性変化 ………………………………138
　3. 眉間、両頬部と頤部に軽度の発赤を伴う変化 …………………………139
　4. 鼻と口囲の凹部を除く顔面下半への湿疹性変化 ………………………140
　5. 鼻と口囲の一部を除く顔面全体への湿疹性変化 ………………………141
　6. 顔面から頭部、さらに軀幹におよぶ広い病変 …………………………142
　7. いわゆるハタケ……………………………………………………………143
　8. 軽度のハタケが頬部に散在 ………………………………………………144
　9. 境界明確な発赤、小水疱性丘疹、びらん ………………………………145

10．顔面全体の乾燥、軽度の色素沈着‥‥‥‥‥‥‥‥‥‥‥‥‥‥‥‥‥‥146
　　11．眼瞼部の紅斑、丘疹、びらん、落屑‥‥‥‥‥‥‥‥‥‥‥‥‥‥‥‥‥147
　　12．眼瞼部の紅斑、小水疱性丘疹、びらん、血痂‥‥‥‥‥‥‥‥‥‥‥‥‥148
　　13．鼻孔部、鼻背などに汚い黄色痂皮付着‥‥‥‥‥‥‥‥‥‥‥‥‥‥‥‥149
　　14．下口唇外周に境界明確な紅斑落屑面‥‥‥‥‥‥‥‥‥‥‥‥‥‥‥‥‥150
　　15．口唇全周に紅斑落屑面と亀裂‥‥‥‥‥‥‥‥‥‥‥‥‥‥‥‥‥‥‥‥151

C 耳とその周囲のみかた ─────────────────────── 152
■ みかたのコツ‥‥‥‥‥‥‥‥‥‥‥‥‥‥‥‥‥‥‥‥‥‥‥‥‥‥‥‥‥152
　　1．耳介付着部下端の間擦部に紅斑落屑性変化‥‥‥‥‥‥‥‥‥‥‥‥‥‥154
　　2．耳介付着部上端に亀裂とびらん痂皮‥‥‥‥‥‥‥‥‥‥‥‥‥‥‥‥‥155

D 軀幹と首のみかた ──────────────────────── 156
■ みかたのコツ‥‥‥‥‥‥‥‥‥‥‥‥‥‥‥‥‥‥‥‥‥‥‥‥‥‥‥‥‥156
　　1．頸部全周に発赤とびらん面を認め、時に悪臭‥‥‥‥‥‥‥‥‥‥‥‥‥159
　　2．頸部の乾燥、粃糠様落屑と苔癬化局面‥‥‥‥‥‥‥‥‥‥‥‥‥‥‥‥160
　　3．全身に発赤著明な湿疹性病変‥‥‥‥‥‥‥‥‥‥‥‥‥‥‥‥‥‥‥‥161
　　4．胸部に紅色丘疹、小水疱性丘疹播種状多発‥‥‥‥‥‥‥‥‥‥‥‥‥‥162
　　5．浸潤性円形潮紅局面多発．漿液性丘疹と落屑‥‥‥‥‥‥‥‥‥‥‥‥‥163
　　6．1歳前後でも毛孔一致性の小丘疹が散在‥‥‥‥‥‥‥‥‥‥‥‥‥‥‥164
　　7．乾燥著明で毛孔一致性トリ肌様丘疹‥‥‥‥‥‥‥‥‥‥‥‥‥‥‥‥‥165
　　8．全身皮膚乾燥、毛孔性丘疹、瘙痒感著明‥‥‥‥‥‥‥‥‥‥‥‥‥‥‥166

E 腋の下のみかた ───────────────────────── 167
■ みかたのコツ‥‥‥‥‥‥‥‥‥‥‥‥‥‥‥‥‥‥‥‥‥‥‥‥‥‥‥‥‥167
　　1．腋窩間擦部が発赤びらん、汚い痂皮付着‥‥‥‥‥‥‥‥‥‥‥‥‥‥‥169

F 腕と肘のみかた ───────────────────────── 170
■ みかたのコツ‥‥‥‥‥‥‥‥‥‥‥‥‥‥‥‥‥‥‥‥‥‥‥‥‥‥‥‥‥170
　　1．肩胛部から上腕、前腕に紅斑落屑性変化‥‥‥‥‥‥‥‥‥‥‥‥‥‥‥172
　　2．肩峰部に境界明確な類円形潮紅局面が存在‥‥‥‥‥‥‥‥‥‥‥‥‥‥173
　　3．両腕伸側、とくに肘頭の発赤、漿液性丘疹‥‥‥‥‥‥‥‥‥‥‥‥‥‥174
　　4．肘窩部に紅斑と漿液性丘疹‥‥‥‥‥‥‥‥‥‥‥‥‥‥‥‥‥‥‥‥‥175
　　5．上肢、とくに伸側に類円形不完全脱色斑散在‥‥‥‥‥‥‥‥‥‥‥‥‥176
　　6．両側肘窩から前腕屈側におよぶ苔癬化局面‥‥‥‥‥‥‥‥‥‥‥‥‥‥177

G 手、指、爪のみかた ─────────────────────── 178
■ みかたのコツ‥‥‥‥‥‥‥‥‥‥‥‥‥‥‥‥‥‥‥‥‥‥‥‥‥‥‥‥‥178
　　1．両手関節部に苔癬化局面、手指にも散在‥‥‥‥‥‥‥‥‥‥‥‥‥‥‥180
　　2．末節指腹と手掌の膨隆面に紅斑落屑面‥‥‥‥‥‥‥‥‥‥‥‥‥‥‥‥181

H おむつ部・そけい部のみかた ―――――― 182
- ■ みかたのコツ ……………………………………………………………182
  - 1．おむつの部位に一致して紅斑と軽度の落屑 …………………184
  - 2．おむつ部に一致して紅色丘疹と漿液性丘疹 …………………185
  - 3．幼児期男児陰茎陰嚢間擦部の湿潤びらん面 …………………186

I 年長児の外陰部とおしりのみかた ―――――― 187
- ■ みかたのコツ ……………………………………………………………187
  - 1．陰茎基部の全周に、しわに一致して紅斑 ……………………189
  - 2．軀幹のアトピー皮膚、貨幣状湿疹と撒布疹 …………………190

J 下肢と膝・足首のみかた ―――――― 191
- ■ みかたのコツ ……………………………………………………………191
  - 1．両膝蓋部に苔癬化局面と掻破痕が存在 ………………………193
  - 2．両膝窩部のしわ周辺に紅斑落屑面と丘疹 ……………………194
  - 3．両膝窩部に苔癬化局面あり、掻破痕散在 ……………………195
  - 4．下腿に境界明確な落屑浸潤性局面が散在 ……………………196

K 足、足ゆび、爪のみかた ―――――― 197
- ■ みかたのコツ ……………………………………………………………197
  - 1．両足底前1/3と趾腹、土踏まずに角化局面 …………………199
  - 2．両足踵部が角化し、亀裂が生じている ………………………200

付録　おうちでできるこどものスキンケア

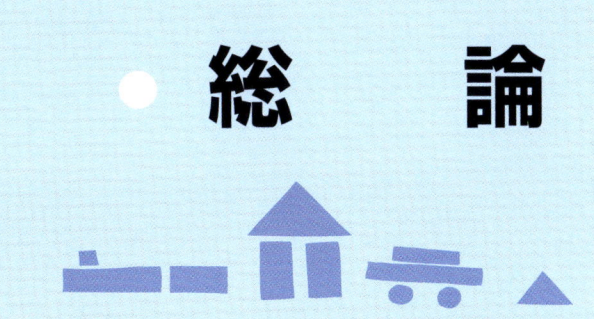

総論

総論

第1章 小児皮膚疾患の診療の要点

　最新の知識に基づいた医療を行うにしても、その中間には原則として母親という人間性豊かな存在を介せざるを得ない小児の疾患の中で、皮膚のトラブルはまたなんと難題を抱えているものであるかをまず認識していただきたいと望むものである。

1　小児の皮膚科患者の特徴

　このことは小児を対象とする医療を行う方達に共通の問題である。すなわち、小児を対象として診療するとしても、実際にその小児に生じている病変を、医師の診療を受けるべき状態であると判断して診療施設までくるようにしむけるのは、本人自身ではないことである。患者は受身の状態で受診するのであるから、その治療も当然のことながら、能動的には行われないことになる。この診察、治療の主導権を持っている者は、現在では主としてその母親である。

　われわれがいかに努力して小児の皮膚病変について検討を行い、もっとも良いと思われる解決方法を見いだしたとしても、その方法は患者自身の手で適用されることはまずないのである。したがって、小児の疾患の治療はどのような場合でも隔靴掻痒の感があるのであるが、このように母親の協力なしに治療を行うことができない点では、皮膚のトラブルがもっとも問題が多いと思われる。その理由はいろいろあるが、たとえば内服療法、注射療法などと異なり、外用療法は1回の投薬あるいは使用量を十分に規制することができないので、使用量が少なすぎたり、多すぎたりすること、使用が面倒なこと、病変の経過が見えるので手を抜きたくなること、など協力を続けることが困難になりやすいことが多々あるからである。

2　問題となる疾患と年齢

　小児だからといって、皮膚疾患の種類、程度が少なく、軽症だというものではないことは当然で、それはむしろ逆であるといえるほどである。しかしながら、日常診療上で患者数という点からもっとも問題となるものといえば湿疹・皮膚炎群にほかならない。おそらく湿疹性病変の処置、指導というものに費やされる診療時間というものは莫大なものとなろう。なかでもアトピー性皮膚炎は圧倒的に多く、かつ慢性に経過するために、眼でみえるという皮膚疾患の特徴の持つ問題点と、母親の協力を得なければ治療が行われないという問題点を一番明瞭に表してくるものである。その意味で、われわれはアトピー性皮膚炎に関する話題についてはつねに注意を怠るべきではない。その時点における新知見を理解したうえで診療に当たりたいものである。

一方、小児期の皮膚疾患患者であるからには、おしなべて各年齢の小児が同じように受診するかというと、そうでないことも明らかである。すなわち、どのような診療施設においても乳幼児患者がもっとも多く経験されるのである。したがって乳幼児期の皮膚の特異性などという問題の前に、このような年齢の患者こそ、親まかせの治療にのみ頼らざるをえない点を再認識しておきたいものである。

3　外用剤投薬上の注意

　ステロイド外用剤、一般的な外用剤、あるいは最新の免疫調整外用剤などを、どのように選んで使用するかという問題ではない。要するに、たとえそれらを適材適所に選択して投薬したとしても、その先の指導を怠ると期待通りの効果は望めないということを強調したいのである。これらの外用剤を使用させる機会がもっとも多いであろうアトピー性皮膚炎患者を伴った母親は、他医で過去に投薬された外用剤を提示することが少なくない上、必ずそれを使用したが効果がなかったと訴えるものである。いわゆる軟膏容器に入れられた外用剤について、その内容を知ることは容易ではないが、それぞれに特徴のあるチューブ入りとなっている種類については多くの場合、それが何であるかを判別することができる。

　とくにステロイド外用剤であれば、そのなかでも効果のすぐれた種類が投薬されていることなどは一目でわかるにもかかわらず、臨床症状は改善はおろか増悪していることさえしばしば認められるのである。すなわち、絶対に効果があるべきはずの外用剤の効果が認められないとすれば、その際に一番考えられることはそれが目的通りには使用されなかったということにならざるを得ない。したがって、必ずそれをどのように使用していたか質問してみる必要がある。と同時に、その際に母親が答えるような状況にならないように、自分の患者達には初めから心して投薬するように心がけなければならない。

　返答には幾つかのパターンがある。まず第1は「ステロイドは怖いから使わなかった」、次は「一寸塗ったら良くなったから止めた」、さらには「薬が切れた」というわけである。第1の返答については「第5章：ステロイド外用剤」が参考になると思われる。もちろん、どのような投薬がなされようと、それを使用しなかったら効果がないのはいうまでもない。第2の返答は実にしばしば聞かれる答えである。この場合は薬剤を中止するか否かは投薬した者が決めることだという常識を母親に植付ける必要がある。そうしないと、軽快と悪化を繰り返すだけの毎日となる。第3の返答に至っては何もいうことはないが、これもまた大真面目で病状の好転しない理由として訴えられるのである。要するに小児皮膚疾患患者に外用剤を処方する場合には、「薬剤の種類と使用目的」「起こるであろう変化」「次回受診日の指定とその間の使用方法」、最後に「もし不足しそうなら、その前に来院せよ」という項目を母親に聞かせておかなければならないのである。

4　スキンケアの落とし穴

　小児のスキンケアあるいはアトピー性皮膚炎のプライマリ・ケアなどに関しては無数に近く述べ

られている。その結果、この問題に関する知識あるいは製品というものは実に多種多様の事柄および製品が、いろいろな媒体を通じて広く行き渡っているはずである。しかしながら、なおそれについて正しい認識を持って使用され、応用されているとは思われないのが現状である。

　そのことはたとえば石鹸、沐浴剤、シャンプーの類が世の中には満ち溢れている一方で、頭頂部に脂漏性痂皮あるいは垢をこびりつかせている乳児に出合うことが、いかに多いかを考えてみれば明白である。われわれは他人が指先に傷でもしたのを見れば、自分もその痛みを感じるほどである。ことにそれがわが子ということになれば、母親はその悩み、苦しみを痛いほど感じるであろうと思うと実はそうでもないらしいことが示されているといえよう。たとえば母親自身の頭髪部にあれだけの汚れが付いていれば、その気分の悪さからいってもその始末をしないはずはないからである。ところが、わが子であるのに、気持ちが悪かろうと想像できないのは不思議と言わざるを得ない。

　この気がつかないという母親の性癖が最も如実に表れる場合が他にもある。それは、小児の皮膚症状のなかでも、その対策に悩むことの多い瘙痒感がある際に注意しなければならぬことである。小児は若年であればあるほど、瘙痒に耐えることはできない。その結果は、一番容易な解決法として搔破することになる。搔破するために使用されるのはいうまでもなく自分自身の爪（とくに手指の爪）であるが、少し注意して観察すれば実に多くの小児の爪が、汚なく伸びた状態のままになっていることがわかるのである。そのような爪で思う存分に搔破されては、病変は悪化するのみである。したがって、スキンケアの原点としては、まず小児の爪は親が責任を持って短く切り揃え、清潔にさせておくべきことを指導しなければならない。これは母親の爪のように色鮮やかに手入れせよという要求ではないのである。

5　通園、通学と皮膚疾患

　伝染性皮膚疾患の場合に通園、通学をどう取り扱うかということではない。むしろ小児の皮膚疾患というものに対する親の意識とでもいうことになろう。すなわち、疾患の診察に際しては、その経過にしたがって診療内容を的確にそれに応じて変更していかなければならないのはいうまでもない。そのためには、一定期間毎に患者の経過を実際に診察して把握していく必要がある。ことに対象が小児であれば、患者自身から経過の説明を正しく伝えられる可能性が少ないこともあり、一層そのことが大切になる。しかしながら、患者が小学生ともなると、次回の診察日を診療する側の思うように決められない例があまりにも増えてくることに気がつくものである。その理由は一にも二にも「学校を休ませたくない」という一言につきるのが特徴である。

　すでに小学生の時代から、1日でも学校を休むことは（その裏には、たかが皮膚病くらいのためにという考えがあることが、付添っている母親の表情を見れば明らかであるが）、その患者にとって人生の落伍者となるかもしれぬ一大事という観念を、両親それに時には本人も持っているわけである。したがって、短期間の経過後に診察日を指定しようものなら、わが子を陥れようと計る悪徳医師が眼前にいるという態度で、母親から拒否の返答があることになる。今日では学校教育というものは、実に身体の異常を解決するよりも、遥かに重要で次元の高いものとなったのである。このような観念を持つ人達にとっては、春休みに受診した場合に、次の診察日は、当然夏休みであるべ

きなのである。もし患者である小学生が、アトピー性皮膚炎のように慢性・持続性に自・他覚症状に悩まされる疾患である場合には、一体どう対処すべきか全く良い解決方法を知らない。

しかも、このような傾向は決して小学生のみでなく、むしろ幼稚園時代からしばしば経験されることを思うと、理想に近い小児の皮膚疾患診療を行うことは、現在では不可能になったのではないかとさえ思われる。

6 母親との対話

われわれが皮膚疾患に悩む小児患者の診療に取り組むことを試みる限り、これまでに述べてきたすべての項目に共通のことでもあるが、その母親との対話を十分に行わないことには、試みはすべて失敗に終るであろうことが明らかである。このことはすでに小児科の診療に当たっておられる方ならば誰でも熟知していることであろう。要するに皮膚疾患であろうともその例外ではないのである。

しかしながら、このわかりきっていることが日常の多忙な外来診療中にはなかなか実行できないのではないかと思われる。そのためともいえようが、少なからざる母親から「この薬剤を用いてもよいのかどうか」という質問を受けることがある。その薬剤も自分が処方したものであれば、責任を持って返答することが可能であるが、他医により投薬された薬剤について、その内容が不明な場合などはとくに返答に窮することになる。「なぜその薬剤を投薬して下さった先生に直接質問しないのか」と尋ねると、判で押したように「質問するのが申し訳ない気がする」と言い訳をするのである。要するに質問したくて仕方がないことがありながらそれを押し殺して診療を受けていることが考えられる。同時にすでに触れたように、病状の経過を直接見ているということになればまさに疑心暗鬼を絵に書いたような状態に母親達は陥るのであろう。そして例外なく別の医師の門を叩く結果となるのである。こうなっては患者である小児がもっとも迷惑を受けるわけであり、このことは何としても防がなければならない。

このような問題が小児皮膚疾患診療の要点のすべてではないが、少なくともかなり重要な部分を占めていると信じるものである。日々進歩発展を遂げている小児皮膚科学を、実際の臨床面に応用すべく試みる場合にも、従来からの難問は依然として残されているのである。科学は進歩しても、人間性の大きな変革は見られていないことを銘記した上で診療に臨みたいものである。

総論

第2章　小児皮膚疾患の診察・診断

　本来、水中で誕生したといわれる生命の根元から、人類にまで進化した過程ではその途中で皮膚という空気中で生きて行くために不可欠の構造を持つ器官が形成された事実があったに違いないわけである。そのように、考え方によっては最も重要な臓器であるにも拘らず、日常その存在すら全く忘れられているのが皮膚ではないかと思われる。したがって、その診察、診断の前に、その病変の考え方を再確認したい。

1　皮膚疾患診察・診断の予備知識

A　皮膚疾患の特徴

　いうまでもなく皮膚に病変が生じているのが皮膚疾患である。ということになれば、皮膚そのものをわれわれは表皮の側からつねに観察することができるということを思い出さざるをえない。すなわち、そこに病変が生じるのであるからには、それもまた誰の眼にも見えるに違いないからである。このことは、他科の疾患とは大きな違いであり、皮膚疾患の特徴といえるものである。内科的疾患で内臓諸器官の異常について医師の説明を受け、その上で病変について患者が認識するのとは比較にならないわけである。

　すなわち、もし小児の皮膚に湿疹性病変があり、搔破して痂皮のあるような状態で受診した場合、仮に何らかの処置をしてみても、再診時に病変の軽快が見られなければ、その小児の親に対しては、経過についていかなる詭弁を弄することもできないのである。こう考えると、皮膚の病変位という安易な気持ちで、手近にある外用剤でも出しておけばよかろう、という診療をするわけにはいかないことが理解できる。

　病変の経過が思わしくなければ、その小児たちはたちどころに他医の許に連れられていくのみではなく、そこでは同時に前医の診療内容についてその親達から悪しざまに訴えられかねないことになるからである。

　すなわち、病変は医師のみならず、患者側にも見えるわけであるから、誤診、誤療の結果は一目瞭然である。また、この特徴を生かすためにも視診の力を増さなければならない。むずかしいME装置や器具などなしにその気になればかなり正確な診断が下せるのは皮膚疾患が唯一のものであろう。

　次に、病変部が肉眼で可視ということから、その部に触れることも可能だという点が特徴となってくるのである。人体を構成している諸器官の中で、直接触れられるものが他に幾つあるか考えれば、この特徴もまた診察、診断を行っていく上で利用されなければならないものであることがわか

る．視診のみでなく触診もまた必ず行うべきである．

　さらにまた、皮膚疾患の中には異常な臭気というものが、その主体となっている場合もあり、したがって、その特徴として嗅覚を診察、診断の一助としうることがあることも理解されよう。とくに小児を対象とした場合には、身体各部位の臭気から、その原因となる汚れなどの種類を判断することが、皮疹の経過を大きく左右することがある。これは、手指や口囲などの食物の汚れが皮疹にどう影響するかを考えれば明らかである。

　すなわち、嗅診ともいうべきものがあるわけである。

　最後に、いかに皮膚疾患が視診、触診、嗅診が可能な特徴を有するものといっても、それは皮膚の一面からのみのマクロの観察であるという制約があることを強調したい。そしてこの制約のために確実な診察、診断が不可能と判断された際には、それを補うために必要があれば局所を生検し病理組織学的検索を加えることも、また、極めて簡単に行いうる特徴を持つのが皮膚疾患である。

Ⓑ 小児の皮膚の特徴

　小児と成人との間にはあらゆる面で、量的、質的な差異が存在しているとすれば、皮膚もまた例外ではないわけである。本来ある疾患について理解するためには、その発症してくる基盤の構造、機能、生理などについて知らねばならぬが、ここではその一端をあげて小児皮膚疾患の診察、診断の参考とすることにしたい。

　皮膚には各種の生理作用、機能が存在しているわけであるが、中でも保護作用は重要である。この目的のための器官としての皮膚は新生児より長ずるにしたがって、次第にその機能が強力になるといえる。すなわち、単純に皮膚の厚さそのものを考慮しても、低年齢者程薄いのである。このことは、外界からの各種侵襲によって生ずる皮膚疾患が小児では多いことを意味し、また、同一原因が作用しても成人と異なった病像を呈する可能性を示しているのである。事実、小児では日常的な疾患である水疱性膿痂疹（とびひ）は成人には見られない。

　また、分泌排泄作用を営むものとして脂腺機能を例にしても、診察、診断とは密接な関係が考えられる。新生児期から生後2～3ヵ月頃までの脂腺機能の生理的な亢進時期、それ以降の幼少児期の機能の低下期、そして思春期を迎えての機能亢進など、全身の成長発育に伴っての諸変化は、それぞれの時期に特有な病像を示す皮膚疾患を発生させるのである。

　このようにして、小児の皮膚の特徴について知ることは診察、診断を行う上で絶対必要であり、単純に臨床症状を一瞥するのみでそれを行いうるとはいえないのである。

2 基本的なこと―こどもの皮膚の病気をみる前に―

Ⓐ こどもの皮膚の特徴

　病気が起きればそこは普通のあるいは健康な身体の状況とは違ってくるはずである．これは皮膚でも、その他の部分でも同じで、診療にあたる側は、その違いを見分ける（それには古典的な方法、近代的な方法、いろいろな技術があるが）ことが、まず必要になる。そのためには、何も変化がない状態をよく知らなければ比較し得ない。そこで、まず、こどもの皮膚はどうなっているのかを、

考えてみることから始めたい。

　ここまで考えてみて、誰でも気が付くことがあるはずである。つまり、こどもと一口にいっても、いろいろな発育の時期がある、ということである。新生児、乳児、幼児、年長児、思春期、言葉はどうであれ、乳児と年長児で皮膚が同じように見えることはない。したがって、こどもの皮膚はどうなっているかは、いったいどの時期のことをいっているのか、これが問題になってくる。しかし、ここまで事細かに考慮するのは、いってみればあまりに専門的過ぎるとも言えるであろう。そこで、幼稚園児くらいまでの、一番こどものイメージにあった時期にはどのような特徴があるかを説明しておきたいと思う。

　言ってみれば、年齢がそれより少なければその特徴はいっそう強まることになり、多ければ大人の特徴に近づくことになる。ただし、またまた、複雑なことをいうかもしれないが、新生児期だけは、他の時期のこどもに比べると、かなり特徴が異なる面がある。これについてはまた、別のところで述べることにする。

　皮膚には面積がある。もちろん体積もあり、これが身体中で一番大きな臓器（器官）である、という表現は医学関係の勉強を始めるとよくお目にかかる言葉である。さて、面積であるが成書には新生児では 0.25 m^2、これが大人になると 1.6 m^2 になると書かれてある。自分自身で測定したことはないが、こどもより、大人のほうが面積が大きいだろうことは疑えない。さて、皮膚には厚さもある。ただし、本当の意味での厚さであって、「面の皮が厚いとか、鉄面皮など」の意味ではない。しかし、日常の診療中には、どうしても普通の厚さとは思われない人達にお目にかかることもある。それでも、解剖学的な厚さは普通の人と同じである。詳しい構造は専門書に譲り、ここでは超音波で見たこどもと大人の皮膚の厚さの違いを見ていただきたい（図1）。こどもの皮膚は大人よりも確かに薄いのである。ただし、これはこどもの皮膚が大人よりできが悪いということではない。こどもは、その年齢、月齢、日齢に応じて、それ相応に健康で、正常なのである。正常さが大人と違うということだけである。その代わり、病気を考えると、その事実が大きく影響することがあることが分かる。皮膚が薄ければその各部分も薄い、当然角層も薄い、となればバリア機能も壊されやすい、というわけで話は全部つながってくることになるからである。

　一方、皮膚には一面に穴がある。汗の出る穴と、毛（硬い毛やうぶげ）の生えてくる穴である。ここで強調しておきたいのは、この穴の数が出生時にある数と一生同じだということである。つま

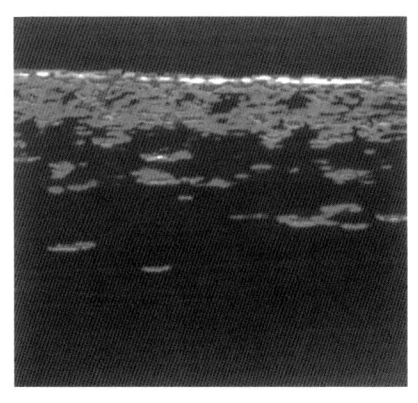

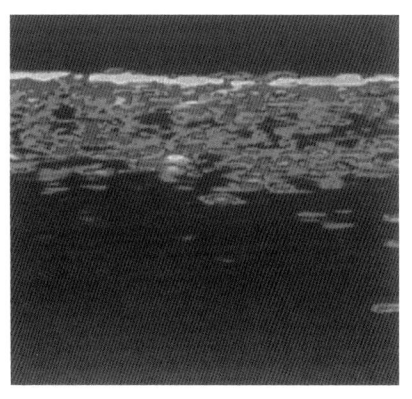

乳児　　　　　　　　　　　　　　成人（20 歳女性）
図1　超音波でみた大人とこどもの皮膚の厚さ（頬部）

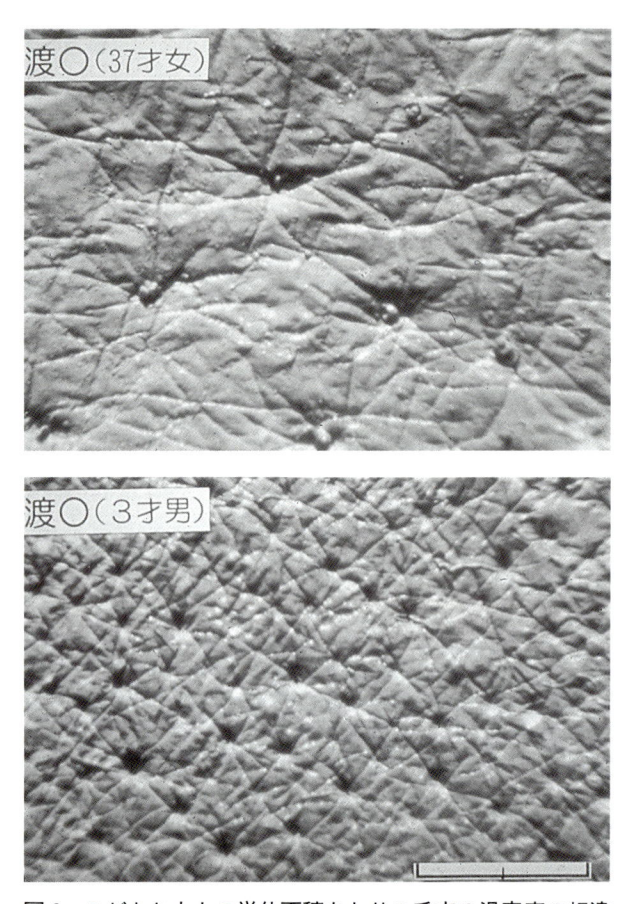

図2 こどもと大人の単位面積あたりの毛穴の過密度の相違

り、面積は増えてもこれらの穴の数は不変なのである。いい換えればこどもはそれが単位面積あたりにみれば過密に存在しているということになる（図2）。となれば、毛穴や汗の出る穴に関連するようなトラブルが起きやすい素地があることになってくる。これは、そこから排出される皮脂や汗の量にからんで、スキンケアの問題にまで関連してくる。

　こうしてみると、こどもの皮膚をみることは結構複雑なことなのだとおわかりいただけたのではないであろうか。

Ｂ　こどもの皮膚の性質

　小さなこどもの頬には思わず触れたくなるような、みずみずしい、やさしい感触がある。皮膚の感じが大人とは違うわけである。このような性質は、一方ではこどもの皮膚はデリケートなのだと実感させるものでもある。デリケートとは、つまり、この素敵な感触を保たせることが思ったよりも難事業だということを表しているのだと考えたい。すぐにカサカサになる赤ちゃんの頬、これもまた事実である。そこで、このようにこどもの皮膚の性質が目まぐるしく変わるのはなぜかを考えておきたい。

　皮膚をしっとりさせる成分としては、現在セラミドと呼ばれる表皮の中でつくられる脂質が注目されてきている。アトピー性皮膚炎の患者では、これをつくり出す過程に異状があるため、常に乾

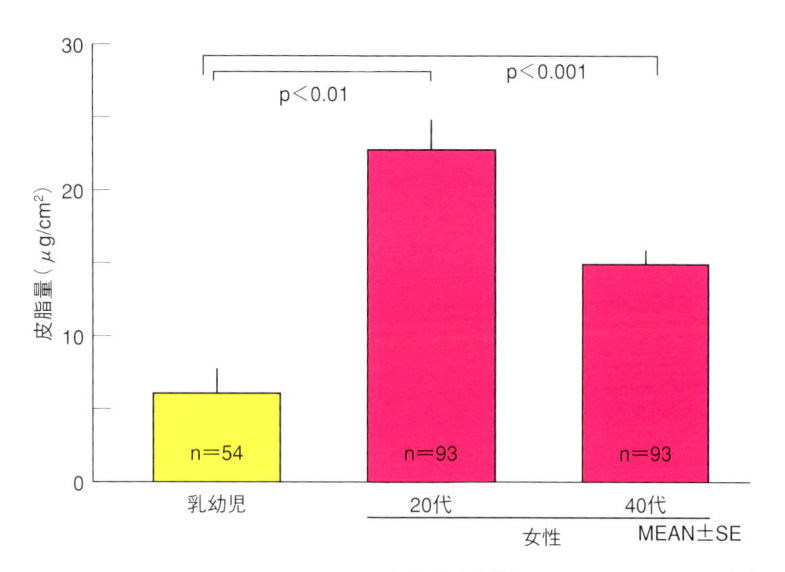

(『日小皮会誌』12:77-81, 1993.より引用)

図3　皮表脂質量の加齢変化

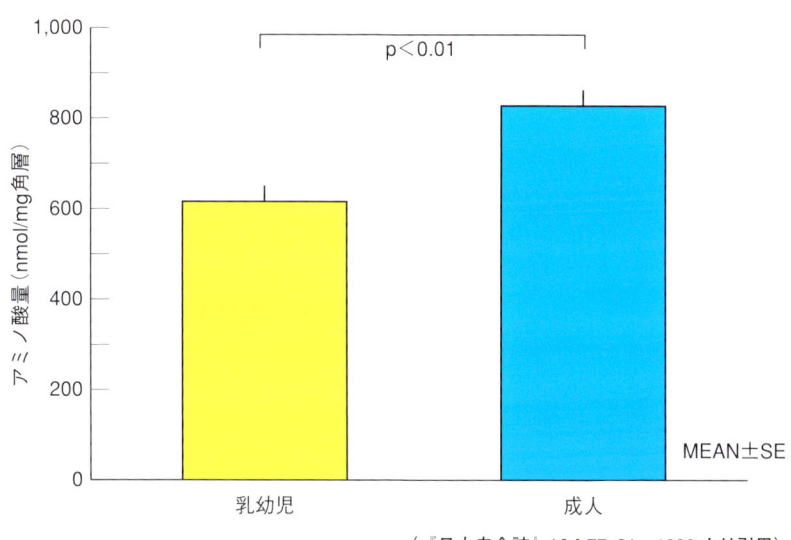

(『日小皮会誌』12:77-81, 1993.より引用)

図4　角層中の総アミノ酸量の比較(背部)

燥した皮膚となりバリア機能がうまくはたらかないのが発症の重要な原因だと言われている。最新の情報はまた述べるとして、まず今まで積み重ねられた成果を見ていただきたい。

　まず、皮膚の表面には毛穴から出された皮脂がクリームを塗ったようについている。これは性ホルモンの量に比例して増減し、場所によっても出方が違う。例えば鼻などはいつもテカテカしている(脂漏部位)。この量をこどもと大人で比較すると、こどもはとても少ないのである(図3)。詳しくいうと、新生児期だけは、母体からのホルモンの影響などで一時たくさん出ているが、一般にこどもの皮膚は大人に比べて、すぐにカサつきやすいといえるであろう。その上、アトピー性皮膚炎

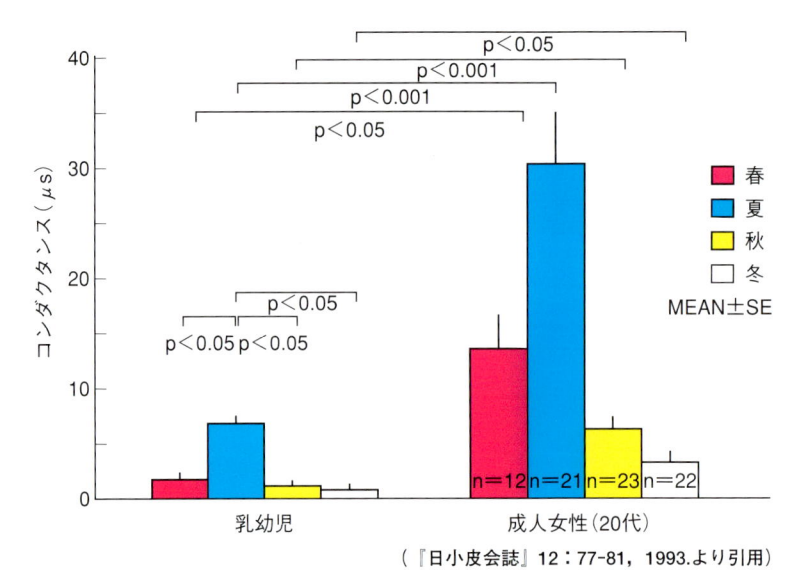

図5 角質水分量の季節変動
（『日小皮会誌』12：77-81，1993.より引用）

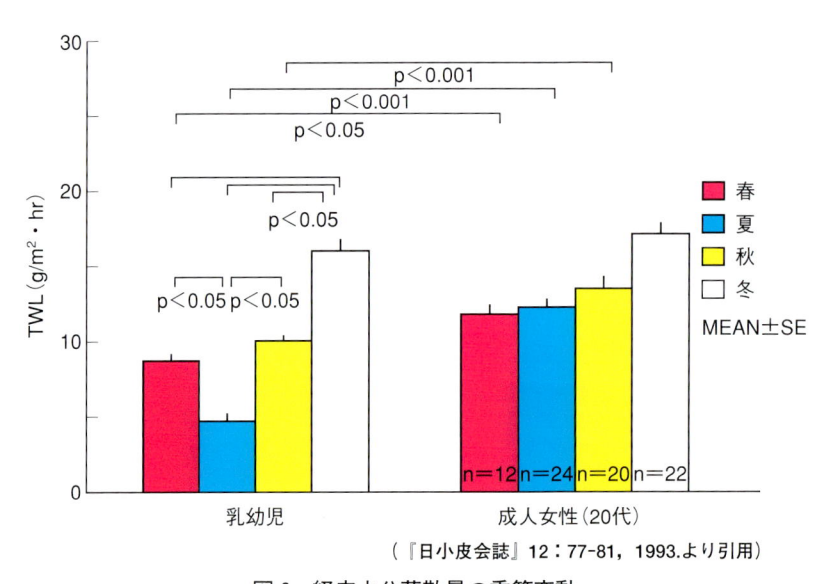

図6 経皮水分蒸散量の季節変動
（『日小皮会誌』12：77-81，1993.より引用）

を起こしやすい遺伝的な素質があると、なおいっそう皮脂の出方が少ないという研究もある。

　身体内部を外界から守るという大切な役割は、皮膚のバリア機能として知られているが、それは健常な角層があればこそ保たれるとされている。荒れた角層ではこの機能は侵されることになる。そこで、二重三重に機能を守るために自然の保湿作用物質として、角層にはアミノ酸も含まれている(NMF)。その量もこどもと大人では異なり、こどものほうが少ない(図4)。

　もともと薄い皮膚、つまり角層も薄いわけで、これにここで説明したようなこどもの皮膚の性質が加わってくれば、思わず触れたいこどもの皮膚のデリケートさの本質が明らかになってくる。それはたとえ健康そのものの皮膚であっても、四季のある日本などのように生活環境が大きく変わる

場合には、その影響を大きく受ける事実として皮表の変化が認められるのである（図5、図6）。これに明らかなように、同じこどもの皮膚の表面が、四季によって大きく異なる状態を示している。一番きめの細かい時期は夏（湿度が高い）で、逆に荒れているのは冬である。これは、人工的な環境管理によっても同じような影響があることを教えている（空調など）。

スキンケアの持つ意義はこのようなデータからもすぐに分かるといえよう。

3 診察・診断法（総論）

ここでは、小児皮膚疾患を実際に診察、診断するに当たって、その全体像を誤りなく把握し、かつ、その後の診療を続けて行く上に必要な事柄を知るための考え方について述べてみたい。

Ⓐ 診療協力者の人物判断

診察、診断の対象が小児である限り、それを行う側としては比較的年長児の場合を除き患者に付添って来院した責任者から必要な情報を得るように努めなければならないのはいうまでもない。しかも患者の圧倒的多数が乳幼児であるという事実からみても、医師側はその診療協力者の提供する情報の価値を可能な限り正しく評価するために、その人物を見極めることに習熟することが大切となる。この診療協力責任者は、ほとんどの場合母親であり、したがって医師側は疾患に悩むこどもを持った母親という存在について常に考えておく必要がある。小児皮膚疾患でこの問題を改めて強調する理由は、病変が母親に見られている筈であるからである。

このように患者に対して高度の責任を持ち、しかも病変の一部始終を直視している母親からならば、極めて有力な役に立つ情報が得られるであろうという推測は、しかしながら全く成り立たないのが現実といえよう。それ故にこそ、母親の人物判断をして少しでも真実に近い情報を集め診察、診断を行うようにする努力が必要なのである。この、問題の母親は幾つかの類型に分けられるようである。まず最も目立つのは、主訴を聞けば明らかなように誇大説明型である。「生れて以来ずっと、夜も眠られないように痒がっている」という患者が、医師の眼前で元気に座っている筈はないのである。この場合は、実際の瘙痒感の程度について知るように患者自身を観察しなければならない。つぎは、契約違反型であり、多くの場合他医による診療を受けながらも、たとえば1日2回外用剤を塗擦せよという指示にしたがわず放置して悪化した病変を、別の医師の責任において軽快させようとしている者である。この型の母親は注意していないとしばしば同様の行為を繰り返しがちであり、また、診察、診断に際しては前医との技量の比較を試みるためか、積極的な情報提供を避ける傾向がある。さらにまた問題となるのは、医師不信型であろう。これには2つの亜型があり、一つは信用の置き難い医師に代って、自分自身でも病変のみえる皮膚疾患などは簡単に確定診断を下しうる有能な母親である。したがって、医師による診察、診断などは二の次であり、来院する目的は投薬、処方箋を受けるためのみである。この場合も情報の熱心な提供は望めないといえる。他の一つは医薬不信であり、これは薬剤の副作用を怖れるあまり、医師の処方した薬剤を用いずに第三者（医師以外の者）の無責任な助言に従った治療を行う母親である。このような例では指導する側の予期せぬ経過を辿り診察、診断の妨げとなることが稀ではない。

この他、種々の性格の母親に接するわけであるが、最終的にはその手を通して患者に対する医療が行われる結果となるわけである。とすれば母親の人物についていち早く判断し、どのようにすれ

ば情報の提供、指示の徹底が医師側の望むごとく行われうるかを知ることこそ、小児皮膚疾患の診察、診断学では欠くことのできぬ課題であるといえよう。このことは医学とはやや次元が異なるが、常に留意すべきことである。

〔ポイント〕母親の訴えること

皮膚病の特徴は「誰でも見える、触れる」ことで、つまり誰でも評論家になれるわけである。ではこどもの皮膚病はといえば、本人には見えていても何もできない、ことである。そこで身代りに一言いいたい母親が増えてくる。この一言をいかに要領よく聞き、答えるかが医師の課題である。すなわち、見えている皮疹の状況を、なぜそうなのか、相手に理解させるのが第1のポイントである。

B 主訴、病歴の把握

1) 主訴をめぐって

患者自身から訴えを聞くという機会が少ないのが小児の特徴であり、これに代って主訴を述べるのが母親となることが多い。一方、皮膚疾患の特徴にはそれを誰でも見ることが可能であることがあげられる。したがって、他科と異なり主訴は症状や悩みそのものではなく、母親の下した診断名として訴えられる。すなわち「アトピー性皮膚炎です」、とか「おむつかぶれです」とか、「薬疹です」とかのごとくである。その診断が正しければ診療する側にとって、これ程便利なことはないが、それが誤診であった場合には母親の持っている、自身の下した診断に対する異常なまでの確信を変更させることは難事となる。つまり、診療する側はそれとして聞きながら、実際はどのような病変で悩んでいるのかを確認しなければならない。この際、たとえばアトピー性皮膚炎であると診断した我が子を伴った母親は、この上全身を医師に見せる必要はないとでもいうように、患児の服を脱がせることを面倒がる傾向があり、これが診療する側に様々な支障となるのである。要約すれば、小児皮膚疾患では主訴は他人の考えたことであり、改めて本人を診て確認することを怠るべきではない。そして、このことは病歴の把握すべてに共通するものである。

2) 現病歴をめぐって

発病の時期、部位、状況、その後の経過、治療歴などについて可能な限り詳細に知ることが診断確定に必要なことは皮膚疾患でも同様である。小児患者では患者と最も長く接している者は母親であり、病変が見えるという特徴からすると、現病歴について比較的正しく母親から聴取可能と思われがちであるが、実際は全くそうではない。

患者数の最多なアトピー性皮膚炎で発病の時期を尋ねれば直ちに明らかであるが、もし乳児期の場合には、「生まれた時から」、また、幼児期以降では「ずっと前から」という説明を聞かされることが大半である。したがって、診察する側でさらに補足質問を繰り返して発病時期を知る努力をしなければならない。

3) 部位と状況をめぐって

部位に関しても不正確な説明が行われることは発病時期と同様で、最も肉眼で認められやすい部位の変化が、すなわち初発部位として訴えられてくる。間擦部、被髪頭部、背部などは母親によって見られているようで見られていないといえる。ということになれば、発症当時の皮疹の状態などはむしろ記憶している者がある方が異常であるとさえいう状況であることが理解されよう。母親にとってのそのこどもの皮膚疾患の初発症状とは、ただただその辺りに何かブツブツがあったらしい

という程度なのである。その形態、大小、色調などは確認できないのが普通である。

4）経過と治療歴をめぐって

病態がどのように変化し、拡大し、それに対して如何なる処置が行われていたかを知ることは、初診時の皮膚所見について正確な判断を下すためにぜひとも必要なことである。殊に皮膚疾患では、他科領域の病変とは異なり受診前に家庭療法が試みられている例が極めて多いと知るべきである。幸か不幸か薬理作用の強力な外用剤（ステロイド外用剤など）が家庭で容易に使用される機会が多いのが、わが国の実情であり、これらの薬剤によって皮疹の状態が普通の経過とは異なってくることがあるのである。さらに、母親によってはむしろ故意に治療歴を隠す者もあるので注意しなければならない。

〔ポイント〕必ず尋ねておきたいこと

物事には何でも起承転結がある。ところが見えるという皮膚病の特徴から「見れば分かるでしょ」という感じの母親が多い。しかし、良い治療効果を得るには、なぜ今の状況があるのか歴史を知る必要がある。そこで、昔よく遊んだ言葉遊び「誰々が、いついつに、どこどこで、誰々と、何々をした」調の話し合いが必要になる。受診前に用いた塗り薬を、いつからどのような診断で、どう用いたら、どうなったのか、これだけを可及的誤りなく聞き出すのに、どのくらい時間がかかることか、これが第2のポイントである。

● 症状の把握

皮膚疾患では出現している発疹の性質を正しく、かつ十分に把握するために、視診、触診を注意深く行わなければならない。それには、全身の観察、局所の観察、その結果把握した症状の記載表現が問題になる。皮膚科学の進歩、発展とともに形態のみによる皮膚科学ではなく、各種器機を駆使した診察、診断が行われつつあるとはいえ、その基本は病変を形成している発疹の識別にあるのである。

1）診察法

見落としをなくすためにも一定の手順に従って行うことが望ましい。その際忘れてはならないのは一部分のみを見て診察するのは危険であるという事実である。とくに小児では急性発疹症を発症しているという可能性が常にあるからである。乳幼児では診察を怖れて患部を見せるのを拒否したり、また母親の中にも患児の全衣服を脱がせずに診察を受けさせる場合があることはよく経験されよう。

したがって、可能な限り脱衣させた後（できれば全裸が望ましいが、その意味で少なくとも学童期以降は診察室の構成に考慮をするべきである）、均等な自然の間接光下に、次のような手順で観察するのが原則である。

①一般の皮膚
②間擦部皮膚
③被髪部皮膚
④口腔粘膜、陰部
⑤爪および毛髪

なお発疹が全身性疾患の皮膚表現である可能性も含めて、前述したごとく急性発疹症の多い小児期では古くからいわれている"皮膚は内臓の鏡"という言葉を常に思い出すべきである。すなわ

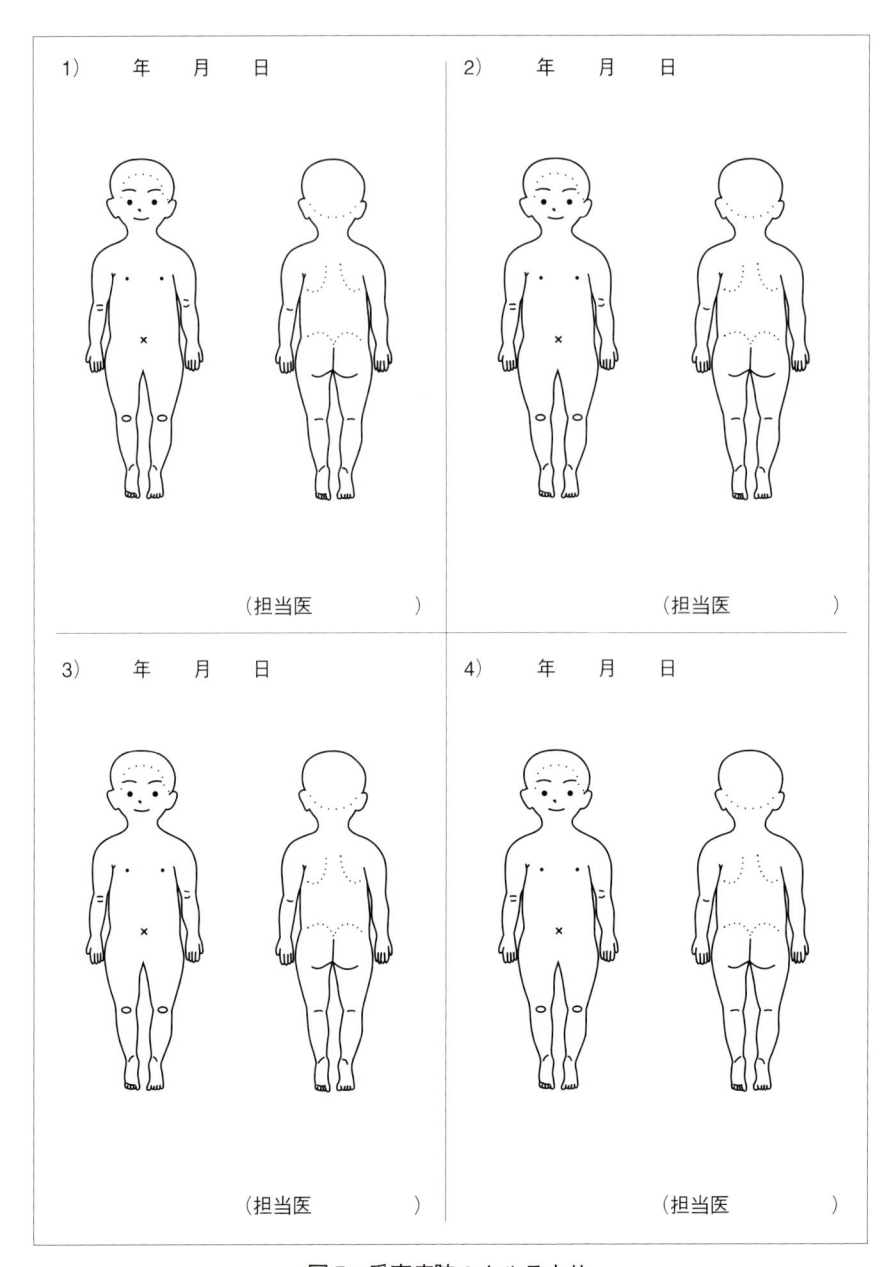

図7 愛育病院のカルテより

ち、全身症状の有無にも当然配慮がなされなければならない。
 2) 記載・表現法
　これには、何処に何が、どのように存在しているかを適確に表現して、記載することが基本となる(図7)。
 3) 自覚症状の確認
　成人あるいは年長児を対象とした場合には、自覚症状を詳細に知ることは比較的容易である。しかしながら、乳幼児患者ではそれが困難であることはいう迄もない。とくに皮膚疾患では疼痛よ

り、むしろ瘙痒感の有無とその程度をできる限り正確に把握することが、診療に際して重要となる。しかしながら、たとえば最も患者数の多い乳幼児期のアトピー性皮膚炎で、その重要な症状である瘙痒について、患者自身からの説明は不可能である。そのような場合には母親から、患者に代って瘙痒感の訴えが述べられる訳であるが、これが問題となる。一般に母親はそのこどもの瘙痒感を必要以上に誇張して説明する傾向があるのがその理由である。すなわち、「夜、全く眠られない」とか「死ぬ程痒がる」とかの状態が、何年間も絶えず続いているというように説明されるのである。仮に、そのように著しい瘙痒があるのであれば、それに見合った極めて強力な治療を行わなければならないことになるが、果して母親の言をそのまま信じて治療することが必要であるか否かは、小児を診療する場合には常に疑問点となる。

したがって、自覚症状とくに瘙痒を他覚的に確認するということを怠ってはならないが、それには種々の要領がある。

①**掻破痕の有無と程度**：いわゆる掻きこわした傷があれば、瘙痒が存在している訳であり、これが新しくしかも多数であれば、その部位に瘙痒が甚しいことの証拠となる。

②**爪の光り方**：掻破するには専ら手指の爪が使われるので、長期間、甚しい瘙痒が存在していた場合には、爪甲が皮膚によって磨かれて光ってくる。恰もマニキュアをしたようになるのである。

③**掻破行為**：乳幼児では診療時に患部を盛んに掻破したり、周囲の事物にこすりつけたりしていることがあり、これは最も直接的な瘙痒感の確認となろう。

④**本人に確認**：3歳程度になると、自覚症状をかなり正しく訴えられるようになる。したがって、母親から極端な訴えがあった場合には、本人にも一応確認してみるべきである。たとえば、本人は「痒くない」という場合も少なくないのである。

こうして、自覚症状を正しく知ることは、疾患の経過、治療の効果を確認する参考となり、それ以降の診療方針を決める際に重要な情報となることを忘れてはならない。

〔ポイント〕診断のポイント

必ず全身を観察すること。容易なようで、実に困難なことである。なぜなら、こどもの年齢が低いほど、診察室で脱衣することは嫌いである（予防注射のイメージからか）。また、母親も脱がせたり、着せたりの手間を好まず、一部チラリと見せておしまいにしたいからである。これに同調していると、二次感染を見落としたり、薬剤の塗りかたの説明が不足になって、結局、効果が出ないことになる。

4 診察・診断の要領

日常経験することの多い小児の皮膚疾患を取り上げて、その場合の皮膚に認められる状態の把握の仕方と、考え方および処理の方法を具体的に述べて、診察、診断を進める際の参考にする。

A 頭部、顔面から

1) 脂漏性鱗屑（図8）

乳児期前半に好発する頭頂部に始まることの多い黄色調の厚い鱗屑のことである。俗にいえば

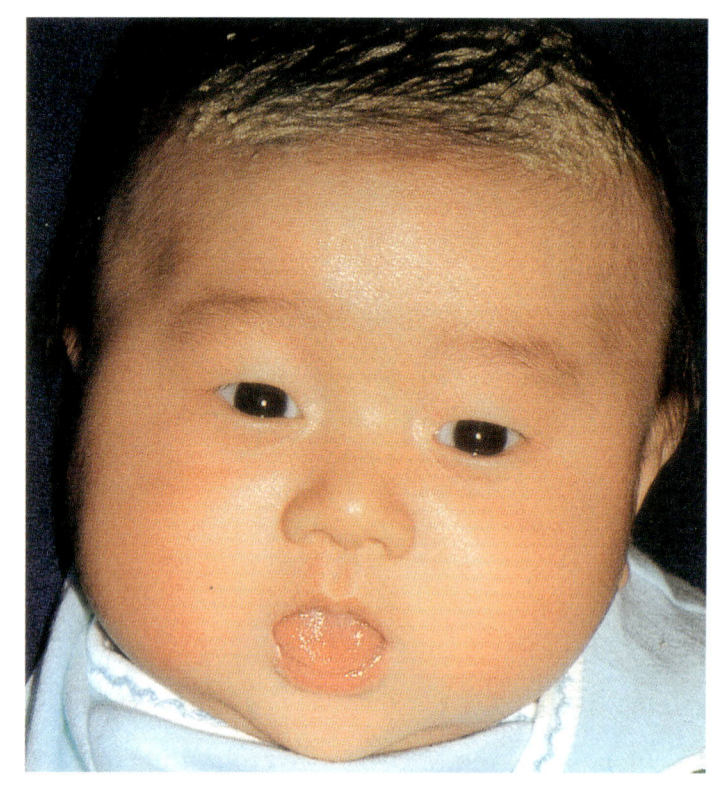

図8　脂漏性鱗屑

「カッパの頭の皿のように、乳児の頭にベッタリと付いている黄色いかさぶた」ということになる。

皮膚科的にみて・この状態は、いわゆる脂漏部位と呼ばれる部位に認められる。脂腺分泌機能の亢進に基づく変化である。局所皮膚が潮紅してくれば乳児脂漏性湿疹ということになる。このような変化が新生児期から生後2～3ヵ月頃まで生じやすいのは、このような時期には母体および胎児由来のアンドロゲンの作用が脂腺に影響を及ぼしているからである。したがって、もしこの変化を認めた場合には当然、皮脂分泌過多による他の部位の皮膚変化についても注意をする必要がある。

日常生活面よりみて・脂漏性鱗屑がある程度の量付着するのは、分泌された皮脂などが一定の期間その部に放置された結果と考えられる。事実、そのような乳児を持つ母親は、頭頂部の鱗屑に気づきながらも「それを取り除くのは痛そう」「傷つけると危険？」「年寄りから取ってはいけないと言われた」などの理由で放置している例が多い。なお、一方では除去すべく努力しながらも、不十分あるいは方法に誤りがあることもある。たとえば「オリーブ油で拭いている」という場合は、軽く撫ぜている程度であったり、「頭を洗っている」といっても、単に湯で流す程度にすぎないなどである。

考え方・このような鱗屑を長期間放置した際には、局所を嗅ぐと悪臭があるのが普通である。したがって、その悪臭を一度母親に嗅がせておく必要がある。これは、分泌された皮脂の変性、細菌の繁殖などによるもので、結局は局所の皮膚刺激の一因となる。したがって、このような状態にした母親には頭髪部のスキン・ケアについて指導する必要がある。

2）顔面単純性粃糠疹

　幼児期から学童期に好発する、自覚症のない境界不明瞭な円形、類円形の軽度脱色素斑である。詳細にみると局所に微細な粃糠様落屑を付けていることが多い。俗に「ハタケ」と呼ばれているのがこれである。同様の皮疹が顔面のみでなく上腕伸側、外側にも認められることが多い。

　皮膚科的にみて●かつて、本邦では本症を白癬菌による感染症と考えていたことがあり、その結果、学校での身体検査などで要注意とされて専門科に紹介されていた例が少なくなかったようである。本症は現在ではアトピー性皮膚炎の一表現形式とみなされている。したがって、非伝染性であることはいうまでもない。むしろ、アトピー性皮膚炎に関連する他の症状の有無、程度などを注意すべきであろう。

　日常生活面よりみて●さすがに、本症を伝染性と考える家庭は少なくなったといえよう。しかしながら、これが栄養状態と関連して発症すると信じている母親は、なお、数多いようである。とくに、偏食をその原因として食べ物に注意しているが、それでも軽快しないという訴えをしばしば経験する。

　一方、粃糠様落屑があるために、とりあえず母親の油脂性化粧品を使用して、却って炎症を惹起させる例もある。

　考え方●自覚症は認められないのが普通であり、患児自身よりも母親など家族の方が外見上の問題を気にしている場合の方が多い。したがって、まず本症の発症にはアトピー素因が基盤にあるということを理解させ、難病あるいは伝染性疾患ではないことを納得させるのが第一である。要するに、放置しても一向に支障ないものである。

3）間擦性湿疹

　いわゆる間擦部位に生ずる湿疹性病変のことであるが、とくに耳後部あるいは耳介下端部に生ずる病型に注目したいものである。俗に「耳切れ」と呼ばれている状態がそれに当たる（図9）。幼児期から学童期前半にかけて認められることが多い。

　皮膚科的にみて●「耳切れ」という状態は、上記年齢層のアトピー性皮膚炎患児には必発といってもよい程認められる皮膚病変である。逆にいえば、「耳切れ」のある小児はアトピー性皮膚炎であるともいえる程である。アトピー性皮膚炎の主たる病変部位が四肢関節屈面であることはよく知られているが、「耳切れ」部位も、その意味では同じような条件を備えている部位（間擦部）であるといえよう。この部位は衣服などに関係なく病巣を直視しうるから、幼小児と接する機会があれば必ず注意して観察したいものである。

　日常生活面よりみて●耳介部は最も容易に掻破しうる部位である。したがって、同部位に瘙痒性皮疹が生ずれば、早晩掻破による化膿菌二次感染をきたすことになる。実際「耳切れ」は、細菌性湿疹化を伴いやすく、また、夏季などは伝染性膿痂疹の誘因となることが稀でない。女児ならびに長髪の男児では、頭髪に覆われているので「耳切れ」の悪化に気付くのが遅れる場合もあるので注意したい。また、丸首の衣類を無理に着脱させると生じやすい傾向がある。

　考え方●全身のアトピー性皮膚炎の症状の消長を、「耳切れ」の状態の変化から推測することも可能である。これが悪化すれば全体の症状も悪化するのが普通である。

　掻破による二次感染防止のためには、とくに患児の手指の爪を短かく、かつ清潔にさせておく配

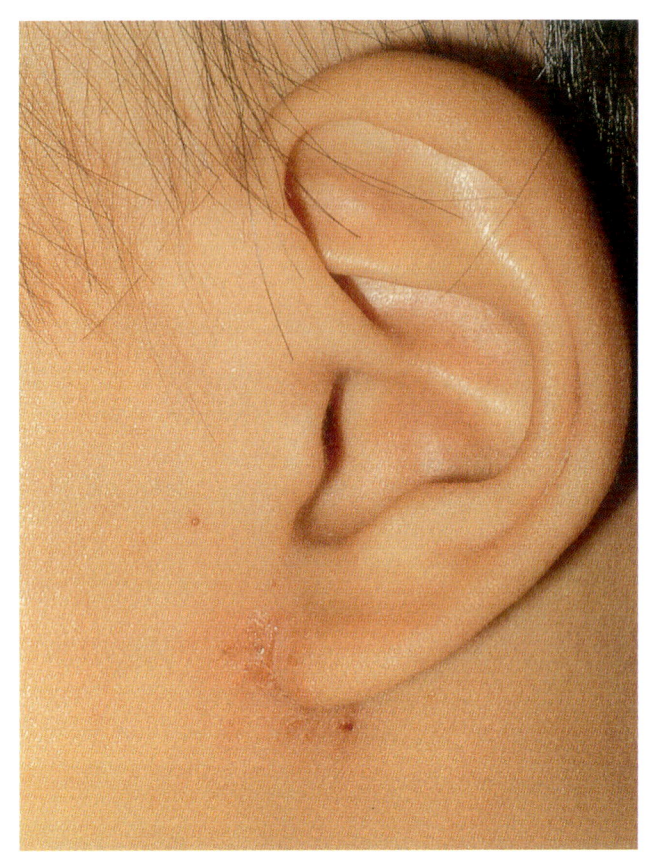

図9 耳切れ

慮が必要である。治療は他部位の皮疹に準じて行えばよい。

B 軀幹
1）アトピー皮膚（図10）

　全身、とくに軀幹の皮膚が乾燥して粗糙となり、毛嚢一致性の小丘疹が広範に、あるいは斑状に認められる状態である。瘙痒感は認められないか、あっても軽度である。俗に「トリ肌」という状態が寒くもないのに、年中生じているようにみえる。また、長十郎の梨の皮をみているような感じともいえよう。年齢的には1歳を過ぎる頃から目立ち始め、その後長期間存続するが、冬季には一層目立つ傾向がある。

　皮膚科的にみて● この状態は、頭部、顔面の項目で述べた「ハタケ」と関連が深いともいえよう。アトピー皮膚の名のごとく、幼児期以降のアトピー性皮膚炎患児の軀幹には、程度の差はあっても必ず認められるものである。換言すれば四肢関節屈面などに定型的病変が認められない幼小児でも、もしこのアトピー皮膚が認められれば、大半のものがいつか定型的アトピー性皮膚炎症状を生じてくる可能性がある。

　しかしながら、本来、生後6ヵ月以降から思春期に至る時期は脂腺機能は生理的に減退している。したがって、この年代の小児の皮膚は、成人に比較すれば乾燥している傾向があるのが普通である。この生理的な皮膚の状態とアトピー皮膚とは異なるものと理解しておく必要がある。

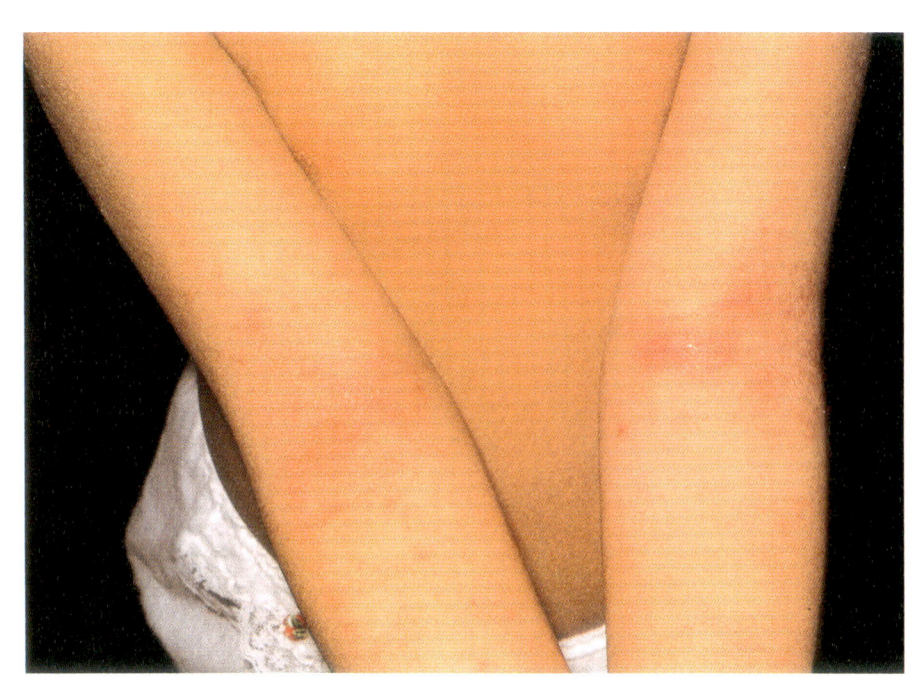

図10　アトピー性皮膚炎とアトピー皮膚（軀幹）

日常生活面よりみて●本来アトピー素因を持つことを示している変化とされているものであるから、治療によって健常皮膚になるものではない。したがって、この状態を改善しようという目的で家庭で行われている種々の療法に注意しておく必要がある。要するに医師など専門家に相談せずに試みられている療法である。時にはそれが刺激となって、瘙痒感を助長している場合もある。いわゆる皮膚を鍛錬するという試みがそれに当ることが多い。

考え方●自覚症状、炎症症状などがなければ、アトピー皮膚そのものスキンケアで対応できる。問題はこの状態を持つ小児に対しては、物理的、化学的、その他種々の刺激が誘因となって定型的アトピー性皮膚炎を生じてくることがあるという点であろう。したがって、日常生活面で無用の刺激を避けさせる指導が大切となる。たとえば、食物の汚れ、刺激性材質の衣類や肌着、温度や湿度の極端な変動、などである。食物そのものの制限はあまり考えなくてよい。

● 四肢から

1）アトピー性皮膚炎（図10）

小児皮膚疾患中、最も患者数が多く問題となるものといえよう。定型的アトピー性皮膚炎の病像は四肢関節屈面において病変が著しく、しかも年長児（4～5歳以後）になるにしたがって、苔癬化肥厚性局面が目立ってくる。瘙痒感も著しい。俗に「手足の曲がり角が象や犀の皮みたいにゴワゴワ、厚ボッタクなって、しかも痒い」といわれる状態になる。この状態は乳幼児期から、多少とも関節屈面の紅斑、滲出性病変として認められていることが多い。したがって、この部位の瘙痒性皮疹が認められる乳幼児は、全身皮膚を詳細に診察する必要がある。

皮膚科的にみて●アトピー性皮膚炎は年齢の経過と共に症状が変化するという特徴があることはよく知られている。したがって、各年齢に応じた症状を熟知して、その初期に適当な治療を加えな

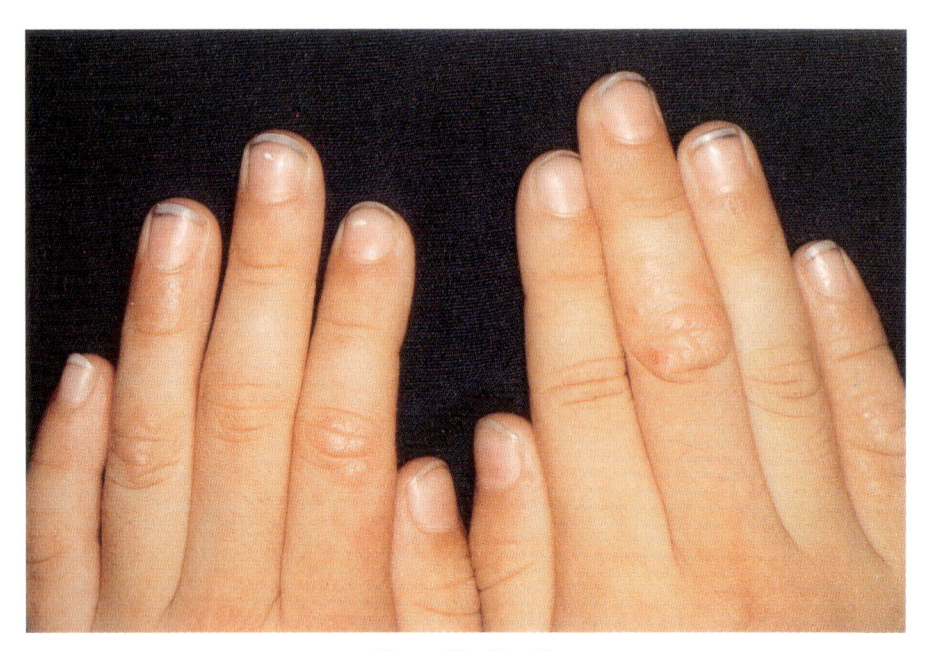

図11　長い汚い爪

がら自然経過を気長に過させることが原則となる。その意味では四肢関節屈面に苔癬化病変が認められるに至ったということは、本症が完成された病像を示したということになる。

日常生活面よりみて●この状態に至るまでには、すでに大多数の小児が乳幼児期からの頑固な瘙痒性皮疹のため長い闘病生活を過ごしてきていると考えてよい。本症、すなわち湿疹性病変というものは、それ自体致命的なものではないので、母親もその看護に疲れ、飽き、果ては幼稚園や学校の方が本症の治療より優先するという論理が考えられるようになる。こうなると、到底専門医の指導を守っての治療などは望みえなくなるのである。

考え方●アトピー性皮膚炎は、素因に基づく病変であるから完治は困難とすれば、患児を少しでも症状を軽快させた状態で過させることが最善の治療法となる。そのためには、症状の変化に応じた治療が行われなければならない。したがって、患児の症状を直接医師にみせることなく、ただ外用剤のみを姑息的に使用し続けることのないように、患児家族の観念を変えるのが先決であろう。

2）爪

爪の状態は全身性疾患と関連して変化することが知られているが、ここではむしろ最も卑近な意味で注目したいものである。俗にいえば「長い汚い爪」ということである（図11）。

皮膚科的にみて●自制するということの困難な小児では、もし瘙痒性皮膚変化が生ずれば当然、意識するしないに拘らず局所を搔破することになる。搔破する道具は手であり、さらにいえば指であり爪である。したがって、この部位の状態は搔破を受ける側の病変の経過に大きく影響してくるのである。

日常生活面よりみて●少し注意して診察すれば、いかに多くの小児皮膚疾患患者が、皮疹を血の出るほどに搔きむしっているのにも拘らず、爪先の黒く汚れた長く伸びた爪のままで放置されているかがわかる。しかも付き添っている母親は例外なく綺麗に手入れしたカラフルな爪をしているものばかりである。試みに「この子の爪はいつ切るつもりか？」と質問すると、また判で押したよう

に、患児に向かって「なぜ切らなかったの、駄目ね」と怒るのである。本当に駄目なのは誰なのか気付かないところに問題がある。

考え方・湿疹・皮膚炎類に著効を誇るステロイド外用剤も、このような際には「患児の爪を短く清潔にしておくこと」と一言注意してから投薬しなければ、期待通りの効果は望めないものと知るべきである。二次感染から膿皮症に進展するのはたちまちのうちである。

しかしながら、たとえ爪を切ってあったとしても、それだけでよいというものではない。切り口が鋸歯状に仕上がっていてはなんの意味もない。最近の母親にはそこまで一つ一つ注意しておかないと、医師が注意しなかったとして抗議されかねない風潮があるといえよう。

5 その他の診察・診断法

皮膚化学的な診察・診断法には、これまでに述べた方法の他にも特殊なものが多くある。たとえば、①硝子圧法、②皮膚描記法、③知覚検査、④毛細血管抵抗、⑤ニコルスキー現象、⑥ケブネル現象、⑦アウスピッツ現象、⑧ウイルス、細菌、真菌学的検査、⑨薬力学的皮膚反応、⑩アレルギー検査(貼布反応など)、⑪光線過敏性試験、⑫皮膚病理組織学的検査、などである。他科の方がこれらの方法を用いて診察し、診断の確定が必要となる場合には、皮膚科専門医による助言を受けることが望ましいと思われるので省略する。

なお、毛髪および爪甲の異常についても、何らかの変化に気付いた場合には同様に皮膚科専門医に紹介することを勧めたい。

第3章 急性発疹症と皮膚疾患との鑑別

　小児皮膚疾患、とくに湿疹・皮膚炎のような日常的疾患を対象に診療を行う場合には、一方で、同じく小児に日常的な疾患である各種急性発疹症が好発する年代が、対象患者の主体をなしていることを忘れることができない。すなわち、現在眼前にしている病変が、そもそも小児皮膚科で診療の対象となるべきものか否かについて、可能な限り即決することが必要になることが稀ではないのである。

1　予測と追跡について

　ここでいう予測とは、小児皮膚科の日常診療から得た、ある意味ではサイエンス以前の問題点としてとりあげたいことなのである。我々の外来でしばしば行われる医師と患者（急性発疹症と思われる）を伴った母親（あえて家族とはいわない）との間の会話を、まず例示させていただきたい。

　母親「先生、湿疹ができました」。医師（一見して、湿疹よりも急性発疹症を疑って）「お熱がでたでしょう？」。母親「2～3日前から風邪で、小児科の先生にかかっています」。医師「この子のブツブツ、その先生に診てもらいましたか？」。母親「いいえ」と怪訝な顔をする。

　このパターンの会話を数え切れないほど行わなければならなかった者としては、感染症サーベイランスの前途、なかなか厳しいものがあるといわざるを得ないのである。すなわちここで例示したような患者は、見事にサーベイランスから落ちこぼれることになるからである。

　この時に「いいえ」と答えた母親の、小児科医に再診させなかった理由には、大別すると二つのものがある。その一つは「風邪は風邪、そのような病気では発疹は生じえないものであり、したがって、こどもにブツブツが出るのは、湿疹なのだから皮膚科医に相談にきたのである」というものであり、一体この私の行為のどこが誤っているかという表情をしているから容易にわかる。他の一つは、「風邪薬として投薬された薬を服用させている間にブツブツができてきたのだから、こどものブツブツは薬のせい（薬疹）に違いない。そのような投薬をした小児科医の所など、二度といく訳がない」というもので、この場合はその医師の悪口をいうから矢張り容易にわかる。

　こういう事態の経過を見ていると、急性発疹症の好発年齢である小児で、風邪様の症状を呈している患者を初診した場合には、上手に対処しておかないと感染症サーベイランス対象患者を把握し損うばかりか、時には看板に傷をつけられかねないことがわかるのである。したがって、予測と追跡に心を配る必要がでてくる。

　要するに、風邪のこどもを診察した場合には、数日後にそのために発疹が生じてくる可能性のあることを母親に告げておくほうが、告げないでおくことよりも余程良いのではないかということである。そして、さらに、発疹が生じた場合には、それを必ず診察させるためにこどもを連れてくる

ように指示しておかねばならない。こうして、追跡することにより、その時に発疹が観察されれば、それの特徴を成書を参考にして判断すればよいのである。

　いかに急性発疹症相互の鑑別法の参考文献を用意しても、患者が現れなければ何の役にも立たないのである。また、これはいささか蛇足ではあるが、薬疹と誤って処理される急性発疹症も、少なからずあるということも推定されるであろう。

2　問診による鑑別について

　疾患の種類、程度などにかかわらず、どのような場合でも診断を確定するためには的確な問診が必要になる。小児の急性発疹症も正にそのとおりであり、一方、小児の皮膚疾患の中で圧倒的に多いアトピー性皮膚炎もまたしかりである。前章で述べたように、問診の際に患者の代弁者になる母親は、こどもの皮膚に生じた発疹を「湿疹（小児湿疹の主体はアトピー性皮膚炎である）」として訴えてくる例が大部分である。このことからも、医師としてはその問診を利用して、逆に患者の発疹が、湿疹ではなくて、感染症サーベイランス対象疾患であるらしいと推測していくのが良いであろう。

　問診には一定の手順はあるが、何が、何日頃から、何処にできて、どのように変化してきたのか、がわかればいうことはない。しかしながら、このことを要領良く医師に伝えられる母親は、皆無というのが現状ではないであろうか。したがって、我々が小児皮膚科の外来で、この不得要領な問診の何に注意しているかということを述べておきたい。

　まず、何が生じてきたかということについては、発疹は幸いにも視診、触診が可能であるから、医師側は母親の話などに惑わされずに知ることができる。何処にできて、どう変化したかについても、同様に全身を良く観察することで、ある程度推測することが可能である。となれば、問診によって医師側として最も知りたい点は、その発疹がどのくらい前から生じてきたのかということにあるのだということが理解していただけよう。

　ここでまず、小児皮膚疾患で常に首位にあるアトピー性皮膚炎の場合について考えてみたい。その理由は、もしアトピー性皮膚炎での問診パターンと異なっていれば、急性発疹症診断の参考になるからである。湿疹性の病変というものは、長期間慢性に経過するのが一般であり、ことにアトピー性皮膚炎ともなれば、その傾向が一層強いものである。したがって、アトピー性皮膚炎患者を伴った母親は、患者の皮疹がいつごろから始まったかと質問された場合には、その時期が明確に答えられないのが普通である。最も多く聞かれる答えは「生まれた時から」あるいは「ずっと前から」の二つであろう。ここで、急性発疹症の経過の特徴を思い出していただければ、それらの疾患が、生まれた時から、ずっと持続しうるものでないことは明白である。一方これとは反対に「昨日の朝から」とか「3日前から、だんだんと増えた」などというように、発疹の生じた時期をかなり正確に、しかもきわめて近い過去に限った答えが母親から聞かれた場合は、それがアトピー性皮膚炎である可能性はまずないことになる。

　もちろん、全身状態や発疹の状態を詳細に観察することも重要であり、それが鑑別のポイントになることはいうまでもないが、その観察をより一層心して行う必要があることを問診からあらかじめ知っておきたいのである。

3 視診による鑑別について

　一般に湿疹、皮膚炎類のような日常的な小児皮膚疾患で、全身状態に異常をきたすことは稀である。したがって発熱その他の全身的症状の有無、程度について知ることも必要ではあるが、ここでは省略する。

Ⓐ 単調な発疹

　急性発疹症の発疹は、原因となる病原体が侵入した後一定の期間に、一定の経過を辿って起承転結する疾患に認められる変化の一つである。したがって、ほとんどの場合短期間に一時に発現してくるので、身体の各所に生じている発疹の種類、程度が揃っているのが普通である（図12）。これに対して、湿疹性の病変は多様性であることが特徴であり、丘疹、小水疱、膿疱、結痂、落屑などの種々の状態を混じているのである（図13）。

　すなわち、風邪様の症状を呈していた小児に単調な一種類の発疹が生じてくる傾向があれば、当然急性発疹症の診断確定のための諸検査を行うことになる。反対に、前駆症状あるいは全身症状がきわめて軽度な場合には、発疹を主訴として受診してくることになるが、このような場合にも、単調な皮疹が一つの特徴となるのである。

Ⓑ 瘙痒感の程度

　湿疹性病変、とくにアトピー性皮膚炎では激しい瘙痒感が必発である。脱衣させて診察する間中、両手で全身を掻きむしるのが普通である。一方、急性発疹症では水痘などのように、瘙痒感の甚しいものもあるが、一般には湿疹性病変のようには著しくないといえよう。したがって、広範囲

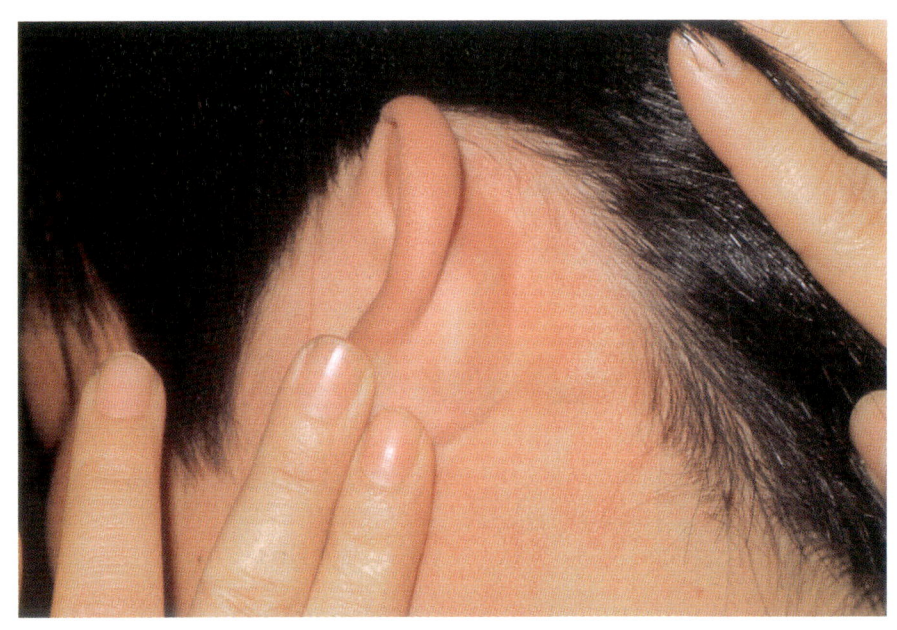

図12　急性発疹症の発疹

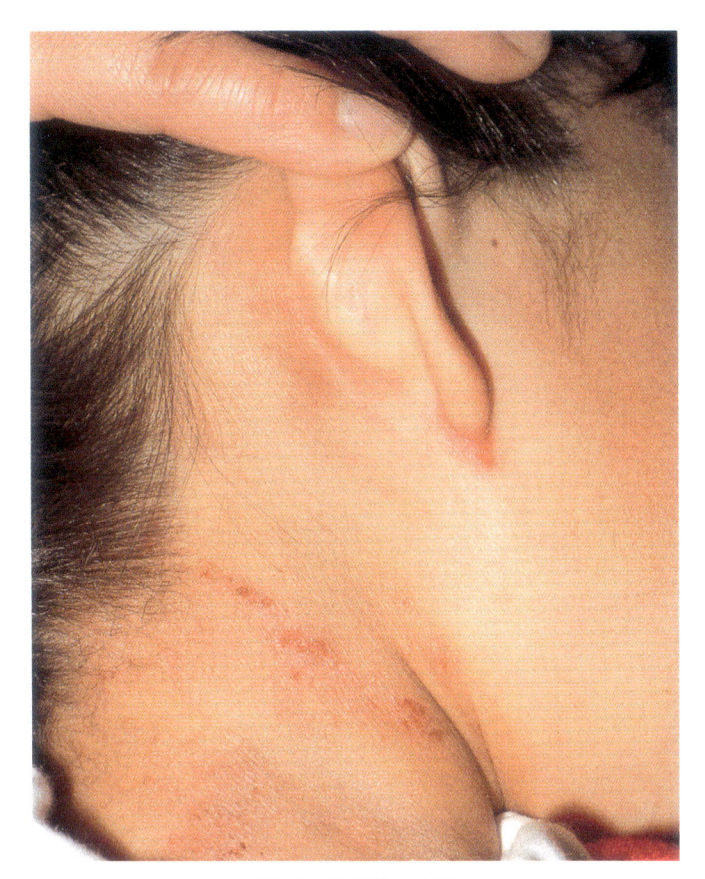

図 13　湿疹性の病変

に潮紅を認めたり、紅色丘疹を多発しているにもかかわらず、あまり瘙痒を訴えないような皮疹には、急性発疹症の疑いがあることになる。

　瘙痒感の有無、あるいは程度については、それが自覚症状である以上、本来は患者自身からそれらを確認すべきである。しかしながら、小児が対象である場合には不可能であることのほうが多い。そのような例では、前述したように、患者の搔破する程度、および搔破痕の程度などから、瘙痒感についての判断を下すことになる（図14）。この際に母親からなされる瘙痒の程度についての訴えは、誇大に行われることが多いので注意したほうが良いであろう。

● 参考となる変化

1) 眼

　湿疹性病変では、眼瞼に瘙痒のある皮疹が存在しているため、眼瞼をしばしばこすっている場合でも、眼球結膜にいわゆる血走っているような変化が認められることはまずない。したがって、全身に認められる単調な皮疹のほかに、眼にも異状が認められれば、急性発疹症を考えられることになる。

2) 耳

　アトピー性皮膚炎では、耳が頭部に付着している間擦部に、亀裂、痂皮などを生じる耳切れが好

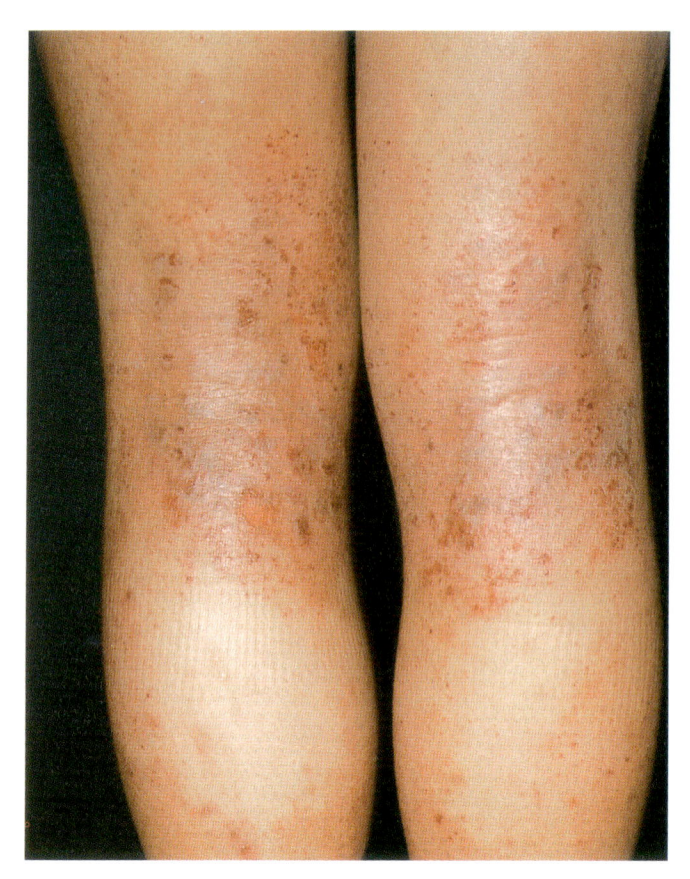

図14 搔破痕

発する(第2章-図9)。また、耳介では外耳孔を中心とした陥凹部にも瘙痒性皮疹を生じていることが多い。一方、急性発疹症でも、しばしば耳介に発疹が生じてくるが、もっぱら耳介の外周縁に目立つ傾向がある(図12)。湿疹性変化ではこの部位にはむしろ変化が少ないので、一応の参考となろう。

3)口腔粘膜

アトピー性皮膚炎などでは口腔粘膜に変化が生じることはない。したがって、小児患者では口腔粘膜や舌を観察し、ついで咽頭部の状態にも注意することを習慣にすれば、急性発疹症の発見に役立つことはいうまでもない。

なお、このようにして種々の観点から急性発疹症が疑われた場合には、ではそのいずれであるかを判断するために、各種の検査が行われることになる。この際にも可能な限り的を絞って検査が行われることが望ましいとされている。

第4章 治療方針

　アトピー性皮膚炎の治療は、本症が現在の所、医療により完治する性質の疾患とはいえず、したがって経過が極めて長い点などから分るように、単に薬剤の使用を続けるということのみではなくて、日常生活を含めて患者自身およびその家族と医師側との相互理解に基づく診療を行うことが基本である。

1 薬剤療法

A 局所療法

　局所外用療法の原則は図15のごとくである。すなわち、現在では本症の外用療法はステロイド外用剤が中心となるが、これは病変の程度、状態、部位などにより適当な種類を選ぶ必要がある。さらに、治療開始時には塗擦回数を多くし、以後は症状の改善の程度に応じて回数を漸減し、しだいにステロイド外用剤の使用を休止させる。これと同時に免疫調整外用剤の使用を開始する（図16）。なお、免疫調整剤外用のコツは、別に述べる。

　塗擦方法には単純塗擦法（ステロイド外用剤は原則として極めて薄く使用することで十分に効果がある）、重層法（亜鉛華軟膏などをステロイド外用剤の単純塗擦部位に重ねて塗擦する。重症な湿潤性変化のある局所に有効である）。ＯＤＴ（閉鎖包帯法、これは小児患者には、副作用の問題も含めてあまり頻用されない）などがある。なお、頭髪部にはローション剤が便利である。

　ステロイド外用剤を小児に対して長期連続使用した場合の全身的影響については、単純塗擦法であれば、副腎皮質機能抑制を中心とする全身的影響は少ないとされている。

外用剤の実際的選択および使用方法（図16）

・症状の程度と外用剤：病変部の状態（重症、中等症、軽症）に応じて使用するため、少なくとも強力なステロイド外用剤、中間的ステロイド外用剤、弱いステロイド外用剤、それと免疫調整外用剤の4種類を準備しておくのが良い。

・3種類同時に使用開始する：どのように重症なアトピー性皮膚炎患者でも全身をよく観察すれば部位によって病変の程度に差があるはずである。したがって、重症部には強力なステロイド外用剤、中等症および軽症部にはそれぞれ中間的および弱いステロイド外用剤、ほとんど瘙痒感を伴わないような軽症部には弱いステロイド外用剤またはスキンケアを徹底させる方法を選んで使用することになる。しかしながら、実際にこれを実行させると、これらを塗り分けるということがかなり面倒な作業であることがわかる。

・便利な外用剤の使い方：したがって、これらの外用剤を塗るのには、何種類かの化粧品を使って

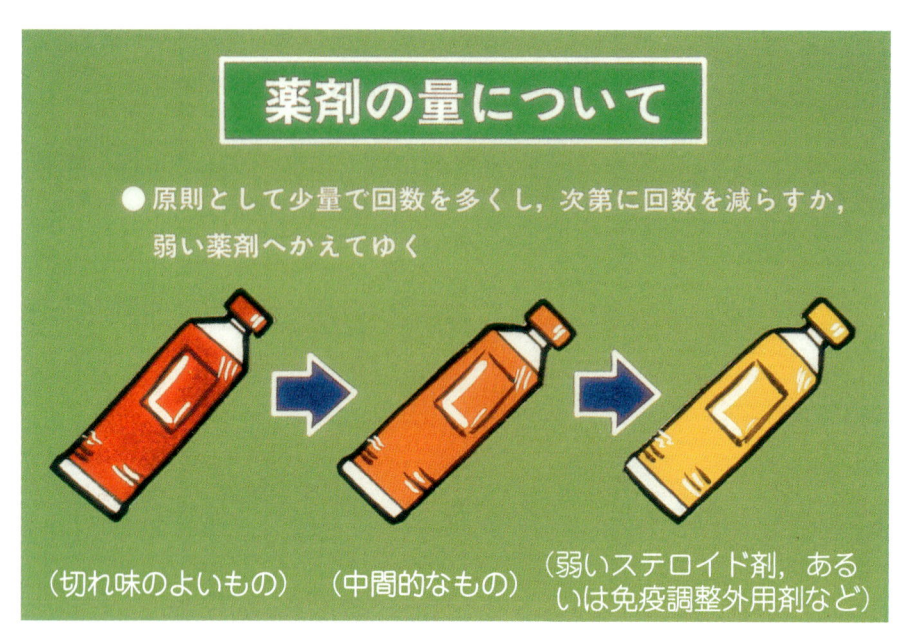

図15　局所外用療法の原則

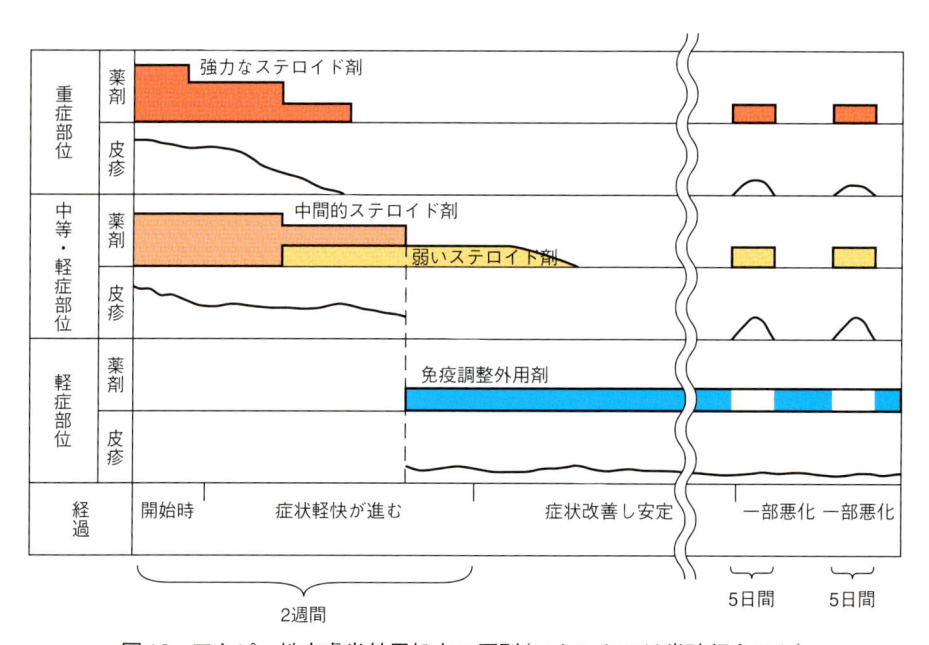

図16　アトピー性皮膚炎外用処方の原則（スキンケアは常時行うこと）

美しい顔を造り出す方法を応用させるのが便利である。すなわち、まず保湿用ローションをできるだけ広範囲に、病巣の程度とは無関係に、重症部にも十分に用いておく。化粧の下地に当たるわけである。その後で、重症部には強いステロイド剤、中等症および軽症部にはそれぞれに適したステロイド剤を重ねて塗る。メークアップに当たるわけである。

・症状が改善した時には：症状の軽快を確認した時には、外用剤の程度を一段階ずつ弱くして行

く。これと同時に外用回数を減らす方法を併用してもよい。その結果最後には弱いステロイド剤あるいはスキンケアのみで、症状の落ち着いた状態が続くようになる。この時点からは長期間の免疫調整外用剤使用を開始する。その後、経過中に種々な原因で症状が悪化する傾向があれば、短期間、その部位のみに一段階強力なステロイド剤を使用して、早めにその変化を改善するようにする。数日間のステロイド剤外用で再燃が落ち着いたら、また免疫調整外用剤に戻るのである。以上の要領を図示すると**図16**のようになる。

Ⓑ 全身療法

瘙痒に対する対策が最も大切である。すなわち、瘙痒→掻破→悪化の悪循環を絶たない限り病変の軽快はあり得ないからである。

この目的には主として抗ヒスタミン剤、抗アレルギー剤が投与される。本剤の種類の選択にはとくに基準はないが、個々の例によって止痒効果を確認しながら取捨選択するようにする。私どもは今でもヒドロキシジン・パモ酸塩（アタラックスPシロップ、散、カプセル）を頻用している。いずれにしろ、保育園、幼稚園、学校などに通う小児では内服剤を昼間服用させることは困難である。したがって、抗ヒスタミン剤も就寝1時間前1回投与が無難である。期間は5日間で十分である。抗ヒスタミン剤には傾眠作用があることが一般で、このため年長児では学業あるいは交通安全などの面で配慮しながら投薬する必要がある。

ステロイド剤の全身投与は行わない原則にするべきである。

第5章 ステロイド外用剤

I. 臨床的応用上の問題

　ステロイド外用剤は、現在ではアトピー性皮膚炎などの治療に欠くことができないものとなっている。したがって、本剤をいかに上手に利用するかが、診療のポイントになるわけで、このためにもやや詳細にしるすべきであろう。

　すでに、ステロイド剤に関する論文は、極めて多く、したがって作用機序その他の基礎的な解説はそれに譲ることにする。ここではステロイド外用剤をアトピー性皮膚炎患者にいかに使用するかを、具体的に述べてみたい。本症はもちろん成人にも存在するが、大半は思春期を過ぎる間に軽快する傾向がある。その意味では、アトピー性皮膚炎小児例を中心にしたステロイド外用療法ということになるであろう。

1 ステロイド外用剤の使われ方

　極めて日常的な疾患であるアトピー性皮膚炎の治療には、今日ではステロイド外用剤が不可欠に近い状態で使用されているといえよう。医師により処方されたこれらの大量のステロイド外用剤が本症患者に対してどのように使用されているかを認識することから、本剤の投与について考え直してみたい。

Ⓐ 既往のステロイド外用剤の確認

　ステロイド外用剤は、現在受診しているアトピー性皮膚炎患者に対して、すべてにその発症以前から（例えば新生児期から）でさえあらゆる医療の機会に投与されることがありうるのは事実である。要するに、それを使用しているにもかかわらずその症状が患者ならびに養育者の納得の行くようには改善しないために、その患者が受診したわけである。したがって、現在までに使用された、とくに現在使用中のステロイド外用剤の種類は必ず確認しておきたいのである。そのためには、日常使用される可能性の多いステロイド外用剤（それぞれ特徴的なチューブ入り）のサンプルを準備し（図17）、これの中から使用中のものを指示させるのが便利である。もちろん、軟膏容器に入れたものは不明であるが、その際はその効果からステロイド剤含有の有無はある程度推測できる。

　こうして、使用中のステロイド外用剤の種類を確認して驚くことは、そのステロイド外用剤が正しく間違いなくアトピー性皮膚炎に対して極めて有効であるものが投与されているという事実であ

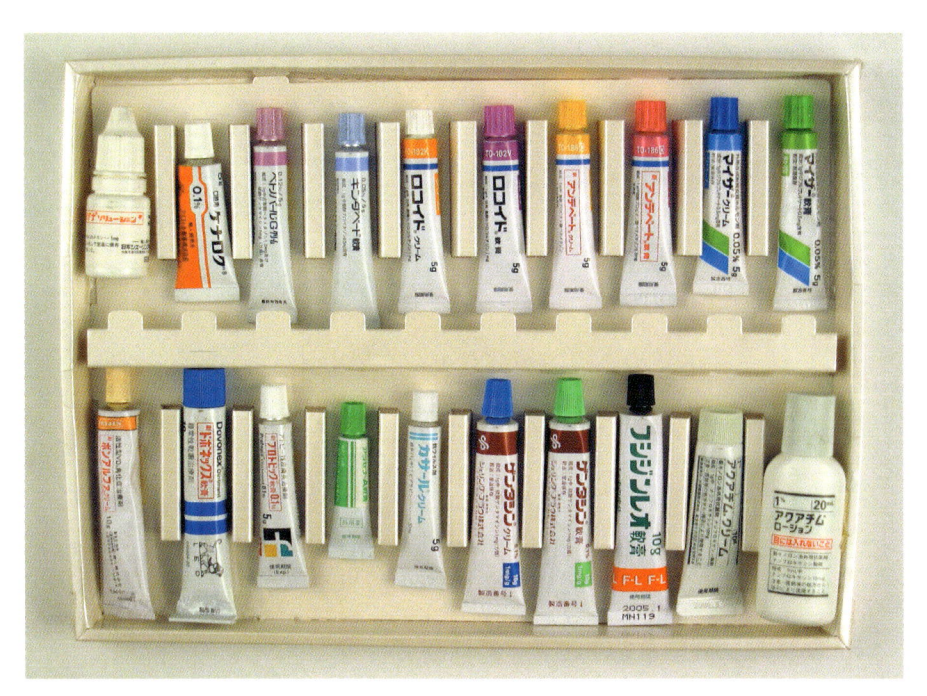

図17　各種ステロイド外用剤などの見本

る。いまさらいうまでもないが、現在使用されているステロイド外用剤はすべてアトピー性皮膚炎に対して効果があり、僅かにその効果の程度に差があるのみである。それらのステロイド外用剤の中でも、効果の強力なものに属する外用剤が投与されているにもかかわらず、患者の症状が好転しないわけである。その理由は、他のステロイド剤無効の疾患を本症と誤診して本剤を投与したのではない限り、使用方法に問題があったためと考えてよいであろう。

Ⓑ 使用方法の確認

　アトピー性皮膚炎に有効なはずのステロイド外用剤を使用しているのに、その効果が患者の上に現れない場合に、最も多く経験される原因は、その外用剤が使用されていないということである。簡単にいえば「塗らない薬が効くはずがない」という結論なのである。医師の苦心の結果である処方、投薬されたステロイド外用剤が、どれ程患者と養育者に勝手気儘に使用されているかを知った上で、本剤は投与されなければならないのである。

　使用中であることを確認したステロイド外用剤をどのように使用しているのかを詳細に、辛抱強く聞きださなければならない。すなわち、1日の使用回数、使用するタイミング、塗り方、塗る部位などである。使用回数については、それを投与した医師の指示が1日2～3回であったとすれば、その回数は間もなく1日1回あるいはそれ以下に勝手に変更されてくるのである。その理由は多くの場合、外用剤の塗り手が忙しいため、面倒だからであり、患者が通園通学するのに間に合わないからである。使用するタイミングについては、夜だけになることが多い。塗り方や塗る部位については、全身各所の皮疹に洩れなくではなくて、気になる部位だけになのである。いかに有効なステロイド外用剤であっても、広範囲に皮疹を生じるアトピー性皮膚炎に対して、1日1回以下、夜だけ、その一部の皮疹に対してのみ使用されたのでは、その効果が不充分に終わらざるを得ない。こ

うして、詳細に使用方法を確認している間に、かなりの患者や養育者が少なくとも使用中のステロイド外用剤を医師の指示通りには使用していなかったらしいと気付くはずである。そうした上で、あらためて今回投与するステロイド外用剤は投薬する側の指示の通りに使用されなければならないことを強調しておくのである。

● ステロイド外用剤投与時の配慮

　使用中のステロイド外用剤の種類を確認し、現在までの使用方法を知った上で、あらためてステロイド外用剤を投与するということになる。この場合、すでに使用中のものと全く同じステロイド外用剤を投与する医師はないであろう。患者や養育者にしても、転医し相談した結果が同一外用剤では、ある意味で不満が生じることは明らかである。そのためにも既往のステロイド外用剤の種類を確認しておくことが望ましいわけである。ステロイド外用剤には含有ステロイド剤が全く同一でありながら、チューブの形状、名称、基剤が異なっているものがいくつかあるので、これらを利用して使用方法が症状の改善に及ぼす影響が、いかに大きいかを経験すると、指導の要領が理解しやすいといえよう。要するに同じ外用剤でありながら、塗り方で効果がまったく違ってくるのである。したがって、従前の治療が無効に近かったからということで、既往のステロイド外用剤よりも、より強力なステロイド剤を投与しなければならないようなことは、アトピー性皮膚炎に関してはあまり起こり得ないのである。

　なお、あまりにも一般的に恐怖が持たれすぎた感もあるステロイド外用剤の副作用についても、患者や養育者のそれぞれの例に応じた対応の仕方で理解させておくことが望ましいが、この点については後述する。

2　ステロイド外用剤の選択

　アトピー性皮膚炎患者に対して、ステロイド外用剤を投与するには、まず極めて多種多様な本剤の中から、その患者に適当と思われるものを選択しなければならない。基礎的な外用剤の諸問題は成書を参照していただくことにして、ここでは実際に私どもが日常使用している機会の多いものを例示して選択の参考に供することにする。

▲ ステロイド外用剤（表1）

　多種多様な種類が使用されているが、その選択をいかに行うかがまず問題になる。詳細は日本皮膚科学会編「アトピー性皮膚炎治療ガイドライン」（日皮会誌　110(7)：1099-1104，2000)に解説がある。なお、裏表紙の裏の「アトピー性皮膚炎治療ガイドライン」は厚生省研究班が1999年に薬物療法の基本・基本例をまとめたもので、他科の医師には両者を一読することをお勧めする。さらに、古江増隆、他「日本皮膚科学会アトピー性皮膚炎治療ガイドライン2003改訂版」（日皮会誌113(2)：119-125，2003)も併せてご覧いただきたい。

　その上で、実際に外来診療でなにをどう選択するかとなると、おそらくはまた迷うことになろう。そこで今回は数種類に種類を限定して、どのような病変に、なにをどう使うかを、私自身の場合に置き換えて記載させていただくことにする。以下、臨床効果の強力度の順に列記する。

表1　ステロイド外用剤のランク

```
ストロンゲスト
    0.05%    プロピオン酸クロベタゾール(デルモベート®)
    0.05%    酢酸ジフロラゾン(ジフラール®、ダイアコート®)
ベリーストロング
    0.1%     フランカルボン酸モメタゾン(フルメタ®)
    0.05%    酢酸プロピオン酸ベタメタゾン(アンテベート®)
    0.05%    フルオシノニド(トプシム®)
    0.064%   ジプロピオン酸ベタメタゾン(リンデロンDP®)
    0.05%    ジフルプレドナート(マイザー®)
    0.05%    ブデソニド(ブデソン®)
    0.1%     アムシノニド(ビスダーム®)
    0.1%     吉草酸ジフルコルトロン(テクスメテン®、ネリゾナ®)
    0.1%     酪酸プロピオン酸ヒドロコルチゾン(パンデル®)
ストロング
    0.3%     プロピオン酸デプロドン(エクラー®)
    0.1%     プロピオン酸デキサメタゾン(メサデルム®)
    0.12%    吉草酸デキサメタゾン(ボアラ®、ザルックス®)
    0.1%     ハルシノニド(アドコルチン®)
    0.12%    吉草酸ベタメタゾン(ベトネベート®、リンデロンV®)
    0.025%   プロピオン酸ベクロメタゾン(プロパデルム®)
    0.025%   フルオシノロンアセトニド(フルコート®)
ミディアム
    0.3%     吉草酸酢酸プレドニゾロン(リドメックス®)
    0.1%     トリアムシノロンアセトニド(レダコート®、ケナコルトA®)
    0.02%    ピバル酸フルメタゾン(ロコルテン®)
    0.1%     プロピオン酸アルクロメタゾン(アルメタ®)
    0.05%    酢酸クロベタゾン(キンダベート®)
    0.1%     酢酸ヒドロコルチゾン(ロコイド®)
    0.1%     デキサメタゾン(デカダーム®)
ウィーク
    0.5%     プレドニゾロン(プレドニゾロン®)
    1%       酢酸ヒドロコルチゾン(コルテス®)
```

・アンテベート®クリーム・軟膏(鳥居)
・ベトノバールG®クリーム・軟膏(配合剤)(グラクソ・スミスクライン)
・ロコイド® クリーム・軟膏(鳥居)
・キンダベート® 軟膏(グラクソ・スミスクライン)

特殊剤型：主に頭髪部皮膚に使用する

・アンテベート®ローション(鳥居)
・リンデロンVG®ローション(配合剤)(塩野義)

B 症状および部位による選択方法

外用剤の選択については、それを使用する部位の特殊性、あるいは症状の程度が問題になることはいうまでもない。しかしながら、アトピー性皮膚炎患者を思い浮かべればわかるが、同一個体が本症の症状として示している状態は、湿潤、びらん面から苔癬化、乾燥粃糠様落屑面までが同時に存在しているということになるのである。それら相互の間の距離はときには離れ、ときには混在しているばかりでなく、僅かの間に全く様相を異にするほどに変化する。したがって、実際的、臨床的に本症に対するステロイド外用剤を選択するための詳細な基準は到底充分に表現し得ないものと

表2 症状および部位とステロイド外用剤（アトピー性皮膚炎例）

症状の程度	ステロイド外用剤の種類*
重　症	ベトノバール程度の効力を有するもの
中等症**	ロコイド程度の効力を有するもの
軽　症	キンダベート

*頭髪部はローション剤が便利
**顔面は、重症でも原則としてこのクラスのものを使用

なってくる。
　それゆえ、ここでは日常の外来診療でアトピー性皮膚炎を管理するのに、最低限準備しておきたいステロイド外用剤があるとすれば、現段階ではどれかを私どもの経験から表示させていただいた（表2）。要はそれらをいかに使いこなすかに係わってくるのである。

3 ステロイド外用剤の使用方法

　ステロイド外用剤をアトピー性皮膚炎患者に使用させる時の、実際的な指導方法と考えていただきたい。とくに小児患者では外用剤を患部に塗擦するのは大抵の場合本人ではない。したがって、その任に当たる患者の養育者（主に母親）にどのようにステロイド外用剤を用いさせるかということになる。

Ⓐ 塗擦回数と量

　1日何回、どの程度の量を使用させればよいかである。ちなみにステロイド外用剤に添付されてくる使用書には、用法・用量としてまず例外なく1日1～数回、適量を患部に塗布するなどという表現が行われているが、それをそのまま説明、指導しても何の役にも立たないことは明らかである。必要なことは患者と家族の生活のパターンに合った使用方法を見つけることである。1日2回と指示する場合でも、朝、起床時に着替える時に1回と夜、入浴後に1回、のように具体的に理解させることを怠ると、保育園から帰った時に1回と夜、入浴後にもう1回で合計2回使用していたというようになることが多い。使用量は同じでも前者の方が必ず効果が優れている。アトピー性皮膚炎の症状は保育園、幼稚園、学校に通う年代に最も目立つが、この三者はいずれも医療施設ではないため、そこに収容されている間は本症に対する治療は全く行われない。この事実は症状の改善を願う者にとって、常に考慮しておく必要がある。望ましい医療を受け難い状況が、アトピー性皮膚炎患者の大多数を待ち受けているのである。
　効果的な使用回数は、ステロイド外用剤使用開始時は少なくとも1日2回（起床時、入浴後）である。これが3回ともなれば一層望ましいが、1日中家庭にいられる患者を除くと困難である。使用量は指先で患部に置いた少量の外用剤を手掌で数回塗擦した後の状態が、外用剤で皮膚面が光ってみえている程度で充分である。外用剤の残りがあちこちに塊ってみられるように使う必要はない。

Ⓑ 症状改善時の対応法

　アトピー性皮膚炎にステロイド外用剤を使用して無効な結果に終わることは極めて稀である。し

たがって、重症部にそれ相応のステロイド外用剤を正しく使用すれば、症状は改善し、中等症部となってくるわけである。その際に頻繁に症状観察が可能な患者ではない場合には、注意しておかないと直ちにステロイド外用剤塗擦が中止されることが多い。そして間もなく症状が悪化すると、「ちっとも効かない外用剤だった」という評価が使用者からなされるということになる。したがって、症状が改善した場合には外用剤を、それ相応のものに変更する必要がある旨と、その相談に来診するまでは使用中のステロイド外用剤を勝手に中止しないように約束させた方がよい。

　こうして、もし良好な結果が得られた場合には患者の皮疹の大半は軽症部となってくるはずである。ここで観点を変えてみれば、アトピー性皮膚炎では患者の全身皮膚は大なり小なり程度の差はあっても本症の病変を有しているか、あるいはその前段階と見做しうるわけである。それ故、軽症の変化の所々に重症部、中等症部が重なっていると考えて外用療法を行うと比較的手数がかからないようである。すなわち、スキンケア用品（保湿用乳液タイプベビーローション）を広範囲に塗擦し、その上にそれぞれ適当な外用剤を症状の程度に応じて、重層塗擦させるのである。こうすれば、最後には保湿用ローションのみ、あるいはそのローションと免疫調整外用剤のみを長期間使用しているという状況が残る。アトピー性皮膚炎ではこの状態が持続すれば、その治療は非常に成功したものと考えてよいといえよう。

● 具体的な注意点

1）プールに行った時

　スイミングスクールの流行は驚くほどであるが、アトピー性皮膚炎患者で、入浴あるいはシャワー後にステロイド外用剤を塗ることを忘れない者でも、水泳後にはほとんどそれをしないのは不思議な位である。水泳は許可するが、その後でただちにスキンケア用品と外用剤を必ず再塗擦するという条件をつけるべきである。これを怠ったために症状の改善が遅れた責任を医療側に持ち込まれるのは迷惑の一言につきる。

2）石鹸と入浴

　汚れを落とさぬ顔に化粧品を使うことなどはしない母親が、アトピー性皮膚炎患者である小児の身体の汚れを充分に落とさずに外用剤を用いることは平気で行うのである。普通の良質の石鹸で1日1回は汚れを落させることも、ステロイド外用剤の効果にとって悪いはずがない。その他のスキンケア、爪の手入れの必要性については今さらいうまでもない。

3）閉鎖包帯法は避ける

　ODT療法が極めて有効なことはよく知られているが、小児ではステロイド剤の副作用がいろいろな意味で出現しやすいので原則としては行わない方がよいであろう。とくに指などに施行するとその発育に短期間で影響を及ぼすことがある。

4）譲渡禁止

　内服薬を他人から貰って服用するものは余りいないが、外用剤では驚くほど頻繁にそれが行われている。要するに重大な医薬だという観念が使用者に乏しいわけである。したがって、とくにステロイド外用剤では、不測の副作用などを避けるためにも、それを他人に譲渡し使用させることのないように指導しておいた方が安心である。

5）再診の時期

　本来、可能な限り症状の観察を繰り返して治療するのが、あらゆる疾患で望ましいといえよう。

しかしながら、アトピー性皮膚炎のように長期間の経過をたどる場合には、通園、通学、家庭環境など種々の原因で、再診までの期間は長短不定となりやすい。ステロイド外用剤のように効果が確実な薬剤を使用している場合には遅くとも症状の改善が認められた時点が最初の再診日である。それ以後は症状が安定してくるが、一定期間ごとの来院がどうしても不可能であるのなら、外用剤の投与量を加減して、それのなくなるより前に必ず再診させるようにするのも一法である。

6) 症状が改善しない時

全身各所に病変が存在するのが特徴であるアトピー性皮膚炎では、大部分の症状が改善したにもかかわらず、ある一部のみ治療に反応しないことがよく経験される。このような時には、それがもとで外用療法を熱心に行わなくなり、結局、全身の症状が悪化してくることさえある。とくに小児患者ではその日常行動の中に、ある特定部位のみが各種の刺激を受けやすい状況が隠れていることが多い。そのためにステロイド外用剤さえも無効にみえるわけである。したがって、患者の日常行動についてできるだけ詳細に知った上で、外用剤の指導を行うべきである。

以上、はじめに述べたように、アトピー性皮膚炎に対するステロイド外用療法について、やや観点を変えて述べさせていただいたものである。本症はその患者の大部分が自分自身では治療行為が実行し得ない年代である。したがって、外用剤一つを取り上げて考えてみても、それを塗擦してくれる者を含めて、本症患者を取り巻く人たちとどのような相互関係を、投薬する医師側が持ちうるかが、その効果の発現にも重大な影響を与えることになる。アトピー性皮膚炎診療上、現在のところ一番の武器であるステロイド外用剤がこの上とも良い条件で使用され、好ましい結果が得られてゆくように祈るものである。

❶ ステロイド以外の外用剤

いろいろあるが、下記の外用剤が文中では使われている。

・**ヒルドイド®ソフト軟膏**（マルホ）
主にステロイド軟膏一定量を混じ、症状に合わせて効果を調節する。

・**コンベック®クリーム・軟膏**（三菱ウェルファーマ）
主にステロイドクリーム・軟膏をクリームとクリーム、軟膏と軟膏を一定量混ぜ、症状に合わせて調節する。クリーム同士の混合は夏季に使用感がよい。ただし、非ステロイド外用剤は過敏症の発現に注意する。

・**サトウザルベ®**（佐藤）
亜鉛華軟膏、痂皮のある部分に、ステロイド外用剤に重ねて使用する。または、びらん、痂皮を認める部位に、ベトノバールG®軟膏などを一定量混ぜて塗る。

・**フシジンレオ®軟膏**（三共）
二次感染がある病変、膿痂疹性湿疹というような変化に短期間使用する。

・**エンペシド®クリーム**（バイエル）
表在性皮膚カンジダ症には今でも有効である。皮疹が改善してもなお1〜2週継続使用する。

・**白色軟膏**
ワセリンより硬めで使用感がよいので、これに一定量のステロイド外用剤を混ぜて使用することもまれにある。

・**アズノール®軟膏**（日本新薬）

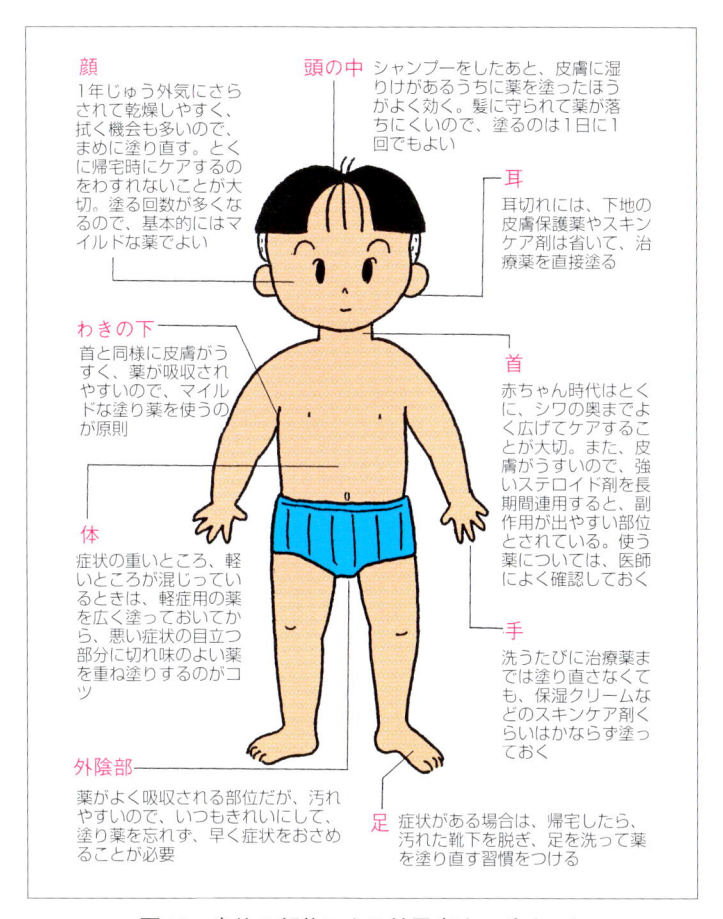

図18 身体の部位による外用療法のポイント

顔
1年じゅう外気にさらされて乾燥しやすく、拭く機会も多いので、まめに塗り直す。とくに帰宅時にケアするのをわすれないことが大切。塗る回数が多くなるので、基本的にはマイルドな薬でよい

頭の中
シャンプーをしたあと、皮膚に湿りけがあるうちに薬を塗ったほうがよく効く。髪に守られて薬が落ちにくいので、塗るのは1日に1回でもよい

耳
耳切れには、下地の皮膚保護薬やスキンケア剤は省いて、治療薬を直接塗る

わきの下
首と同様に皮膚がうすく、薬が吸収されやすいので、マイルドな塗り薬を使うのが原則

首
赤ちゃん時代はとくに、シワの奥までよく広げてケアすることが大切。また、皮膚がうすいので、強いステロイド剤を長期間連用すると、副作用が出やすい部位とされている。使う薬については、医師によく確認しておく

体
症状の重いところ、軽いところが混じっているときは、軽症用の薬を広く塗っておいてから、悪い症状の目立つ部分に切れ味のよい薬を重ね塗りするのがコツ

手
洗うたびに治療薬までは塗り直さなくても、保湿クリームなどのスキンケア剤くらいはかならず塗っておく

外陰部
薬がよく吸収される部位だが、汚れやすいので、いつもきれいにして、塗り薬を忘れず、早く症状をおさめることが必要

足
症状がある場合は、帰宅したら、汚れた靴下を脱ぎ、足を洗って薬を塗り直す習慣をつける

軽症のおむつかぶれ、口唇の乾燥・落屑などに使う。
・バスタロン®ローション（佐藤）
尿素含有ローション、軽度の頭部粃糠疹に使用する。

E ステロイド外用剤およびステロイド以外の外用剤の塗り方（図18）

1）回　数
最低1日2回、朝と入浴後に塗る。年長児では、朝（通園、通学前に）塗るか否かで、予後が全く異なってくる。回数は多く、使用量は少なくが原則である。弱め、少なめの外用剤も、回数を多く使用すれば効果が上がる。

2）スキンケア後
頭髪部・耳介を除き（理由は、汚れの原因になるから）、保湿用スキンケア用品を全身に使用した後、病変部に重ねて塗る。

3）使用量
ステロイド外用剤は塗布部が薄く光って見える程度（少量で効果がある）、ステロイド以外の外用剤は、やや多めに塗る。頭髪部のローション剤は、2〜3滴が煎餅1枚分位の面積用とする。

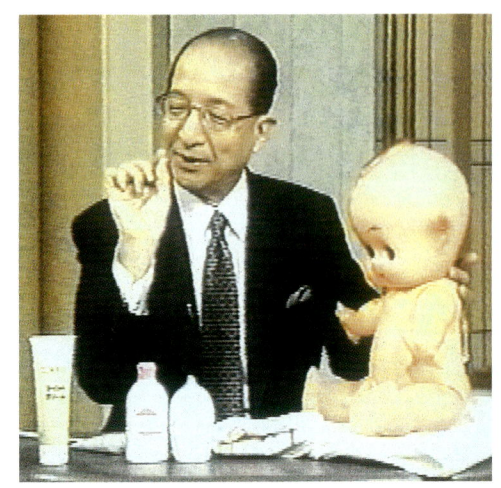

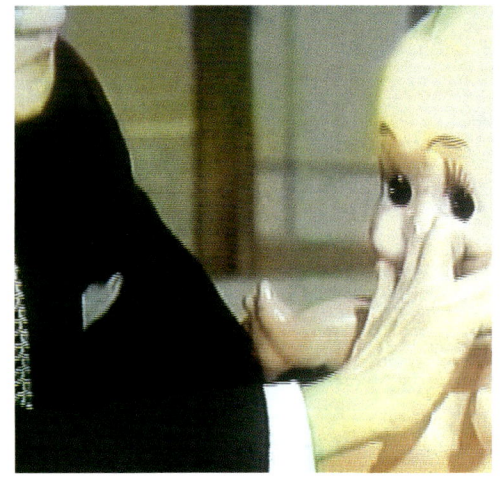

図 19 眼瞼部の薬の塗り方

　眼瞼部には、図19のように人差し指と親指の先で擦り合わせて、光った指先でまぶたの化粧のように塗ればよい。眼科用外用剤を皮膚に用いても効果は極めて少ないのである。

4) 塗　擦
　皮膚に擦り込むように使用することは、外用剤・スキンケア用品ともによくない。優しく、軽く撫でるように塗り広げる。広範囲は手掌で、小さな患部は指先で塗る。

5) 清　拭
　患部がよほど汚れていない限り、洗い直して塗らず、そのまま、あるいは軽く拭いて塗り足して構わない。

付：内用薬

・痒み止め

　アタラックスP®シロップ（ファイザー）を治療開始時に5日間、就寝1時間前に乳児では、2m*l*、幼児では3m*l*を内服させる。それ以後は、外用療法の効果が出るので、原則として痒み止めは使用しない。

　この範疇（経口抗アレルギー剤）に入る内用薬は実に多種多様のものがあり、また次々に新薬が登場している。現在（2002年末現在）使用されているものを効能・効果ならびに小児に使用の可否について表示しておく（表3）。

　ただし、いわゆる痒み止めとしての目的であれば、すでに昔に登場したアタラックスP®（ファイザー）が、いまだに捨て難い薬剤であることを強調しておきたい。

・二次感染対策

　ブドウ球菌感受性抗生物質を、5日間内服させる。現在はバナン®ドライシロップ（三共）6mg/kg分2、朝・夕食後内服を原則にしている。

・極めて重症な変化

　セレスタミン®シロップ（シェリング・プラウ）治療開始時に5日間、幼児では3m*l*以下、分2、内服させることもあるが、極めて稀である。

表3 経口抗アレルギー薬一覧

主作用分類	製品名(先/元会社名)	一般名	1日投与量	投与回数	投与法	剤型	アレルギー性鼻炎	湿疹・皮膚炎*	蕁麻疹	痒疹	皮膚瘙痒症	尋常性乾癬	多形滲出性紅斑**	気管支喘息	その他	製品名
第二世代抗ヒスタミン薬	アレロック(協和発酵)	塩酸オロパタジン	10 mg	2	朝食及び就寝前	錠剤	●		●	●	●					アレロック
	セルテクト(協和発酵)	オキサトミド	成人(錠剤)60 mg 小児(ドライシロップ)1 mg/kg	2	朝及び就寝前	錠剤、ドライシロップ	●	小児アトピー性皮膚炎含む	●	●	●			●	錠剤	セルテクト
	ザジテン(ノバルティス)	フマル酸ケトチフェン	成人(カプセル)2 mg 小児(ドライシロップ)0.06 mg/kg	2	朝食後及び就寝前	カプセル、ドライシロップ	●	●	●	●	●			●		ザジテン
	アゼプチン(エーザイ)	塩酸アゼラスチン	喘息：4 mg、蕁麻疹等：2 mg	2	朝食後及び就寝前	顆粒、錠剤、シロップ	●		●	●	●			●		アゼプチン
	ニポラジン/ゼスラン(日本シエーリング/他化成)	メキタジン	成人(錠剤)喘息：12 mg、鼻炎・蕁麻疹等：6mg 小児(シロップ)喘息：0.24mg/kg、鼻炎・蕁麻疹等：0.12mg/kg	2	朝食後及び就寝前	錠剤、シロップ	●		●	●	●			●		ニポラジン/ゼスラン
	ダレン/レミカット(日本ベーリンガー)	フマル酸エメダスチン	2～4 mg	2	朝食後及び就寝前	カプセル	●		●	●	●					ダレン/レミカット
	アレジオン(三共)	塩酸エピナスチン	アレルギー性鼻炎：10～20 mg 喘息、蕁麻疹等：20 mg	1	就寝前	錠剤	●		●	●	●			●		アレジオン
	エバステル(明治製菓/大日本)	エバスチン	5～10 mg	1		錠剤	●		●	●	●					エバステル
	ジルテック(住友)	塩酸セチリジン	10 mg	1	就寝前	錠剤	●		●	●	●					ジルテック
	タリオン(田辺)	ベシル酸ベポタスチン	20 mg	2		錠剤	●		●	●	●					タリオン
	アレグラ(アベンティス)	塩酸フェキソフェナジン	120 mg	2		錠剤	●		●	●	●					アレグラ
	クラリチン(シェリング・プラウ/塩野義)	ロラタジン	10 mg	1	食後	錠剤	●		●	●	●					クラリチン
ケミカルメディエーター遊離抑制薬	インタール(藤沢薬品)	クロモグリク酸ナトリウム	小児(細粒) 2歳以上：300～400 mg、2歳未満：150～200 mg	3-4	食前ないし食後及び就寝前	細粒		食物アレルギー性アトピー性皮膚炎								インタール
	リザベン(キッセイ)	トラニラスト	成人(カプセル)300 mg 小児(細粒)5 mg/kg	3		細粒、カプセル、ドライシロップ	●	アトピー性皮膚炎							成人、小児：ケロイド・肥厚性瘢痕	リザベン
	ロメット(三菱ウェルファーマ)/アレギサール(日新化学)	レピリナスト	成人(錠剤)300 mg 小児(細粒)18 mg/kg	2	朝食後及び就寝前	錠剤、細粒	●							●		ロメット/アレギサール
	ソルファ(武田薬品)	アンレキサノクス	75～150 mg	2～3	喘息：頓用設定 アレルギー性鼻炎：朝夕	錠剤	●							●		ソルファ
	ケタス(杏林/千寿)	イブジラスト	喘息：20 mg、その他：30 mg	3	食後	カプセル								●	成人：脳梗塞後遺症、脳出血後遺症	ケタス
	タザノール(鳥居薬品)/タザレスト(わかもと)	ペミロラストカリウム	225 mg	2	食後	カプセル	●									タザノール/タザレスト
その他	ゼペリン(三菱ウェルファーマ)/ベガラスト(アトラス)	ペミロラストカリウム	成人(錠剤)喘息：20 mg、アレルギー性鼻炎：10 mg 小児(ドライシロップ)0.4 mg/kg、アレルギー性鼻炎：0.2 mg/kg	2	朝食後及び夕食後(又は就寝前)	錠剤、ドライシロップ	●							●		ゼペリン/ベガラスト
	プロニカ(小野薬品)	塩酸オザグレル	400 mg	2	朝食後及び就寝前	錠剤								●		プロニカ
	オノン(小野薬品)	プランルカスト水和物	成人(カプセル)450 mg 小児(ドライシロップ)7 mg/kg	2	朝、夕食後	カプセル、ドライシロップ	●							●		オノン
	アコレート(アストラゼネカ)	ザフィルルカスト	40～80 mg	2	朝食後及び就寝前	錠剤								●		アコレート
	シングレア(万有)/キプレス(杏林)	モンテルカストナトリウム	成人(錠剤)10 mg 小児(チュアブル錠)5 mg	1	就寝前	錠剤、チュアブル錠								●		シングレア/キプレス
	バイナス(バイエル薬品)	ラマトロバン	150 mg	2	食後	錠剤	●									バイナス
	アイピーディー(大鵬薬品)	トシル酸スプラタスト	成人(カプセル)300 mg 小児(ドライシロップ)6 mg/kg	3 2	食後 朝食後及び夕食後	カプセル、ドライシロップ	●	アトピー性皮膚炎						●		アイピーディー

詳細につきましては各製品の添付文書等をご参照ください。 ● 成人、小児の適応あり ● 成人の適応のみ ● 小児の適応のみ *アトピー性皮膚炎を含む **多形滲出性紅斑、**尋常性乾癬 多形滲出性紅斑の様式に対する適応である 平成14年9月現在

4 免疫調整外用剤の使い方

プロトピック軟膏 0.03% 小児用（タクロリムス製剤）藤沢薬品工業（株）

　世界的に知られているアトピー性皮膚炎に効果のある外用剤である。これを有効に利用することで、アトピー性皮膚炎の治療は革命的に変わった。しかし、これとても完治させるものではない。そこで、最近では遺伝子治療の試みも始まり、効果をあげている報告もあるが、依然として副反応が問題になっている。

　したがって、現段階では例えこどもであっても免疫調整外用剤を上手く利用して治療にあたることが、最新の治療ということになろう。これによりステロイド外用剤に対する患者家族の精神的不安を軽減しつつ、患者自身の QOL 改善が計れるという画期的な薬剤であることになる。

　ただし、その使用方法は登場後の 1999 年登場以来広汎な臨床経験により、大きく変わってきた。そして、2002 年第 20 回世界皮膚科会議（パリ）で、ほぼ確立された。この種の薬剤には後続のものが欧米ではすでに実用に供されており、剤型の多様性の面では、プロトピック軟膏 0.03% 小児用に勝るように思われるが、日本では今しばらく日常には使用することができない。いずれにせよ、今後免疫調整外用剤の使用はアトピー性皮膚炎の治療を大きく変えるものである。

　プロトピック軟膏 0.03% 小児用の効果はストロングクラスのステロイド外用剤と同等と考えられている。利点は、このように効果があるにもかかわらずステロイド外用剤の誤った使用法に端を発して「ステロイド忌避」の風潮の原因となった「ステロイドの局所的副反応」が、たとえ顔面、頸部などでも見られない、ということである。一方、欠点というにはあたらないが、アトピー性皮膚炎ならいつでも、どこにでも、使用可能かというと、とくに使用開始時に配慮が必要なコツがあるということがある。

　すなわち、炎症が著しく、痒さが甚だしい、掻き傷のあるような局所に使用すると、一時的に激しい熱感、疼痛、刺激感、痒さが増すなどの症状を示すため、使用不可能なのである。したがって、使用にあたってはこの刺激感について説明し、まず強力なステロイド外用剤などで約 2 週間、該当する部位の病変を徹底的に治療することから始めるのである（第 4 章 図 16）。これにより、ほとんど皮疹を認めないか、あるいは極めて軽微な変化にまで至らせる。こうして効果を確認したら、そこでプロトピック軟膏 0.03% 小児用に切り替えるのである。これで、刺激感なく移行できる（もっともこどもは成人より、使用開始時の不快感が少ないように思われる）。

　プロトピック軟膏 0.03% 小児用は、先行してすでに市販され使用されている同 0.1% に比較して含有量は少ないが、やはり優れた使用効果が十分に期待できる。それは、1 日 2 回、朝と夕刻入浴後、に保湿用ローション塗布後に薄く塗ることで、改善された病変が再燃しないことで明らかである。ただし、成人の苔癬化の著明な部位では、たとえ 0.1% 製剤でもステロイド外用剤の方が優れる傾向がある。

　注意すべき点は、良好なら使用回数を減じることは可能であるが、決して急がぬことである。少なくとも 2 週間以上は 2 回塗擦を続けたい。その後 1 日 1 回入浴後のみの使用に変更して、当分それを維持するのである。アトピー性皮膚炎は発汗、紫外線、その他の誘因で急激な症状の再燃が起きることが知られているが、その際には、再燃した症状に十分に対応できるステロイド外用剤に至急に変更すべきである。漫然とプロトピック軟膏 0.03% 小児用を続けることは、悪化を助長し、

二次感染をもたらすことが多い。

　これで明らかなように免疫調整外用剤が登場しても、アトピー性皮膚炎の治療にはステロイド外用剤の存在が必要である。また、プロトピック軟膏 0.03% 小児用のみでは決して良い治療はできない。そして、さらに一つ忘れてならないのはスキンケアを徹底して行うことである。この三本柱がアトピー性皮膚炎治療では不可欠である。このうちスキンケア（まずきれいに、そしてしっとり保湿）は、治療の全過程において常に必要ということなのである（**第 4 章 図 16**）。先に触れた第 20 回世界皮膚科会議での免疫調整外用剤とアトピー性皮膚炎関連の話題の焦点がこの治療方法の確立にあったといえる。

　なお、プロトピック軟膏 0.03% 小児用の使用に際しては、5 g チューブ（日本では 5 g のみであるが、欧米では 60 g がある）を静かに搾り出して、口から 2〜3 mm 押し出した分量を、成人の顔面全体に使用する程度の僅かな量で効果がある。その前に保湿用ローションを塗擦しておくと容易に塗り伸ばすことができる。

〔ポイント〕治療のポイント

　必ず正しく塗らせること、これがまた難事業である。理由は、部位によって症状が違えば、外用剤も違うこと。塗るためには面積があるから時間がかかること。塗られる側（こども）が、塗り手に協力的に振る舞うことはなかなか望めないこと。母親が忙しくて、できれば塗らずに済ませたいこと。世の中に「湿疹の塗り薬は、使わないほうが良い」と言い立てる連中が跋扈していて、母親に塗らないことの正当化の理由を与えていること、などである。「塗らない塗り薬は効かない」のである。

　そこで、塗らなければならない、塗りたい、という気持ちを母親に湧き出させる必要がある。それには投薬する側が、なぜこの外用剤を自分は処方するのか、自問自答して答えが出たところで話し合いに入らなければ上手くいかない。その第一歩が、母親の話を上手に聞くことで、充分に話ができたと、母親が感じとれれば、治療は成功に近づいたのである。

第6章 アトピー性皮膚炎の予防

　表題である「アトピー性皮膚炎の予防」という言葉は、10年前ならそれができれば有難いがという程度のものであった．しかし、1996年以降は確信を持って、予防を試みるべき疾患であると、私は考えている。また、その予防は出生直後から行われなければならない。それが遅れるほど効果は急減する。

　したがって、アトピー性皮膚炎の予防には産科医の協力が必須である。残念ながら、わが国では妊娠中から産科医・皮膚科医が協力してアトピー性皮膚炎発症予防に携わることはまずないであろう。また、産科医・小児科医の協力は、行われている施設もあるが、その内容は小児内科的な相談・治療になるわけである。

　それゆえ、ここには産科・皮膚科が協力すれば、いわゆる未病の段階でアトピー性皮膚炎の発症・悪化を予防することが可能であることを述べて、今後の両者の協調が進展するもとになることを願うものである。

1 症状が告げる対策のヒント

　皮膚疾患の特徴は、その症状がとにかく見える(視診)、触れる(触診)、嗅げる(嗅診)ことである。それを利用してどの程度に情報の整理・判断ができるかで患者あるいは、将来の患者の経過は大きく異なってくる。

Ⓐ どこに皮疹がないか

　接触皮膚炎では、皮疹の存在部位が原因を判断するのに重要な情報となる。一方、こどものアトピー性皮膚炎では、どこに皮疹がないかを確認することが大切である。すなわち、鼻部を中心とした顔面およびおむつ部にアトピー性皮膚炎症状が認められがたい特徴は小児において、成人よりも明白である(図20、21)。そして、それらの部位がドライスキンに由来する皮膚バリア機能障害を受けにくい環境であることからも、どのような対策がアトピー性皮膚炎発症予防につながるかを強く示唆している。要は表皮角層を乾燥させない保湿が必要になる。

Ⓑ 実際の状態は

　アトピー性皮膚炎は素因を有する個体の皮膚バリア機能が障害されて、原因物質が経皮的に侵入することが発症機序の大きな要因であるということは良く知られている。それは臨床的に皮疹の分布を見ても容易に理解されるが、これを表皮の最外層である剝離角層の走査電顕像で見ると、皮疹部ではバリア機能が低下した状況にあることが観察される(図22)。すなわち、病変部に認められ

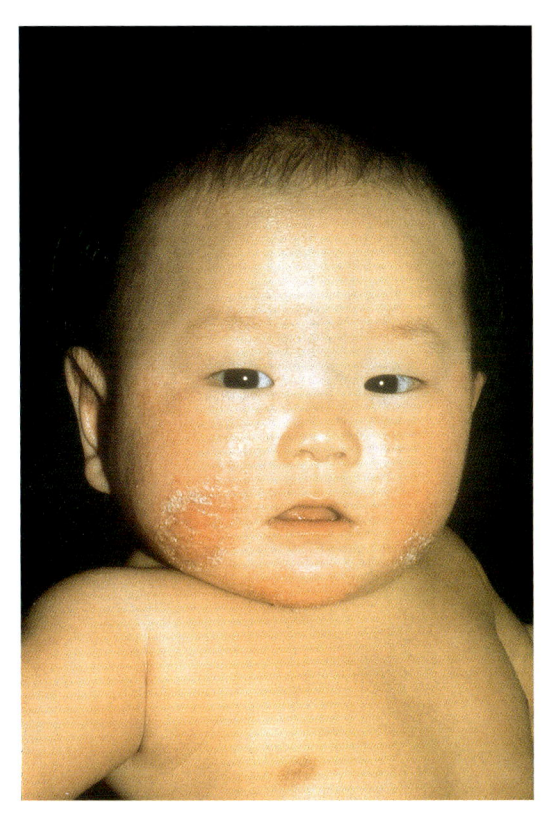

図20 鼻部を中心とした部位にアトピー性皮膚炎の症状がない

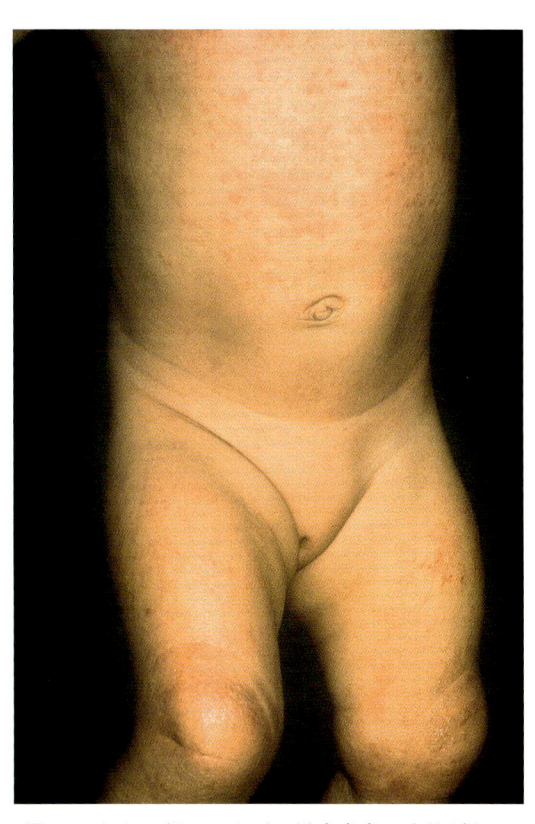

図21 おむつ部にアトピー性皮膚炎の症状がない

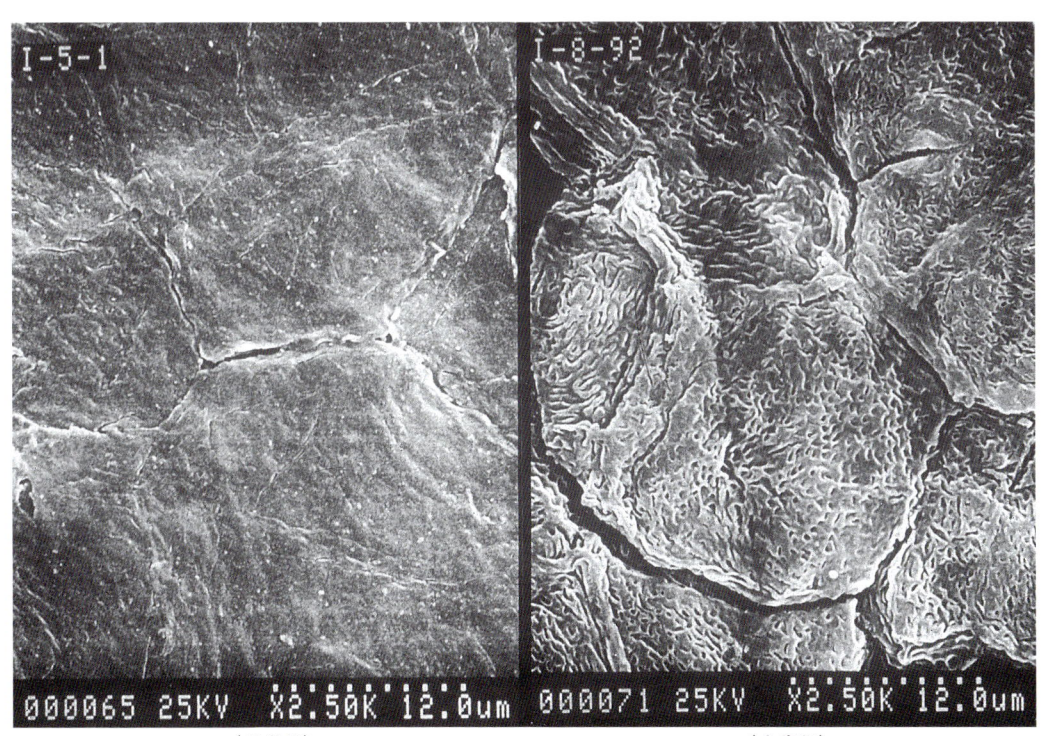

（健常部）　　図22 剝離角層の走査電顕像　　（皮疹部）

45

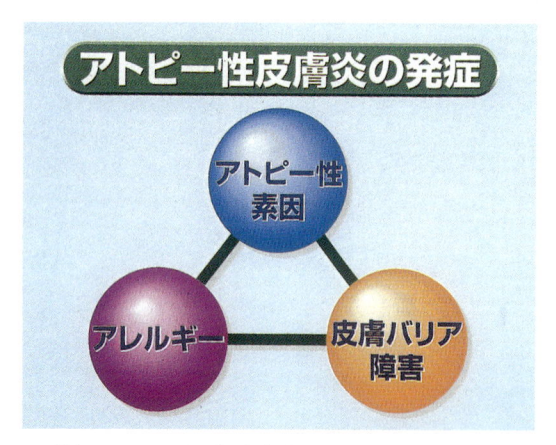

図23　アトピー性皮膚炎の発症機序の考え方

るような原因物質の侵入経路を塞ぐには、乾燥が引き起こす裂隙形成などを保湿により塞ぎ、同時に原因物質が皮膚表面に存在しないように除去する（いろいろな意味での汚れを取り去る）ことが、やはり予防につながることがわかる（図23）。

ⓒ 疫学的調査から

　1990年 Meffert 等はベルリン地区では8月～10月の間に出生した小児にアトピー性皮膚炎患者が高率に認められるという報告を行った。そこで本邦での追試を関東地区で行った結果、9月～11月、すなわちいずれも秋生まれに有病率が高いことが確認された。その後、季節が正反対のブラジル（サンパウロ）で、日系人小児を対象に調査して3月～4月（南半球では秋）出生児に高率であることがわかった。これらの事実は、その後本邦でも追試が行われ確認された。

　このような傾向が現れる理由として、生後間もなく不十分なスキンケア対策のままに乾燥した冬季を過ごすことが指摘されている。そのため皮膚バリア機能障害が著しくなり、原因物質が侵入して、アトピー性皮膚炎素因者に発症することが考えられている。したがって、このような疫学調査もまた出生時からのスキンケア（保湿）が予防に寄与することを示唆している。

2　皮膚科学的検査から

　アトピー性皮膚炎と皮膚バリア機能との関係は、治療時にバリア機能を改善するためのスキンケア用品（保湿用品）の併用が有用であることからも明らかである。

　小児の皮膚がいかに乾燥に傾きやすく、そのためバリア機能が低下しやすいかについては、すでに各種皮膚科学的検査成績がある（第2章 図3～6を参照）。ここではその中から角質水分量の季節による変動に注目したい（第2章 図5）。すなわち、水分量は成人に比較して明らかに少なく、季節変動は大きいのである。したがって、生理的に皮膚が脆弱な新生児・乳児期には、バリア機能がより不十分な状態のまま低温・低湿の冬季の環境に曝露されることになる。これが、アトピー性皮膚炎発症に大きく影響することが考えられる。この事実も環境の改善（皮膚の乾燥を防ぎ、原因物質

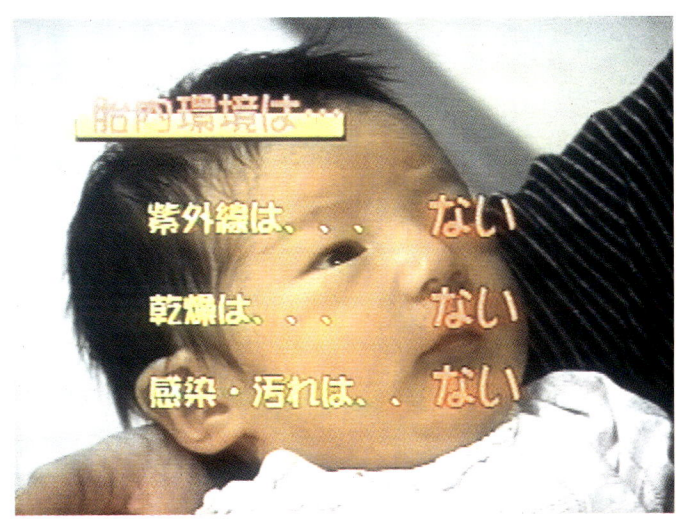

図24 胎内環境は

を除く）が、アトピー性皮膚炎発症予防につながることを明らかにしている。

3 新生児の皮膚について

　産婦人科の考え方を知ることは、アトピー性皮膚炎の発症予防に重要な示唆を与えるものである。在胎40週、正期産の新生児をどのように考えるかにヒントがある。すなわち、ヒトの新生児は生後1年間は胎外胎児と呼ばれている、その理由は正期産でも未熟な状態で生まれるからである。なぜなら、頭部（脳）のサイズが産道通過にギリギリ可能な時期に分娩されるからである。立つことが特徴のヒトでは、骨盤底のサイズにおのずと限界がある。ここを頭部が通過可能な時期には、皮膚などはまだ胎内にとどまって構造・機能の成熟を待っていたい時期なのである。だからこそ、ヒトでは出生後に短時間で独り立ちできる他の種の哺乳動物の児が持つ能力に欠けるのである。

　さて、母体内つまり子宮内の環境を考えれば、紫外線はなく、乾燥もなく、感染も・汚れもない状態である（図24）。これらの条件が、すべてスキンケアの重要な課題であるということには異論がない。そこで、少なくともバリア機能が極めて低いといえる出生直後から、胎外胎児とされる生後1年間が、バリア機能の障害・低下が発症に大きく関係するアトピー性皮膚炎の予防には最重要な時期となる。この時期こそ、注意深くスキンケア（原則はいうまでもなく"まず、きれいに、そしてしっとり"）が行われるべき時期なのである。

　しかし、出生直後からのスキンケアの必要性・実施方法については、まだまだ医療を行う側でさえ一般的な知識とはなっていないのが実情である。長年行っている「赤ちゃんのスキンケア相談室・http://www.wakodo.co.jp/world/skincare/」には数百通の質問が山積している。そして、毎回一番多いのは医療を行う側の説明不足と母親が疑問・不満を主治医に尋ねないという、悪循環で生じてくるQ&Aである。とくに母親は自分自身のスキンケアについては、多くの

場合に医師よりも熟知している。にもかかわらず、その同じ考え・方法を、自分よりもバリア機能では劣るこどもには行っていないという不思議な考えを持っている親が多い。この観念を、誰が持たせるようにしているのかは、アドバイスを行う医療側でも十分に反省する必要があろう。

　もちろん、どのようなスキンケア用品を、どのように使うか。あるいは、万一、すでにアトピー性皮膚炎を発症しているのであれば、その治療とスキンケアはどのように併せて行われるべきか、などは実施に当たって大変に重要なことである。したがって、ここには参考となる資料を挙げておくことにする(図25)。

　アトピー性皮膚炎は予防可能である、そこにおけるスキンケアの重要性とその理由、そして、その方法について述べてみた。すでに、この方法を実践している産科施設では、その施設で出生したこども達の追跡を長期間行い、管理に悩むようなアトピー性皮膚炎のこどもは認められないことを発表している。

　他方、この考え方と実践がアトピー性皮膚炎の治療に際しても極めて重要な意味を持つことも強調しておきたい。

> **参考資料：赤ちゃんのお風呂タイム**
>
> 新生児からのスキンケア実施施設のパンフレットより
> （助産師、医師により実技指導が行われている）
>
> 　　　　　　　　　　　　　　監修・指導　山本一哉

赤ちゃんのお風呂タイム

1

なぜでしょうか？

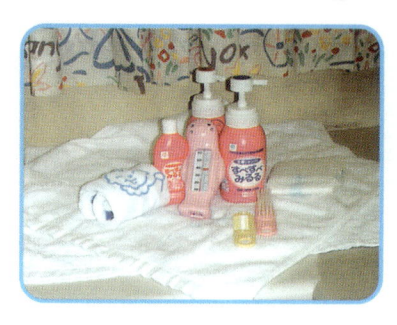

まず、用意するものを
　　　チェックしましょう！！
お湯の温度は一体何℃？？

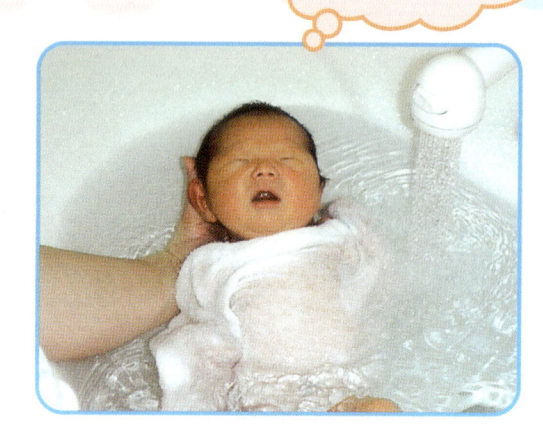

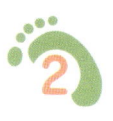

2

う〜ん！
気持ちいい。

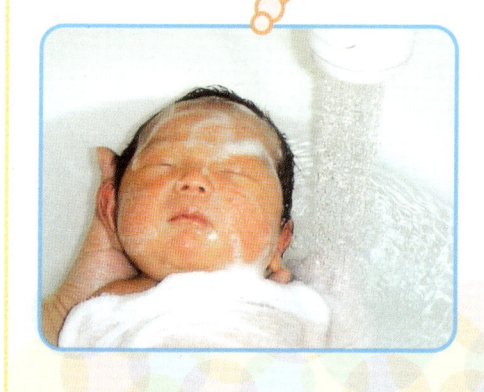

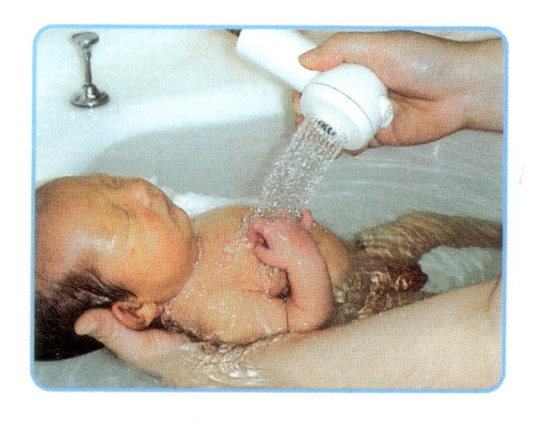

ママがメイク落しをするように、
手でやさしく・しっかり
　　　シャワーで洗い流します。
さっきまで、羊水の中にいたので、
　　口に入っても、耳に入っても大丈夫！！

Shimaoka Clinic

図25　スキンケア実施施設のパンフレット

3

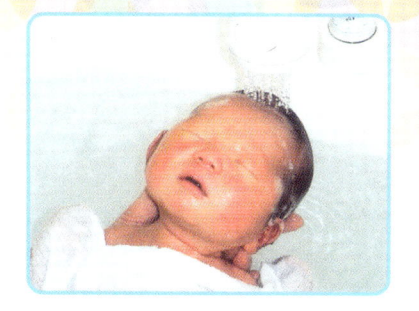

ママが違うように、
　髪は髪用シャンプーで！

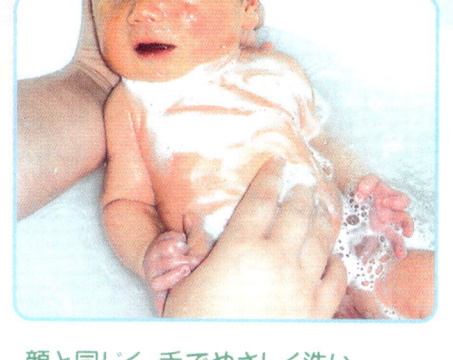

4

顔と同じく、手でやさしく洗い、
　シャワーで一気に‥‥！！
脇の下・肘の曲がり角・首筋は
　特に注意！！
直接、手で洗う事により、
　皮膚の異常が発見できます。

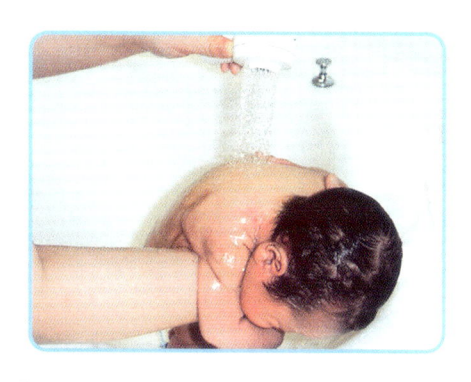

5 最後の総仕上げ！！

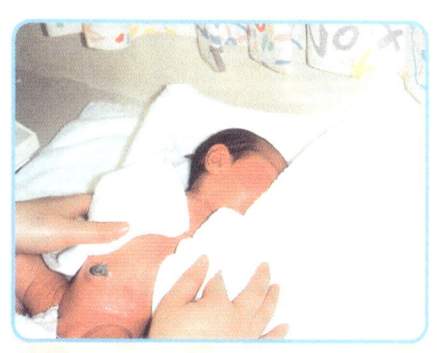

拭くのではなく、ポンポンと
　水分を取ります。
耳の中も一緒です。綿棒は×。

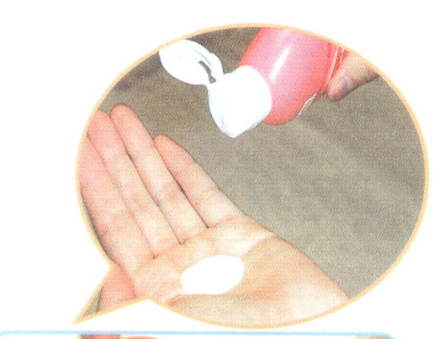

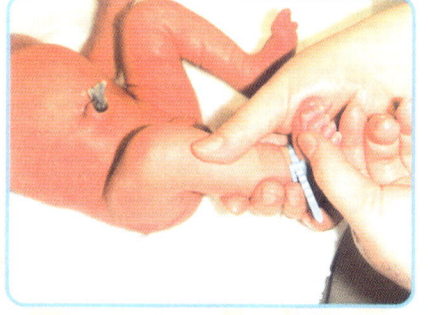

そして、最後に大事な保湿！
　たっぷりローションを。
これで、足一本分！！

モデル：石井大雄くん
（H14.10.26生）

総論

第7章 スキンケア

I. スキンケア用品

1 なぜスキンケアは必要か

　皮膚は外界と身体の内部環境との境界で、その角層にはバリア機能が存在して体内に異常を起こすような物質の侵入を防ぎ、同時に体内から生命活動に必要な物質が体外に逸脱するのを防いでいる。要するに生命が保たれるための重要な臓器が皮膚であり、その機能は極めて薄い角層内のバリア機能で維持されている。この機能は角層の乾燥（カサカサ肌）で失われ、その結果は皮膚炎の起因物質の侵入をきたし、アトピー性皮膚炎が起きることになる（図26）。この角層を保護し、バリア機能を助けることがスキンケアの目的であり、その原則は一言で表現すれば「まずきれいに、そしてしっとり」となる。つまり、汚れは上手に落とし、その後保湿するのである。

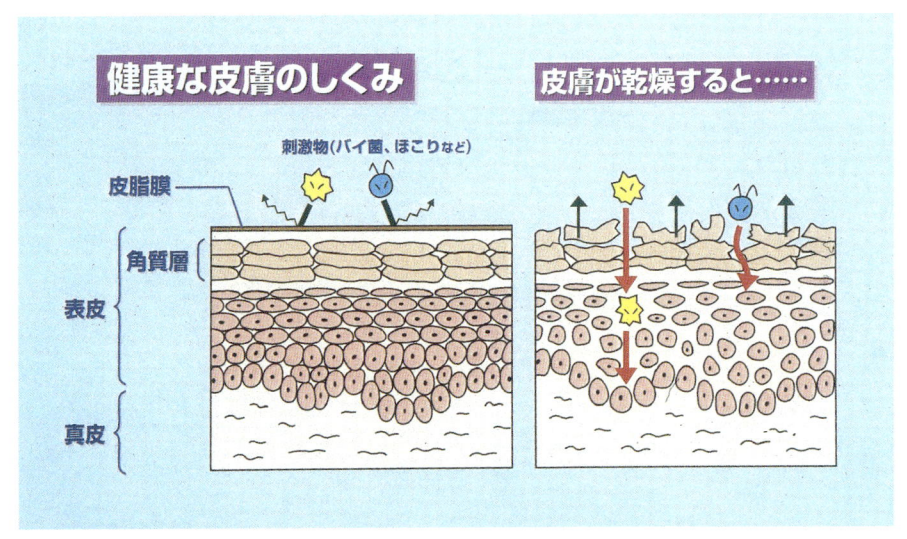

図26　バリア機能の意味

2　スキンケアの原則

Ⓐ　きれいにする

　石鹸、全身シャンプーなど多数の種類があるが、優しく洗い流すことが肝心で、母親の手掌で洗い流すか、ガーゼタオル程度までが良い。スポンジ、絹、麻、ナイロンなどは使わせない。なお、洗浄料の種類にはあまりこだわらなくて良い。女性の洗顔法が参考になる（擦らない洗い方）。

　大切なのは入浴時の湯温が40℃以上あると、保湿成分が失われて乾燥肌になりやすく、かつ温まると痒みが増すことである。

　なお、頭髪にはベビー用頭髪用シャンプーを使用した方が能率が良い。全身シャンプーでは、汚れ落ちが不充分になる。ちなみに母親は必ず頭髪を専用シャンプーで洗髪しているはずである。

Ⓑ　保湿用ローションを使う

多数の種類があるが、下記のものをよく使用している。
・アットンピーランドシリーズ　ベビーローション（和光堂）
・すべすべみるるシリーズ　すべすべみるるしっとりローション（明治乳業）
・ベビーセバメドシリーズ　モイスチャーローション（ロート製薬）

　これらは、いずれも同様に使用しうるが、上から順次濃厚な感触となるので、カサカサの程度、母親の希望、季節などにより使い分けることができる。なお、ローションで物足りない場合はクリームにする。

　60〜65頁に和光堂、明治乳業、ロート製薬の代表的なスキンケア用品を掲げる。掲載の順番は上記と同じく濃厚な感触の順である。

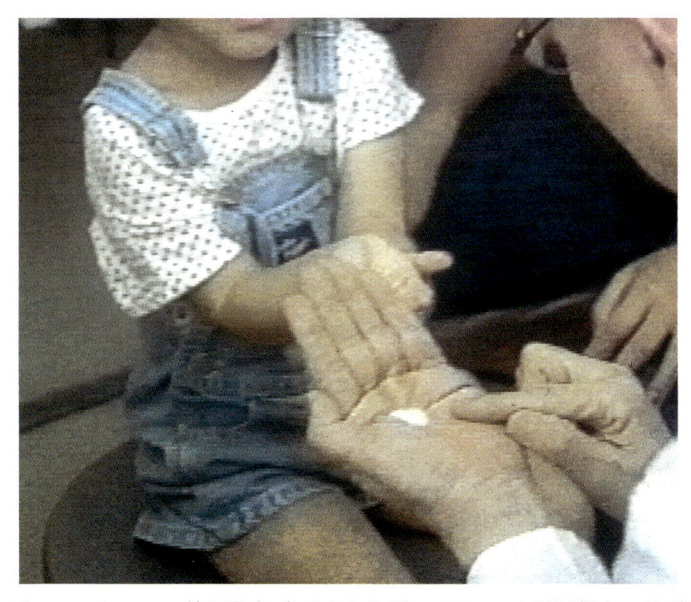

図27　ベビーローションの使用量（2歳以上なら手のひらに10円硬貨大の量が腕1本分）

● スキンケアの実際

・頭髪には石鹸より頭髪用シャンプー
・保湿用ローションの使用量
　<u>2歳以下は手掌に5円硬貨大が腕1本分</u>（四肢で20円、躯幹前後で10円、顔面は半分（総計32円50銭と説明）。<u>2歳以上なら10円硬貨大で腕1本分</u>。強く擦りこまないことがポイントである（図27）。
・部位と塗り方
　1）肩から、手指の間まで塗る
　2）躯幹の腹側、背面全面に塗る
　3）顔面も全面、口囲は汚れを拭いたらその都度塗る
　頭髪部と耳介は汚れるので塗らず、塗り薬を直接塗る。
　保湿用ローションを塗るために手掌で触れると、病変の存在（外用剤を塗り重ねるべき部位）がよくわかる（特有なザラザラ感がある）。その部位に必要な外用剤を塗り重ねればよい。

II. スキンケアとタッチケア

　この二つの言葉は、同じようであって、同じではない。まず、スキンケア（skin care）という言葉は正しい英語である。国際的には通用しない和製英語が氾濫しているのは、日本の特徴である。このスキンケアというカナ文字も、いろいろな媒体に常に登場してくる言葉であるし、日常の会話にも普通に使われるから和製英語かと思われるかも知れない。しかしこれはれっきとした英語である。かつて、米国の小児皮膚科学の先駆者の一人、コロラド大学皮膚科教授であったウエストン先生に「スキンケアは正しい英語ですか？」と尋ねて「その通り」と確答を得ているから間違いない。

　他方、タッチケアとなると、なかなか難しいことになる。少なくとも、この言葉は小児科領域ではよく使われるようになってきているが、一般の人達が日常使う言葉ではない。媒体にもあまり登場しないように思われるがいかがであろう。これと大変に似た言葉にタッチテラピー（touch therapy）という言葉があることをご存じの方があれば、未熟児の診療に関係の深い方に違いないと思う。そして、一般の人達には、タッチケアよりもさらに知られていない言葉なのである。このうち、後者のタッチテラピーは、東南アジアなど、従来発展途上国と言われていた国に行くと、小児科医にはよく使われる英語である。つまり、これは英語なのである。ところが反対に前者タッチケアが、一番通用しているのは日本である。

　このように考えて来ると、スキンケアとタッチケアは、どちらも乳児の「皮膚に触れる」という点では同じように思われるが、その歴史で見るとまったく違うということが分かる。そのうえ、タッチの後にケアが付くのと、テラピーが付くのとでは、またまた何かが違うということもわかるはずである。

1 なぜスキンケアが必要なのか

　言葉の意味については、また触れるとして、これらのカナ文字が育児の中で、しばしば大切な課題として使われているのには、それなりの理由があるわけである。そこでまず一般に使われるようになっているスキンケアからそれを考えて見たい。

　私たちは、ある程度成長してくると、大抵は朝、夕洗顔する習慣がある。世界的に見てもこの習慣は広く行われていると思われる。ここで、少々気になる現象が日本の乳児に起きていると感じられることが、この10年増えているといいたい。スキンケアの原点は「まず汚れを落とす」ことから始まるのである。その第一歩として、成人は毎朝歯を磨き、洗顔している。にもかかわらず、乳児を伴って受診した母親に「赤ちゃんのお顔を、朝、拭きますか？」と尋ねると、「いいえ」という者の割合が、この数年間で半数以上になっているのである。断っておくが、「ではあなた自身も、そうなのか」と尋ねると、全員毎朝洗顔していることがわかる。スキンケアの大原則は「まず皮膚をきれいにし、次いで保湿（しっとり）させる」ということにつきると改めて強調しておきたい。

　目脂、涙、鼻水、よだれ、食べ物などで一晩中、汚れがついたであろう赤ちゃんの顔のスキンケアは、きれいにされることなく、汚れた状態のままで夜明けとともに1日が始まるのである。つまり、多くの乳児がスキンケアからは忘れ去られた生活の中にいることがわかる。これでは、皮膚に問題が生じない方がおかしいと言わざるを得ない。汚れたままの皮膚に化粧品を用いることはない、と考えれば保湿が理想のようには行われることは、乳児ではなかなか期待できないというわけである。

　ちなみに、母親は洗顔後には必ず化粧水を使い、その上に保湿性ローションの類を重ねて使用している。これを朝夕（1日2回）、おそらく存命する限り行うであろうし、私自身も時折「そのようなスキンケアを死ぬまでお続けになるでしょ？」と尋ねるが、答えは常に「イエス」である。つまり、母親はスキンケアの達人であり、それはなぜそれが自分に必要かを実感しているからこそ続けているのである。

2 乳児の皮膚と成人の皮膚

　スキンケアの対象であり、またタッチケアではいやでも触れざるを得ないのが皮膚である。その皮膚が乳児と成人ではいかに異なっているかを見直すことで、スキンケアの重要性がより理解されるであろう。

　構造と機能との両面で、両者は大きく異なっている（図28）。部位により違いはあるものの皮膚の厚みは乳児では成人よりも薄い。薄いのであれば当然角層の厚さも薄くなる。バリア機能という生命を維持する上で欠くことのできない機能を営んでいる皮膚の、しかも最外層である角層は、成人でもラップ一枚よりもさらに薄いという存在である。これが乳児ではより一層薄いのであるから、当然種々な要因で破綻してくる。破綻してバリア機能を失えば皮膚に炎症性の病変を惹起させる原因物質が侵入して皮膚炎を生じてくることになる。

　そこで、脆弱な角層を保護しバリア機能を維持させるための工夫が皮膚には備わっているわけで

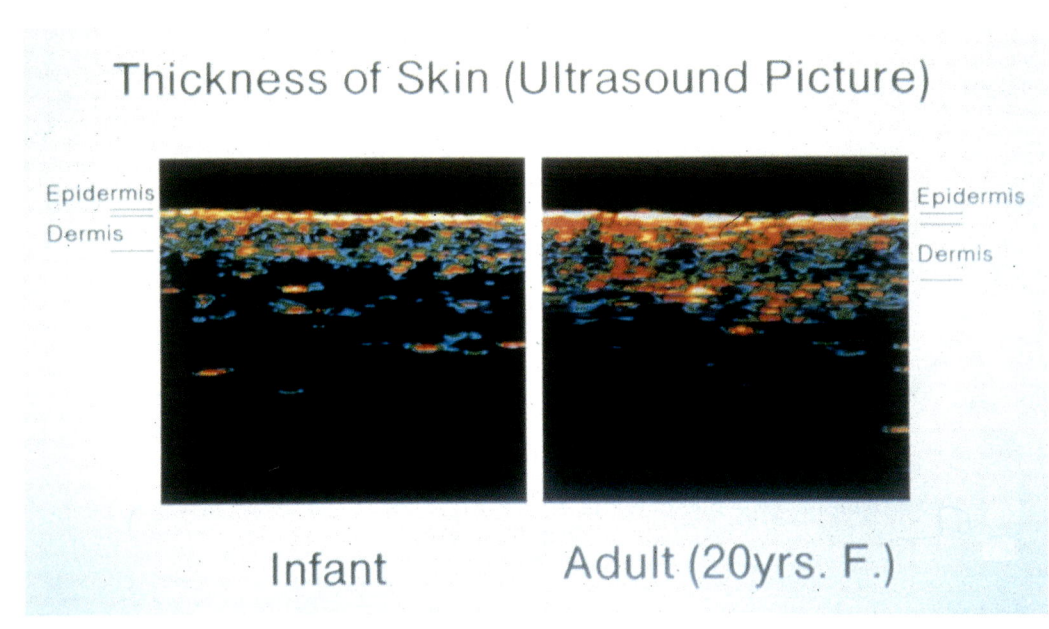

図28　乳児と成人女子の皮膚の厚さ（超音波像）

ある。その一つが「皮脂」で、皮脂腺から血中アンドロジェニックホルモンの量に比例して分泌され、毛孔から皮膚表面に排出されて、やがて皮表一面に広がって角層を乾燥から守っている。この分泌量が新生児期を過ぎると思春期までは極めて少なくなる。

　そのことが、拭く、洗う、擦る、などの因子で乳児の皮膚に角層の破綻を容易に来すもとになるわけである（第6章図20、21）。したがって、「きれい」にしたら「保湿（しっとりさせる）」しなければならない。臨床的にはすでに1970年代に指摘したように、アトピー性皮膚炎が鼻や周辺の脂漏性の部位には生じないという事実がある。近年の、乾燥によるバリア障害がアトピー性皮膚炎発症には重要な意味を持つ、という知見を当時すでに示唆したのである。

　これは、上記の顔面の所見と同時に指摘したように、質的に良い素材から作られた使い捨ておむつの普及で、おむつ使用部位にはアトピー性皮膚炎が生じないという事実とあわせて重要な所見である。すなわち、バリア機能に関していえば、バリア機能維持こそがスキンケアの命題であることをますます認識させる事実になったのである。

　最近では、バリア機能を保つために最も大きな役割を果たしているものは角層の角質細胞間を満たしている燐脂質（セラミド）であることが確認された。成人に比べて角層が薄い乳児では、そこに存在するセラミドの量も当然少なくなる。さらに角質細胞そのものに含まれているアミノ酸にも保湿作用があることがわかっている。これらの3種類の保湿成分は、いずれも水で洗うことだけで溶け出してしまうことを忘れてはならない。要するに、もともと絶対量が少ない保湿成分が三者ともに洗う、拭く、擦る、という「きれい」にするスキンケアの第一段階で失われて行くのである。それなら、「きれい」にしなければ良い、汚れたままで過ごさせていれば良い、のかというと、それは不可能である。

　この他にもまだ成人と乳児の皮膚での差違はいろいろあるが、その一端を考えただけでもスキンケアが重要なテクニックであることが理解できよう。その意味で最近、出生時からスキンケアを充

分に行うことができた乳児では、アトピー性皮膚炎を含む湿疹性変化を示す乳児が明らかに少ないという事実が明らかになっている。これは産婦人科領域で確認されていることである。

3 乾燥してからでは遅い

　一般にはベビー用の保湿目的スキンケア用品が溢れているのは事実である。にもかかわらず、湿疹性病変を、鼻と周辺部以外の顔面に生じている乳児を母親が抱いて相談に訪れるという例は、減るどころか増えている感じすらある。その理由はいろいろあろうが、極めて多くの場合に、せっかくのスキンケア用品が適切に使われていないということが大きな部分を占めているように思われる。なぜなら、皮膚に乾燥感があり、バリア機能に悪影響があると気づいてスキンケアすることは、乳児自身はできない。そこで、当の乳児に替わってスキンケアを行うのが母親の責務になる。しかし、その行動を起こそうとする動機が一歩遅れるのである。つまり、乳児の頬にカサカサした変化が始まって、はじめてスキンケア用品（多くは乳液タイプローション、クリームなど）を購入して、使用し始めるのである。

　その時には、すでに健常時とは異なった皮膚になっているわけで、それを薬剤ではないスキンケア用品のみで治療することはできないわけである。思い出して見ると、母親は何も病的な変化のない自分の顔に、洗顔後保湿の目的でスキンケアを行っていることに気がつくであろう。このように、乳児よりもあらゆる意味で強いバリア機能を保持している成人が、それを健常時に行っているからこそスキンケアは有用なのである。それをたとえ軽微であるとはいえ乾燥し、病変の始まった乳児の皮膚に行っても、不十分な結果に終わることは考えてみれば当然であろう。要するにその時点では、すでにスキンケアを行った後に、さらに適当な治療が加えられなければならない状況なのである。

4 産婦人科医から学ぶこと

　乳児の皮膚に、とくに湿疹性の病変が生じないようにすることを主な目的に行われるのがスキンケアだといえよう。とすれば、病変の生じていない、いわゆる未病の段階でとどめるようにケアが行われるのが理想的な方法だということになる。とくに、疫学的調査の結果から、高年齢の母親から生まれたこどもにアトピー性皮膚炎発症率が高いということがいわれている。先進国の社会的事情は、女性の出産年齢をますます高める方向に動くと思われる。一方、発展途上国も先進国に近づくことを望んで発展を遂げつつある以上、同じような途をたどることが予想される。したがって、アトピー性皮膚炎を発症する素因を持つこどもの比率は増えることはあっても減ることはないであろう。そこで、素因を持つこどもが発症することを予防できれば良いことになる。その目的には健常時からのスキンケアが重要であることになる。

　ここで、産婦人科学では「生後1年間は胎児である」といわれていることを思い出したい。すなわち、発達した脳を持ち、起立歩行をするヒトでは、産道である骨盤口が大きくない。そのため出生後にただちにある程度の生活機能を持つ他の哺乳類の新生児のように充分に胎内で成長すると、

頭部（脳）が産道を通過できないのである。要するにヒトであるためには、脳が産道を通過可能な在胎週数で生まれなければならない。それが40週であるが、それは、たとえば他の臓器にとってはまだ胎内にとどまり発育をしておきたい時期に生まれざるを得ない時期なのである。とすれば、生後も子宮内と同じような環境をしばらく保って行くようにケアすることが肝要となる。

すなわち、子宮内は、紫外線は届かない、乾燥もない、無菌である、そこにまだとどまっていたい時期に生まれざるを得ないということがわかる（第6章図24）。このようにそこになおとどまっていたい胎児の環境、紫外線を避け、保湿し、きれいに過ごす、という原則は、現在ではスキンケアの要点として年齢にかかわらず勧められている課題である。そして、それが最も重視されなければならないのは、産婦人科の考えによると、出産直後からの1年間となる。

その要点をまとめると、「まずきれいに、次いで保湿」、加えて余計な紫外線は避ける、という原則になるのである。もちろん、生後1年間を経過したらスキンケアは無用ということではなく、可能な限り続けることに一層の意味がある。

このようにスキンケアは、ヒトがヒトであるという故に、根元的に必要なものなのである。しかしながら、ほとんどすべての母親が「なぜスキンケアが、自分の子どもに必要なのか」を知らされていない。そのために、例えば健常で、バリア機能も十分な母親自身の皮膚には、洗顔後にスキンケアを忘れず行うにもかかわらず、乳児にはなにも行わないでいる。この点を理解させて、乳児用の保湿用スキンケア用品を、使用方法を十分に理解させて出生直後から使用させるようにしたい。すると、これを行った対象者群の乳幼児では、アトピー性皮膚炎の発症率が低下し、また例え発症しても重症化せずに経過することが明らかになっているのである。

5　タッチケアとタッチテラピー

タッチテラピーは、マイアミ大学小児科のティファニー　フィールド教授が未熟児に対する臨床的ケアの方法として提唱し、ジョンソン・エンド・ジョンソン社の協力で広められたものである。とくに、未熟児の収容施設の乏しい東南アジア各国では、手掌で圧を加えながら乳児の身体をマッサージすることで、各種生理機能、体重増加など見るべき改善があるということで広く行われるようになった。そして、加圧しながら滑らかに手掌を移動させるにはオイルマッサージの要領で施行するのが良いということで、上記の会社が協力しているのである。

1997年には同じマイアミ大学皮膚科からこれが小児皮膚疾患にも有効と報告され、同年の第19回世界皮膚科会議ではミシガン大学皮膚科ラスムッセン教授（小児皮膚科学）によりタッチテラピーの紹介があった。その際に、このタッチケアの方法は、タッチというよりは、マッサージであると述べられている。

日本ではジョンソン・エンド・ジョンソン社の協力で日本タッチケア研究会が設立された。そして著名な小児科医の指導のもとに、タッチケアの普及が行われている。ただし、日本では未熟児対策というよりは育児に役立て、良い親子関係を築くという目的に向けての方法ととらえて、テラピーという言葉を避け、タッチケアと呼ぶようになったのである。

ということで、ここで再び、スキンケアもタッチケアも、ともに乳児の皮膚に触れるものではあるが、異なるものであることがおわかりいただけたと思う。

同じようで、同じではない二つのケアには接点がないのであろうか。このように考えて、まず、タッチということについて考えてみたい。すなわち、タッチ「触れる」ということは手を触れる以外にはないであろうか、野球ではベースに足でタッチする。そこで、かねて提唱していたことであるが、皮膚科では診療に際して五段階のタッチがあり、それを実践することで良い診療ができるのである。この考えと実践の状況を、同じく1997年第9回アジア小児科学会のフィールド教授参加のタッチテラピーセクションで述べたところ、参加者の賞賛を得ることができた。

　それは、人と人との接触はまず目に始まり、声、指、手、身体と続くものである、という考えに基づいている。つまり、患者と医師との間には、このような哲学と手技で診療を進めて行くことが望ましい。そして、小児皮膚科学ではこの五段階のタッチの考えを、連れ添った親と患者であるこども、そして医師との三者間にまで拡大して、診療を行ってゆくのである。その上で、いよいよ治療の段階に入った時には、患部に直接触れることの可能な皮膚病変の特徴を活かして、外用療法に最善の努力を尽くすのである。

　他方、健常な対象の場合にも、スキンケアをやはりタッチの五段階に沿って行って行くのである。乳児が対象なら、まず優しく見つめながら声をかけ、指先で皮膚に触れ、次いで保湿のためのスキンケア用品を手にとって擦りあわせ、その手掌で滑らかに塗り広げて行くのである。そして、次第に全身にこれを行って行き、最後は乳児を抱き上げて全身のタッチで終わるのである。その間に、ケアしている親の手掌にカサカサ感、ザラザラ感など病変のある感触を覚えた部位があれば、乳児のその部位の病変の程度に応じた外用剤を重ねて塗るのである。

　こう考えてみると、スキンケアとタッチケアが、乳児では一体となっていることがわかる。最近行った調査では、何も保湿用スキンケア用品を用いていない素手の母親にタッチケアを、そのこどもに対して行わせると、それを受けた乳児の皮膚に僅かではあるが肌荒れ、乾燥傾向が現れることがわかっている。つまり、両方のケアは、それらが一体となって行われてこそ、より良い効用が期待できるといえよう。

スキンケア用品

代表的なスキンケア用品（和光堂）

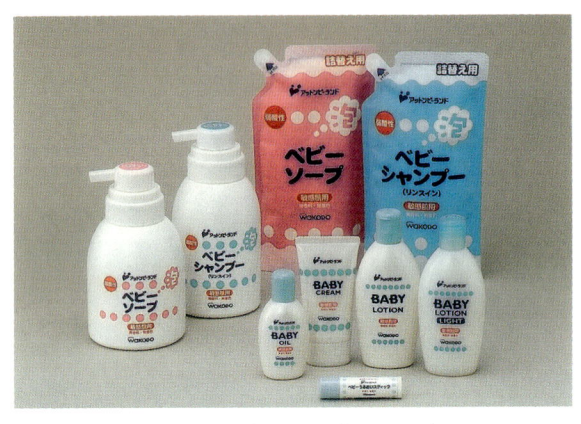

アットンピーランドシリーズ

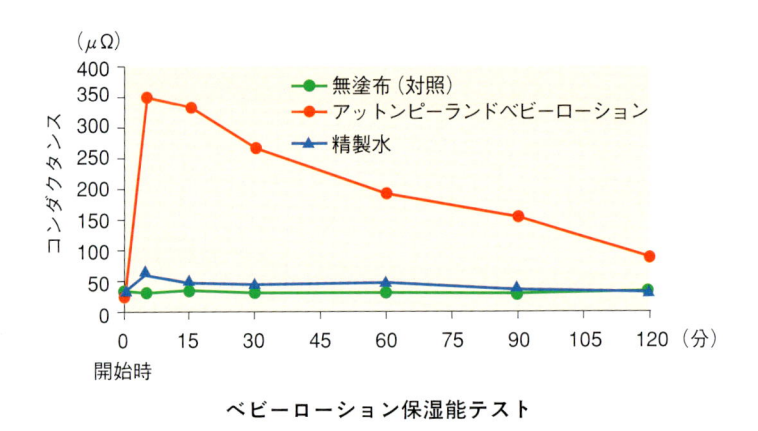

ベビーローション保湿能テスト

❶ 発売年(歴史)

平成 9年2月：ベビーソープ、ベビーシャンプー、ベビークリーム
平成10年3月：ベビーローション、ベビーオイル、ベビーうるおいスティック
平成13年7月：ベビーソープ（デザイン変更、詰替用）
　　　　　　　ベビーシャンプー（デザイン変更、詰替用）
平成14年3月：ベビーローションライト

❷ 種類(主な有用性成分)

1) ベビーソープ

アミノ酸系洗浄成分、保湿成分(ベタイン、1,3-ブチレングリコール、グリチルリチン酸ジカリウム)

2) ベビーシャンプー

アミノ酸系洗浄成分、保湿成分(ベタイン、1,3-ブチレングリコール、グリチルリチン酸ジカリウム)、毛髪保護成分(ポリクオタニウム-10)

3) ベビークリーム

エモリエント成分(コレステロール誘導体、スクワラン)、保湿成分(ベタイン、1,3-ブチレングリコール、グリセリン、グリチルリチン酸ジカリウム)

4) ベビーローション

エモリエント成分(コレステロール誘導体、スクワラン)、保湿成分(ベタイン、グリチルリチン酸ジカリウム、1,3-ブチレングリコール、グリセリン)

5) ベビーローションライト

エモリエント成分(フィトステロール)、保湿成分(アセチルグルタミン、1,3-ブチレングリコール、グリセリン、グリチルリチン酸ジカリウム)

6) ベビーオイル

主成分(精製オリーブ油 99.9%)、保湿成分(モモ葉エキス)

7) ベビーうるおいスティック

エモリエント成分(コレステロール誘導体、オリーブ油、マカデミアナッツ油、グリチルレチン酸ステアリル)

❸ 特徴

アットンピーランドベビースキンケアシリーズは、お肌の敏感な乳幼児のために開発された商品である。ベビーソープとベビーシャンプーは、低刺激・マイルドな洗浄力で、使用時に泡になって出てくるため、タオルなどによる物理的刺激から肌を守ることができる。

また、ベビーローション、ベビークリームなどのしっとりさせる商品は、低刺激で高い保湿効果を有し、皮膚トラブルを起こしやすい肌をしっかりケアすることができる。

シリーズ共通の特長

1. 弱酸性
2. パラベン(防腐剤)無添加
3. 無香料・無着色
4. 高保湿・低刺激性
5. 皮膚パッチテスト・皮膚アレルギーテスト済

❹ 製品問い合わせ先

和光堂株式会社　研究開発部第二研究室　渡辺宏二
〒182-0003　東京都調布市若葉町2-2
Tel.03-3300-9812
Fax.03-3300-4632

スキンケア用品

代表的なスキンケア用品
（明治乳業）

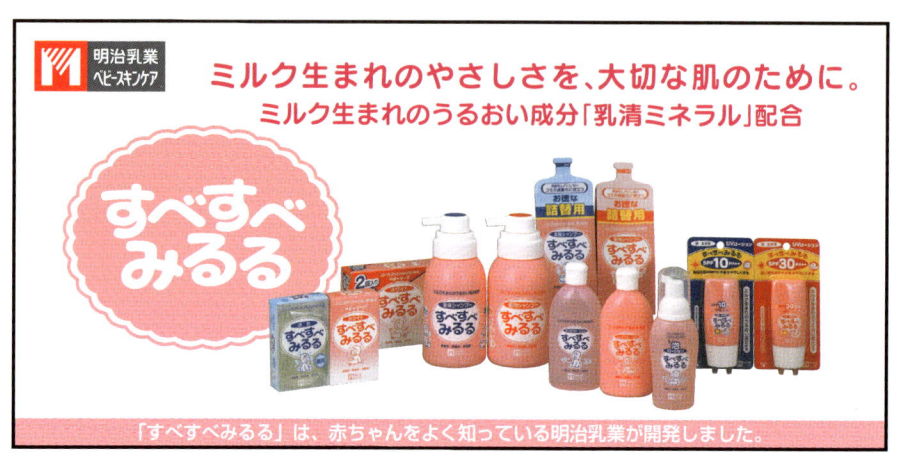

すべすべみるる

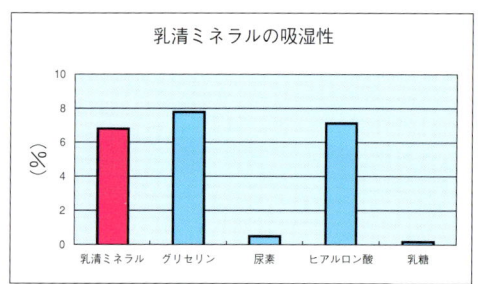

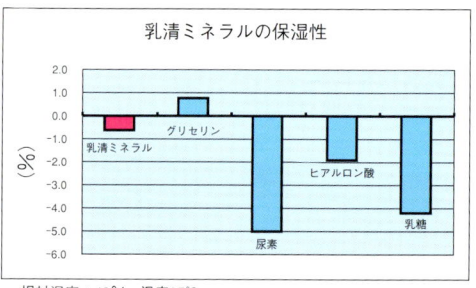

乳清ミネラルの吸湿性と保湿性

❶ 発売年（歴史）

96年10月：全身シャンプー、しっとりローション、さっぱりローション
98年 3月：全身シャンプー詰替用
99年 4月：ベビーソープ、薬用ベビーソープ
00年 3月：UVローション2種、髪用シャンプー、髪用シャンプー詰替用、ソープ2個パック
02年 3月：泡ローション

❷ 種類（主な有用性成分）

「すべすべみるる」は全品にミルク生まれのうるおい成分「乳清ミネラル（ホエイ）」を配合している。

水分を保持させ、みずみずしく健康な皮膚に保つために大変重要な成分である人の天然保湿因子（NMF）にきわめて近い成分である「乳清ミネラル」を明治乳業は、牛乳の研究から独自の技術で開発した。「乳清ミネラル」は、牛乳から脂肪や高タンパク質を取り除き、アミノ酸やミネラルで構成されているため、アレルギーを心配する方にも安心して使うことができるようになっている。安全性が高く、保湿力はヒアルロン酸に匹敵することも証明されている。

❸ 特徴

「すべすべみるる」シリーズは、全商品にミルク生まれのうるおい成分「乳清ミネラル（ホエイ）」を配合。無着色・無香料・低刺激が特長。シャンプー類、ローション類は弱酸性でデリケートな赤ちゃんにもやさしい設計である。

●シャンプー類

「全身シャンプー」は植物原料由来のアミノ酸系界面活性剤を使用したボディシャンプー。「髪用シャンプー」で使用しているコンディショニング剤は保湿剤としても使用できるカチオン系高分子。地肌にやさしく洗い上りもしなやかにととのえる、目にしみにくいシャンプーである。「全身・髪用シャンプー」ともに使用しているポンプタイプの容器は、クリーミーな泡ででるので赤ちゃんを抱きかかえながら片手で洗えてとても便利である。

●ローション類

「しっとりローション」は、べたつきのないさらっとした使い心地でやわらかい肌のカサつきを防ぎ、全身にうるおいを与える乳液タイプ。「さっぱりローション」は、さっぱりとした使い心地で、全身にうるおいを与えるアミノ酸配合の化粧水タイプ。「泡ローション」は、業界初の化粧水タイプのローションが泡状で出る容器を使用しているため、手に取った時こぼれにくく使いやすい。環境にも配慮したノンガスタイプの容器である。セラミドと非常に良く似た機能を持つアミノ酸系の保湿剤が配合されている。「UVローション（SPF 10、SPF 30）」は、紫外線吸収剤を使わず微粒子パウダーが紫外線を反射して肌を守る日やけ止めである。UVA・UVBの両方を防ぐことができ、ローションタイプで塗りやすく、のびがよい。白残りしにくく、サラッとした使い心地でべたつかない。お散歩などに気軽に使えるSPF 10と海水浴などの強い日差しに対するSPF 30の2種類がある。

❹ 製品問い合わせ先

明治乳業株式会社
〒136-8908　東京都江東区新砂1−2−10
　広報室　　　　　　　　Tel.03-5653-0300
　お客様相談センター　Tel.0120-358-369

スキンケア用品

代表的なスキンケア用品
（ロート製薬）

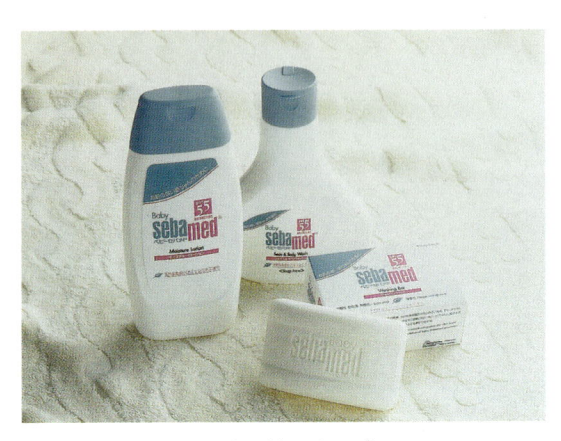

セバメドシリーズ

■小児のアトピー性皮膚炎においてベビーセバメドの高い治療補助効果が認められました.

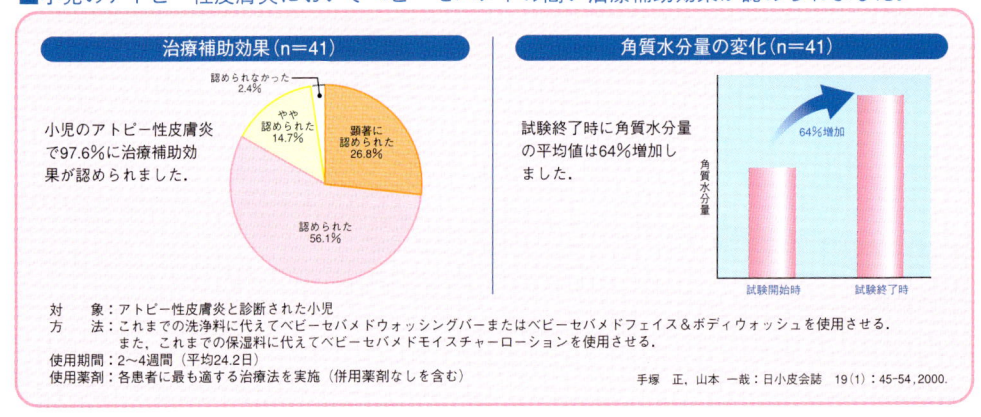

治療補助効果（n=41）

認められなかった 2.4%
やや認められた 14.7%
顕著に認められた 26.8%
認められた 56.1%

小児のアトピー性皮膚炎で97.6%に治療補助効果が認められました.

角質水分量の変化（n=41）

試験終了時に角質水分量の平均値は64%増加しました.

64%増加

対象：アトピー性皮膚炎と診断された小児
方法：これまでの洗浄料に代えてベビーセバメドウォッシングバーまたはベビーセバメドフェイス&ボディウォッシュを使用させる.
　　　また、これまでの保湿料に代えてベビーセバメドモイスチャーローションを使用させる.
使用期間：2〜4週間（平均24.2日）
使用薬剤：各患者に最も適する治療法を実施（併用薬剤なしを含む）

手塚　正, 山本　一哉：日小皮会誌　19(1)：45-54, 2000.

❶ 発売年（歴史）

　今から約30数年前、ドイツではアルカリ石鹸での皮膚洗浄が湿疹患者の治療の妨げになっているという考え方が支配的だった。そこで湿疹患者にも洗浄ということと、健康な皮膚のpHが5.5であることに着目して、開発されたのがセバメドシリーズである。そのシリーズの一つにベビーセバメドがある。pH5.5のコンセプトはそのままに、皮膚が薄く、皮膚分泌量が少なくてバリア機能が未熟な、乾燥しやすい小児の皮膚生理を考え、ベビーの肌をさまざまな刺激から守るように工夫されている。日本では99年6月からロート製薬が輸入販売している。

❷ 種類(主な有用性成分)

ベビーセバメドには固型洗浄料のウォッシングバー、液体洗浄料のフェイス＆ボディウォッシュ、保湿料としてモイスチャーローションがあり、全品天然保湿成分カミツレエキスを配合している。最も特徴的な成分に洗浄成分シンデットがある。アルカリ石鹸で洗浄してすすいだときのつっぱり感、きしみ感は、皮膚に残留した石鹸成分が水道水中のMg・Caイオンと反応し、不溶性の石鹸カスに変わったためである。皮膚疾患のある場合は、石鹸カスが刺激となり、症状を悪化させる場合もあるので、注意が必要である。これらの石鹸の欠点を解消するために作られた、皮膚にやさしい洗浄成分がシンデット（Synthetic Detergent）である。ベビーセバメドの洗浄料はシンデットを配合し、石鹸成分はいっさい使用していない。

洗浄成分
- 高級脂肪酸塩（石けん）
- シンデット（Synthetic Detergent）
  - ココイルイセチオン酸塩
  - アミドプロペルベタイン
  - その他数多くの種類のシンデットが開発されています。

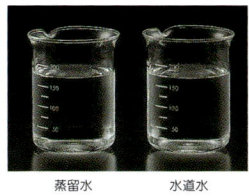

蒸留水　水道水
ベビーセバメドを水に溶かした場合

蒸留水　水道水
ベビー用石鹸を水に溶かした場合

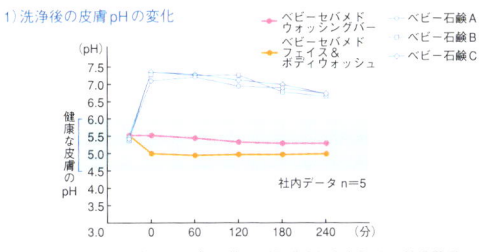

❸ 特徴

1) 洗浄後の皮膚pHの変化

試験方法　前腕内側部にカップを装着し、1%洗浄料溶液5mlで10分間振とう洗浄、流水で洗い流した後、pHを測定した。

2) 洗浄によるアミノ酸（天然保湿因子：NMF）溶出量の比較

試験方法　前腕内側部にカップを装着し、1%洗浄料溶液5mlで10分間振とう洗浄を行い溶液中のアミノ酸量を定量した。

3) 洗浄力の比較

試験方法　前腕内側部に色素を含む人工皮脂5mgを塗布し、色差計（ミノルタCR-200）で測色。その後、カップを装着し、1%洗浄料溶液5mlで1分間振とう洗浄を行って測色し、色素除去率を求めた。

1) バリア機能を損なわない
ベビーセバメドは皮膚のpHを弱酸性に維持するので、皮膚のバリア機能を損なわない。

2) うるおいを残す
ベビーセバメドは、洗浄に伴う皮膚のうるおい成分の溶出が少ない洗浄料である。

3) 汚れをしっかり落とす
ベビーセバメドには、他のベビー用石鹸と同等以上の洗浄力がある。

❹ 製品問い合わせ先

輸入販売元：ロート製薬株式会社　　大阪市生野区巽西1-8-1
（セバメドフリーダイヤル）Tel.0120-610-300
受付：月〜金曜日　9:00〜17:00（土日、祝日を除く）
インターネット：http://www.rohto.co.jp/sebamed/

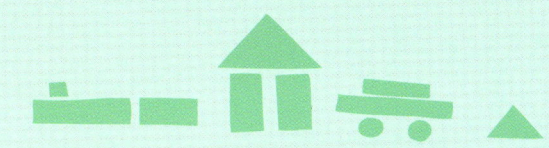

外来での初期診療

外来での初期診療

1. 新生児一過性皮膚変化
（脂腺増大による変化、新生児中毒性紅斑・紅色汗疹が混在）

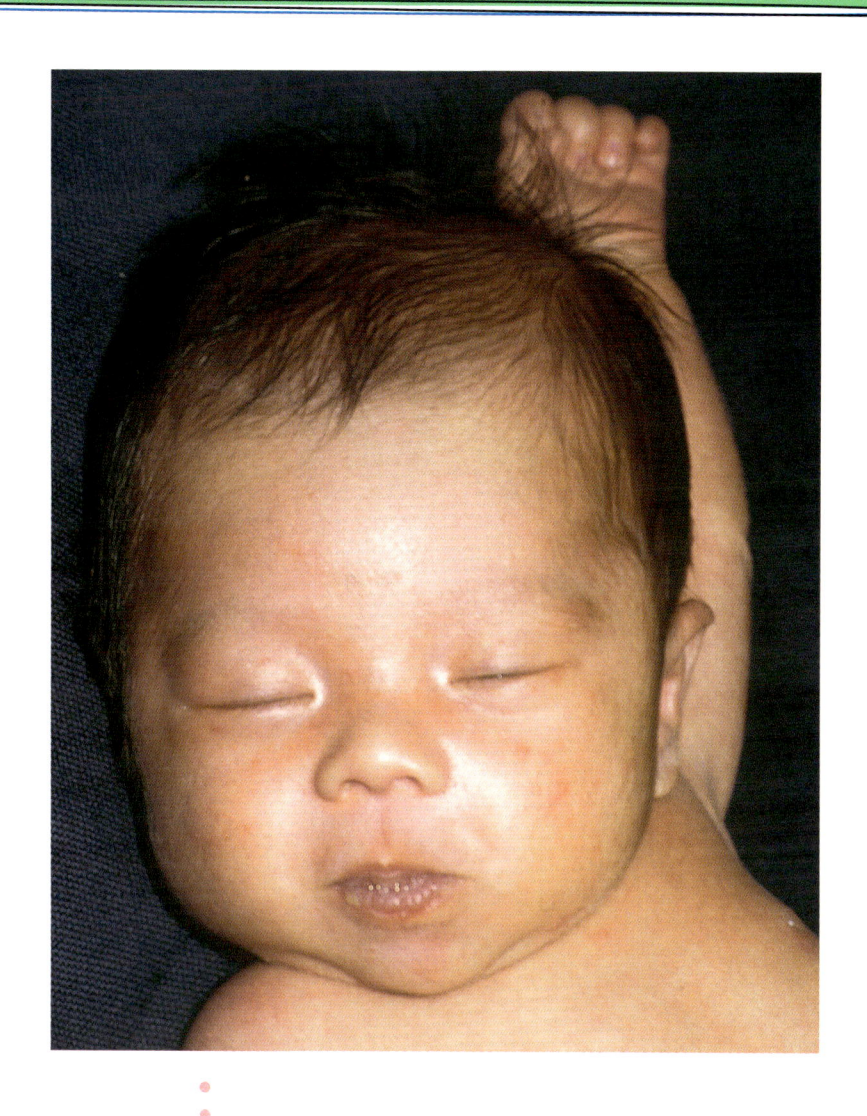

症状の目の付けどころ
主に頰部に紅色の小さな丘疹が散在しているが、同様の変化が上胸部にもあることがわかる。詳細に見ると、さらに皮膚色のきわめて微細な丘疹が脂漏部位に集合して生じていることがわかる。掻いた跡は認められない（症例は生後3週間の男児）。

Key Words　新生児・乳児の皮膚疾患、新生児一過性皮膚変化、スキンケア

診察のコツ

❶ 母親の訴えること

親は子どもがアトピー性皮膚炎（以下アトピー）になることを病的なまでに心配している。したがって、「アトピーではないか？」、「湿疹ができた」などと訴える。

❷ 必ず尋ねておきたいこと

「いつ頃から始まったか」、「痒がるか」、「何か薬などを使っているか」、「顔のスキンケアは、どうしているか」、「1週間前に比べて、良いのか、悪いのか、不変か」など、皮疹の経過を詳細に尋ねる。

要 約

これらの変化は、ほとんどすべての新生児に程度の差はあるが認められる。いずれも数日から、数週間の経過で自然に消える。これをアトピーと誤って、間違ったスキンケアなどに走ることのほうが問題である。つまり妊産婦の啓蒙が望まれる皮疹である。

専門医からのコメント

❶ 診断のポイント

親の関心は、これがアトピーではないか、という点にある。アトピー診断基準の第1は「痒いこと」である。生後間もないこどもが、痒そうに皮疹を搔くことはないと知れば、この時期（新生児期）にはアトピーは認められないと考えて対応することが賢明である。

❷ 治療のポイント

何もしないで放置するようにと、アドバイスするのは簡単であるが、現在の育児事情では必ず何かを工夫して対応するのが親である。したがってこれを機会にスキンケアの必要性を親に理解・実行させるようにしたい。その結果はこどもの将来のQOLに良い影響をもたらすのである。

一過性に、生理的に皮脂産生が亢進しているのであるから、顔をおしぼりなどできれいに拭く。1日1回は石鹼洗顔も可である。ただし、そのようなケアの後には、毎回かならず保湿性の乳液タイプローションを用いさせるようにする。

❸ してはいけないこと

皮脂産生が亢進しているということは、ニキビができやすいということである。湿疹性変化と誤ってステロイド外用をすれば、ニキビ様の変化が加わって、急速に悪化してくることが多い。これが、ステロイド外用剤不信の一因となった例がしばしば経験される。

❹ 専門医紹介のタイミング

皮疹を、意識して積極的に搔く、痒がる、という傾向が認められる場合、化膿・びらんが始まった場合、は紹介を急ぐべきである。

❺ 両親（母親）への対応

羊水中の胎児の生活から、異なった環境に生まれ出る激しい変化が、こどもの皮膚に与える影響を緩和するのがスキンケアである、と親に理解させておくことが大切である。

> **診療のヒント**
>
> ［症状の見方］
> 　誰でも何か気になるところがあれば、医師にそこを診てもらうことが第1と考えるに違いない。もちろんその通りであるが、皮膚科では反対に「どこに皮疹がないか」も必ず注意しなければならない。アトピー性皮膚炎の素因はその個体全体にあるわけで、それなのに変化が現れていない部分があれば、治療のアドバイスに大変参考になる。
> 　その一つが鼻で、そこには常に皮疹がない。つまり、皮脂が多く乾燥しない部位にはアトピー性皮膚炎が生じないのである。これがバリア機能の低下（バリアレスという表現も使われる）が本症発症の元であり、スキンケアが重要であるという説明に役立つことになる。

外来での初期診療

2. 新生児肛門周囲(肛囲)皮膚炎

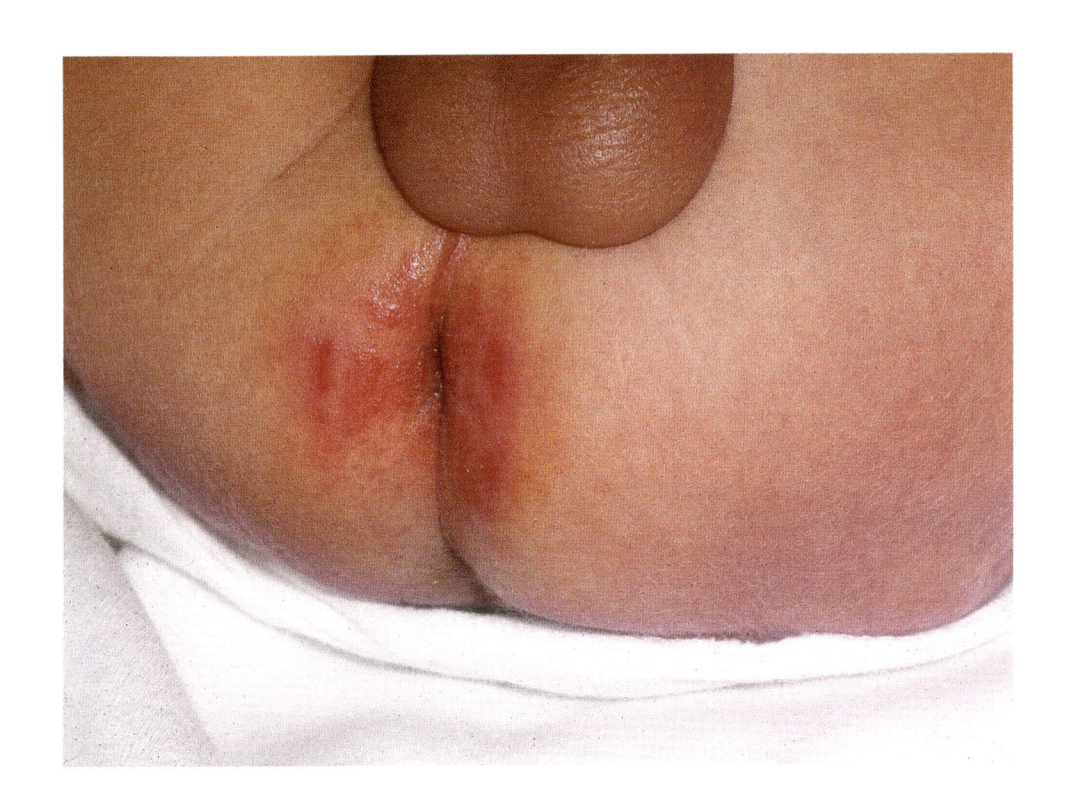

症状の目の付けどころ	生後数日中に、おむつ部を注意してケアしていても、鮮紅色の変化が肛門周囲に現れてくる。ちょうど胎便の排泄が終わって、普通の排便に変わる頃に始まるといえよう。おむつの種類には無関係に認められる(症例は生後2週間の男児)。
Key Words	新生児肛門周囲(肛囲)皮膚炎、おむつかぶれ、おむつ
外用薬	アズノール軟膏、サトウザルベ

診察のコツ

❶ 母親の訴えること

注意しておむつを替えたり、おしりの汚れの始末をしているのに、肛門のあたりが赤くただれてきて痛そうだが、どうすれば良いかと訴えることが多い。

❷ 必ず尋ねておきたいこと

「生後何日目くらいから赤くなってきたか」、「何か塗り薬を塗ってみたか」、「沐浴の時にどのように洗っているか」、「うんちの後、どうやっておしりをきれいにするか」など、特に発症時期には特徴がある。

要約

新生児の生理的皮膚変化、つまりすべての新生児に一般的に認められる症状の一つとされており、約30〜40％に程度の差はあるが生じ得る。時に新生児室での管理不十分のためとされることがあるので注意したい。

専門医からのコメント

❶ 診断のポイント

生後数日中に生じてくることが多い。肛門周囲の皮膚が境界明確に赤くなり、時にはびらんしてくる。普通は、直径2〜3cm程度の範囲であるが、ひどくなると乳児の手掌大にまで広がることもある。ただし疾患名に見られるように、あくまでも肛門を中心としたほぼ円形の部分に限られているのが特徴である。経過は良好で、生後7〜8週までには自然に治癒する。

❷ 治療のポイント

本来生理的皮膚変化であるから、治療する必要はないわけである。しかしながら、かなりあざやかな赤さと、時にびらんを生じると対応策を講じる方が養育者に安心感を与えることになる。

おしりや便を拭くには、ぬるま湯をひたしたガーゼなどで軽く行う。その後でアズノール軟膏、サトウザルベなどを塗っておくようにする。びらん面も同様の処置で良い。なお、入浴時には石鹸を使用して差し支えない。

❸ してはいけないこと

ステロイド外用をおむつ部に試みることには常に注意しなければならない。特に新生児肛囲皮膚炎の治療には、その必要は全くない。また、抗生物質、抗真菌製剤の外用も不要である。

❹ 専門医紹介のタイミング

　生後数週間で自然消褪するものであるから、その時期を過ぎても軽快の傾向が見られない場合には、紹介を考慮した方が良い。

❺ 両親（母親）への対応

　胎内生活からの急激な環境の変化を最も直接的に受けるのが皮膚である。肛門部はその皮膚が擦れ合い、また、初めて普通の便に触れることになる。したがって、皮膚のバリア機能が阻害されてできる変化であることを、むしろ妊娠中に理解させておくと良い。

> **診療のヒント**
>
> ［鼻に病変がある場合］
> 　稀ではあるが、アトピー性皮膚炎でも鼻に湿疹性皮膚炎があることがある。そのような場合には同時に痂皮をつけていることが多い。つまり、二次感染によって保持されていたバリアが破壊されたということになる。したがって、そのような例では顔面のスキンケアと同時に、こどもの手指・爪をきれいにしておくように母親に指示する必要がある。
> 　鼻孔には常に病原性ブドウ球菌がいることはよく知られているが、こどもは間違いなく鼻をしばしばほじるものである。その指で痒いところを掻けば二次感染のために痂皮はすぐに生じてくる。口の周りの汚れを拭き取るくらいでは、鼻に湿疹が生じることはまずない。

外来での初期診療

3. スタージ・ウェーバー症候群

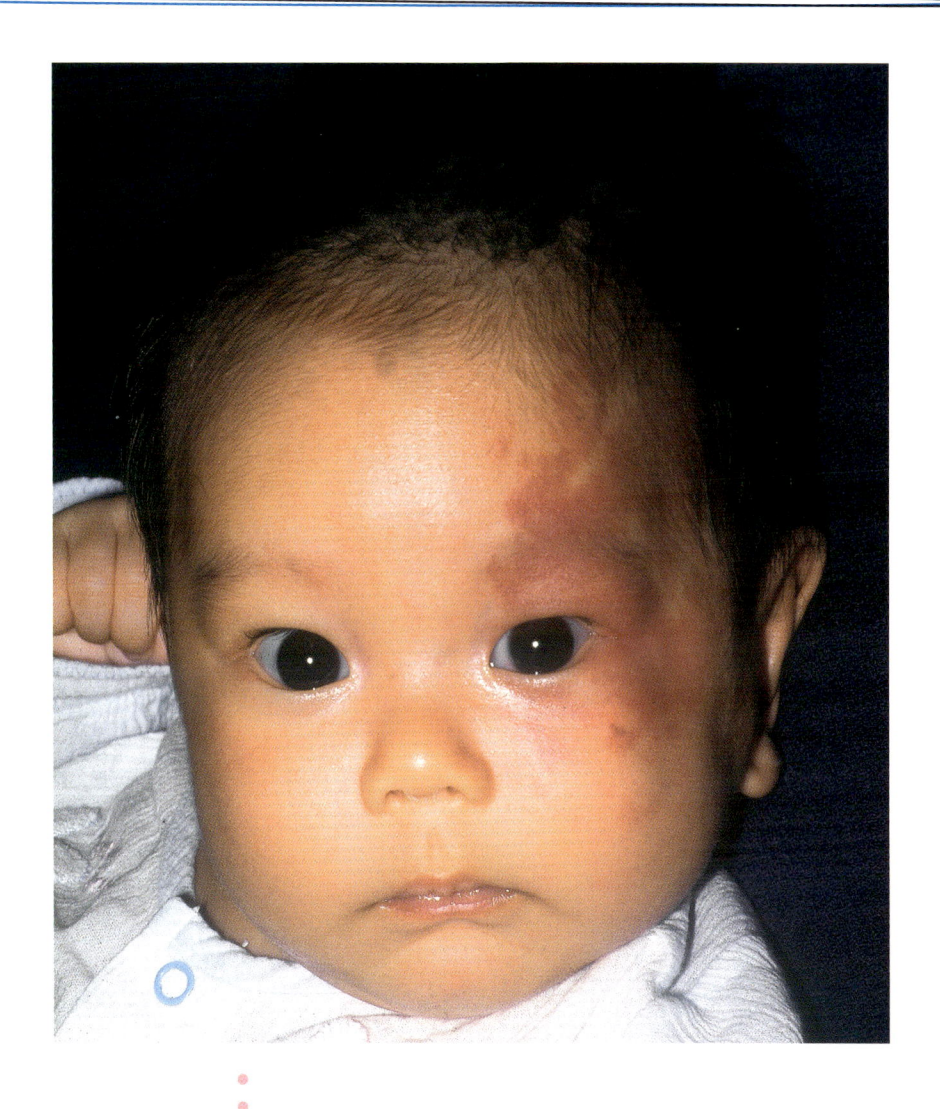

症状の目の付けどころ
出生時にすでに存在する鮮紅色で、境界が明確な、種々な形、大きさの斑である。表面は平滑で格別の変化は認められない（皮疹そのものは単純性血管腫）。問題は、その紅色斑が存在している部位で、顔面片側、しかも眼瞼部（三叉神経第Ⅰ枝領域）にある（症例は生後3ヵ月の女児）。

Key Words スタージ・ウェーバー症候群、単純性血管腫、緑内障、レーザー光線療法

診察のコツ

❶ 母親の訴えること

出生時から、顔面にあかあざがあり、薄くなるかと思っていたが、色は変わらない。あかあざ以外には、身体的に気になることはない。治療を始めるのはいつごろが良いか。

❷ 必ず尋ねておきたいこと

出生時に血管腫の存在を認めた場合には、どのような種類の血管腫であれ、分娩の経過中に生じる変化とは異なることを母親や家人に説明しておくことである。医師側は、あざの類の変化が新生児に認められた際には、積極的に母親側に知らせておくことである。

要約

母斑症の代表的なもので、上記領域の単純性血管腫の他に、緑内障、中枢神経系異常などが存在する。血管腫の形状が軽微であるといって安心はできない。とくに、脈絡膜血管腫からくる緑内障は急速に進行するので、本症を疑った場合には眼科の診察が急がれる。

専門医からのコメント

❶ 診断のポイント

生まれたときに、顔面に血管腫がある時には、必ず考えなければならない。時期を失すると視力を失うことがあるが、早期に治療を開始すれば回避できる。緑内障が進行すると牛眼となり、明らかに瞳が大きく見えるようになる。確定診断には眼科、神経内科などの機器を使用しての診断が必要となる。つまり、総合的な診断治療が可能な施設に至急に転医させるべきである。

❷ 治療のポイント

血管腫の治療は近年長足の進歩を遂げた。すなわち、形成外科領域のレーザー光線療法で、新生児期からの治療が可能になってきている。患児の家族には、年齢が大きくなるのを待つ、あるいは全身麻酔の危険性を心配する、などの理由で血管腫の早期治療に消極的な者も見られる。しかし、本人が治療を恐れない乳児期の方が治療を施行しやすいのも事実である。

❸ してはいけないこと

早急な眼科的、神経内科的診断を求めることが必要な疾患であるから、適当な施設への紹介を積極的に行うことが、とくに重要である。成長を待って、専門医に紹介するようなことがあってはならない。また、単純性血管腫には自然治癒はないので、そのうち軽くなるなどと一時しのぎに慰めるのは禁物である。

❹ 専門医紹介のタイミング

　繰り返すが、本症が疑われる場合には、即座に専門医に紹介するべきである。その場合の必要度の順位を考えると、眼科、神経内科、形成外科の順となるであろう。緑内障の変化への対応は時間との競争と考えておきたい。

❺ 両親（母親）への対応

　このような先天的な変化の存在を知ることは出生まで不可能であることを、理解させる必要がある。それには、両親（母親）への的確な説明を、可能な限り急いで行っておく方が良い。その際は血管腫の種類、スタージ・ウェーバー症候群である可能性と合併する異常の内容、などを教科書などを見せながら説明すると間違いがない。なお、詳細な治療法などについては、各科専門医の説明に任せるようにする。

診療のヒント

［出会いのコツ］
　自分が患者になると、症状をどう伝えたら良いか、表現が難しいことがよくわかる。まして、こどもの身体に起きている事態を、母親が診察室で、的確に表現することはまず不可能である。文章にして来る方もあるが、これはメールなら「何でも書けちゃう」のと同じで全面的には信用できない。
　そこで表情、態度を見ながら、話の断片を拾って病変の筋書きをまとめるには、顧客を迎える修行が必要になる。1959年米国で修行中、診察室にカルテを手にしてノックして入り、まず自己紹介することから習ったことは実に良い経験となった。今でも「ボクは皮膚科の先生、どうしたの」とこどもに話しかけて診察を始めることにしている。

外来での初期診療

4. 乳児脂漏(乳痂)

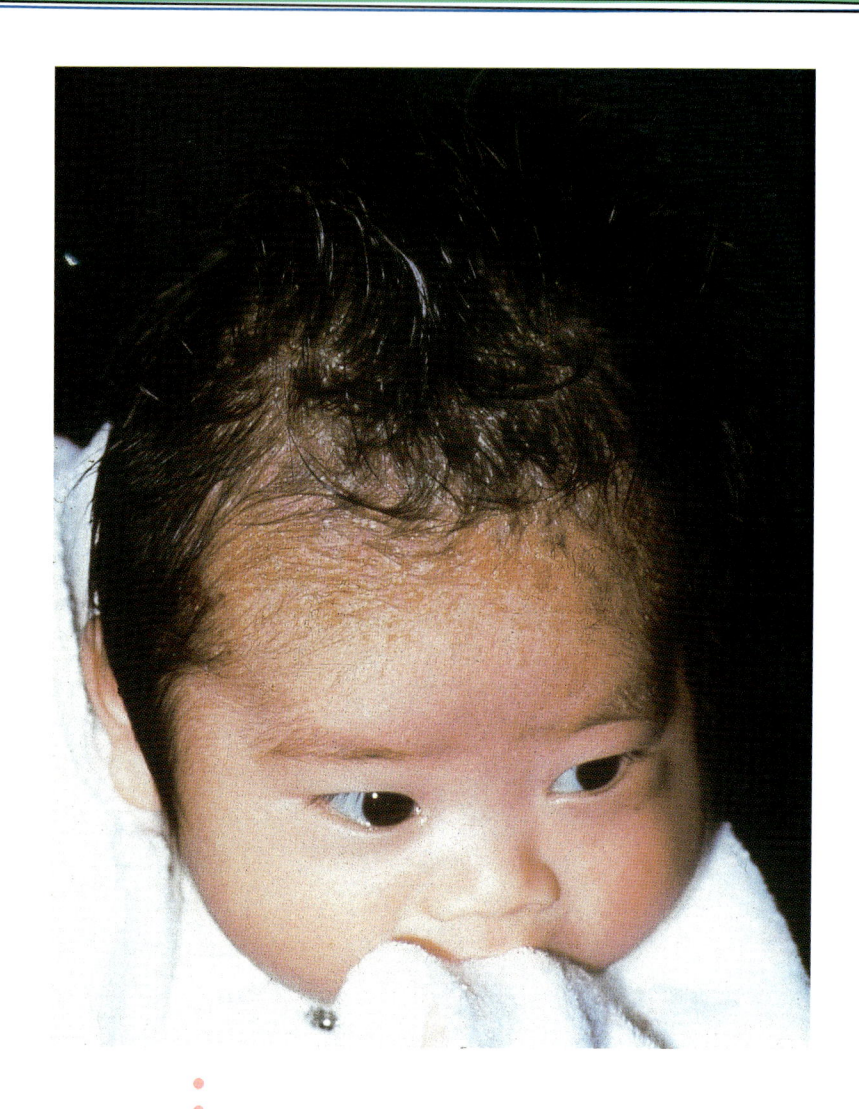

症状の目の付けどころ　頭頂部から、前額部にかけて黄色調のある汚い痂皮が、一面に付着している。その下面の皮膚には炎症性変化はなく、掻破した跡も認められない。つまり、痒くないのである(症例は生後1ヵ月半の男児)。

Key Words　乳児脂漏、乳痂、シャンプー

外用薬　ロコイドクリーム、アンテベートローション

診察のコツ

❶ 母親の訴えること

脂漏性湿疹ができた、アトピー性皮膚炎でしょうか、母乳が悪いのか、頭は何を使って洗えば良いのか、など実にいろいろなことを訴えてくる。

❷ 必ず尋ねておきたいこと

頭髪部の洗い方、つまり「身体と同じ石鹸を使うのか、全身シャンプーか、ベビー（頭髪）用シャンプーか、何も使わずお湯で洗うのか」を確認する。さらに、何か塗ったか否かも聞きたい。最後に、痒がるか否かも聞いておくようにする。

要約

新生児期には、それ以降思春期までの間とは異なり皮脂腺の機能亢進がある。しかも、脂漏部位である頭部に頭髪が密生しているため、洗髪法を誤るとすぐに痂皮が生じ始める。前額部、眉毛部、鼻翼部などにも生じうる。

専門医からのコメント

❶ 診断のポイント

生後まもなくから、大泉門のあたりの頭皮の頭髪根部に黄色調の垢様の痂皮が付き始める。まもなく同じ変化が、周辺、特に前額方向に拡大し始め、痂皮の厚みも増して、頭皮に強く付着し、軽く擦る程度では剥がれなくなる。スキンケア法が改善されないと、この痂皮（脂漏性痂皮という）はさらに拡大して行く。痒みもなく、炎症もない。

❷ 治療のポイント

皮脂腺の一時的機能亢進は、新生児の生理的皮膚変化と考えられる。これを心得てスキンケア（シャンプー法）を行えば乳児脂漏に悩むことはない。しかし、日本では外国に比して高頻度に経験され、これには乳児の頭から全身をシャワーのように流し洗いをしないわが国の習慣が誘因となると考えられる。厚く付着した痂皮を洗い流した後、薄くロコイドクリームまたはアンテベートローションを数日間塗布しておくと良い。

しかも、乳児の洗髪に身体と同じ石鹸を使用する家庭がきわめて多く、これでは頭髪に固着し始めた皮脂を充分に洗い流せない。そのうえ、大泉門に触れることを怖がる伝承がさらに痂皮を発達させるのである。つまり大人と同じようにシャンプー（ただしベビー用）で、充分に洗っていれば起こらない現象である。全身シャンプーでは仕上りが不充分なことが多い。

❸ してはいけないこと

本来、新生児期に頭髪部のスキンケアが上手に行われていれば生じないのであるから、外用剤は不要である。シャンプー法を指導せずに、各種のオイル剤を塗って洗えという指示ではかえって悪化する。

❹ 専門医紹介のタイミング

頭髪部のスキンケアの方法、シャンプー時の指先の使い方など、具体的な指導が的確に行えない場合には指導を依頼すると良い。

❺ 両親（母親）への対応

分娩前に、新生児・乳児期のスキンケアについての、モダンな知識を持つように指導することが肝要である。いまだに、多くの母親が乳児脂漏を剥がすと大変とか、大泉門に触れると生命にかかわる、などの言葉を信じて悪臭がでるまで放置していることがある。さらに、自分は洗髪に頭髪用シャンプーを使用するのに、乳児にはそれを使わぬのが良いと、母親が信じ込むような指導も、いまだに行われていることにも問題がある。

診療のヒント

[母親の尋ねたいこと]
　自分が聞きたいが、聞きづらいことを、相手が先に切り出してくれれば、誰でも助かるに違いない。その一つに「いつごろ治るか」という問題がある。ところが、そう尋ねられてはっきりといえないのがアトピー性皮膚炎の特徴である。そこで母親にしてみれば尋ねたくても我慢しているわけである。
　さて、治療する側には、今ある症状を薬剤を選び、スキンケアを説明し、その通りに行えば数日後の結果は明らかである。その後、数ヵ月までは、環境・季節・年齢などを勘案して予想できる。しかし、完治は期待できない。そこで「治しきることはできないが、悩まぬようにすることはできる」ということになる。

外来での初期診療

5. 新生児中毒性紅斑

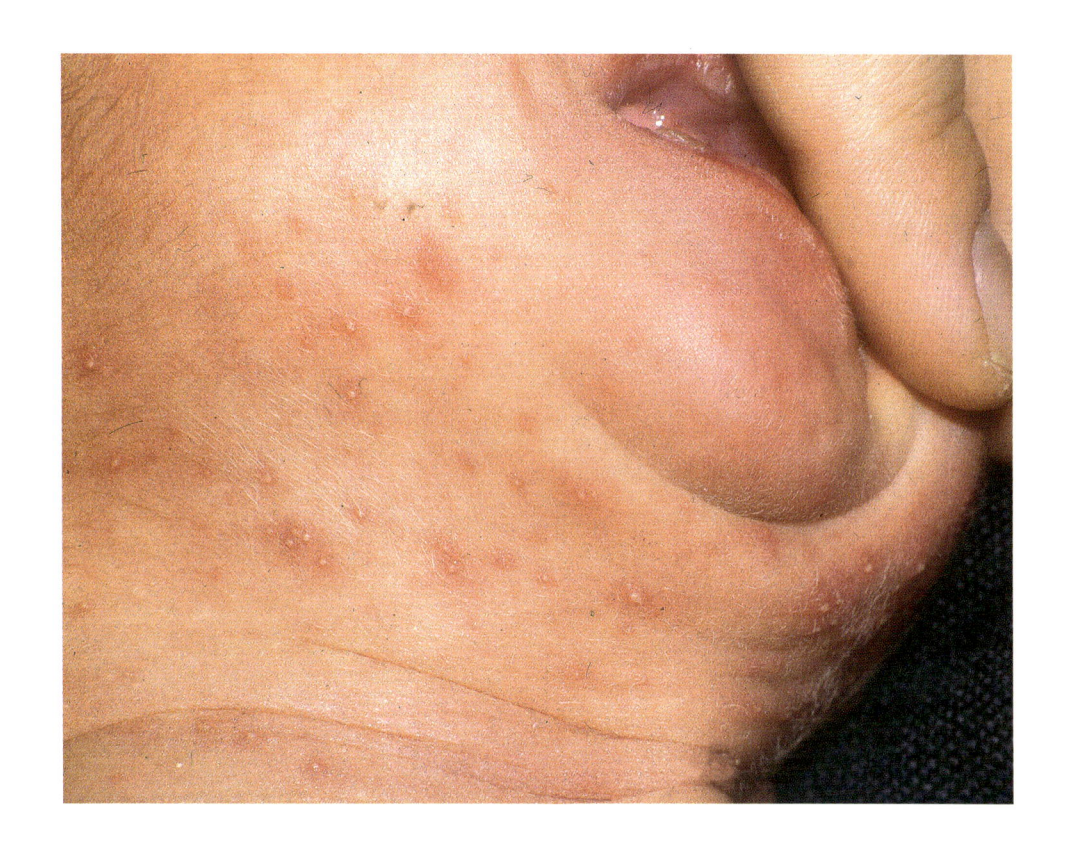

症状の目の付けどころ 生後数日中に、季節、室温、湿度に関係なく小さな紅斑が多発してくる。部位は主に軀幹部であるが、よく見ると粟粒大の膿疱が紅斑の上にできているものがある。自覚的には痒さはないので、皮疹を掻き壊した形跡は認められない（症例は生後2週間の男児）。

Key Words 新生児中毒性紅斑、新生児一過性皮膚変化、生理的皮膚変化

外用薬 サトウザルベ

診察のコツ

❶ 母親の訴えること

生後まもなくから、赤いぶつぶつがあちこちにでき始めた。汗疹かと思ってベビーパウダーを使ったがよくならない、などと訴えられる。

❷ 必ず尋ねておきたいこと

「何か塗り薬を塗ったことがあるか」、「沐浴の時に石鹸は使うか」、暑い季節ならば「衣服の調節、室温の調節はどうしているか」を尋ねる。さらに「痒がることがあるか」も確認しておきたい。

要約

新生児の生理的皮膚変化の中に必ず記載されている皮疹である。発生頻度は報告によって異なるが、少なくとも新生児の 30〜40％ 前後に経験されるようである。

専門医からのコメント

❶ 診断のポイント

生後 24 時間以内の発症もあるが、大部分は 3 日以内に生じてくる。紅色汗疹、あるいは化膿菌の二次感染などと誤られることがある。膿疱内容は無菌であり、好酸球が 100％ に認められるので、診断的価値があるとされるが、検査の時期によっては必ずしも一定しないようである。痒がらないことは汗疹との鑑別の参考になる。

❷ 治療のポイント

中毒性とはいうものの、原因不明で、むしろ一過性の、外界からの刺激に対する良性の皮膚反応と考えられている。したがって、治療の必要はなく、経過を観察すると 3 日以内に消褪する。あわててステロイド外用剤や抗生物質外用剤などを用いる必要はない。もしも、養育者が治療を希望したら、入浴後。清拭後にサトウザルベを薄く塗っておく程度で良い。

❸ してはいけないこと

季節によっては、汗疹が多発したものと考えてステロイド外用剤を投与する可能性がある。もしも養育者が再発を恐れて、予防的にステロイド外用剤使用を長期間続けると、表在性皮膚カンジダ症を生じてしまうことがある。

むしろ妊婦に、新生児一過性皮膚変化に関しての知識を与えておくことが大切である。

❹ 専門医紹介のタイミング

皮疹が現れている期間が短いのが特徴である。したがって、養育者から相談を受けてから1週間以上皮疹が持続したり、新生が続く傾向があれば、皮膚科専門医へ紹介しておきたい。もしも化膿菌の感染があれば、新生児期にはブドウ球菌性熱傷様皮膚症候群に容易に発展するからである。

❺ 両親（母親）への対応

新生児一過性皮膚変化は、分娩により急激な環境変化が起きたことに対して、新生児の皮膚が対応して行く過程で認められる変化であることを説明する。決して、養育者の育児方法が適切でなかったから生じたものではないことを、充分に理解させないと、その後の育児不安につながって行くことがある。アトピー性皮膚炎の問診で、いつごろから始まったかと尋ねると、生まれたときからという答えがかなり多く戻ってくる原因の一つである。

診療のヒント

［ベビーカー］
家近くの道だけだったベビーカーが、最近は列車・航空機にまで進出してきた。すっぽりとシートにおさまった赤ちゃんの目の高さでは、世界が全く違ってみえることは、心理的に問題かもしれない。皮膚科的にも、夏は背中が蒸れやすく、50度以上の路面が間近い、舞い上がる埃は多く、日差しの照り返しも強いなど問題が数多くある。

その上、顔に触れるあたりのシートが、よだれ、食べこぼし、汗、掻き傷の膿などで汚れていても、気にせずに乗せている母親が大部分と思われる。問診時も空港受付のバゲージよろしく傍らに、診察で牛蒡抜きされて泣き出す有様はなにか気になるがいかがであろう。

外来での初期診療

6. 接触皮膚炎
（びらん、間擦疹）

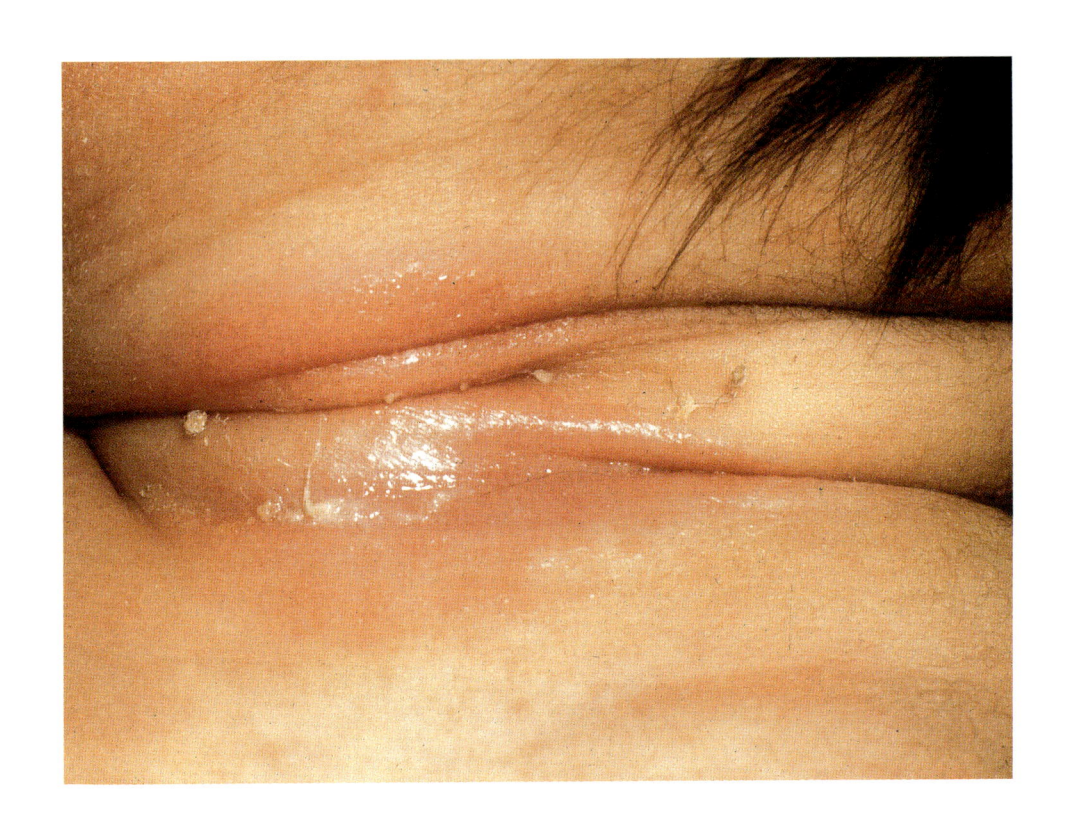

症状の目の付けどころ　首筋の全周に、くびれのしわに沿って帯状の紅斑・びらんがある。同時に汚い滲出液が認められ、嗅ぐと悪臭がある。なお、同時に程度の差はあるが腋下、そけい部、膝裏、足首などの皮膚の擦れ合う部位に、同様の変化が生じていることも多い（症例は生後2ヵ月の女児）。

Key Words　接触皮膚炎、びらん、間擦疹

外用薬　ロコイド軟膏、エンペシドクリーム、サトウザルベ

診察のコツ

❶ 母親の訴えること

　首筋の皮膚が赤くなって、よだれかぶれになった。お風呂でちゃんと洗っているのに、首筋が赤くただれてきた。なかには、医師が首筋を拡げてみて、始めて気づく母親もあることを忘れないことである。

❷ 必ず尋ねておきたいこと

　首筋のスキンケアがどのように行われているかを確認する。入浴時に石鹸で、しわの奥まで洗っているか、拭く時に、しわの奥まで充分に拭いているか。よだれ、ミルクなどが顎から首筋にまわった時に、肌触りの良いガーゼタオルのおしぼりなどで、こまめに拭き取っているか、などである。また、日中に過ごすのは保育園か、家庭かも気になる。

要　約

　乳児の体型が誘因になることは明らかで、密着した首筋のくびれの奥をきれいに保つ努力を怠ると誰でも生じてくる。とくに、汚れと湿潤が続くと始まりやすく、条件が揃えば四季を問わずに発症する。

専門医からのコメント

❶ 診断のポイント

　乳児では、間擦部を必ず観察するようにすれば診断は容易である。問題は、なぜ発症したかの原因を追求することで、それをせずに外用剤を投与しても軽快・悪化を繰り返すだけである。痒みは軽いのが普通で患児が患部を掻き破ることはあまりない。紅斑のみか、びらんしているかなど、程度の確認が必要である。

❷ 治療のポイント

　スキンケアに注意しても、首筋をきれいに保つのは難事である。とくに入浴後には乾いたタオルで、首筋の奥底まで水分を拭きとるコツを会得させる。紅斑のみならば、清拭する度にベビー用スキンケアクリームを用いるのみでも効果がある。反復しやすい変化なので、ステロイド外用剤(ロコイド軟膏)は効果はあるが、なるべく用いない。カンジダ菌感染を伴う恐れがあればエンペシドクリームにサトウザルベ重層塗布を、1日数回使用する。

　入浴、石鹸使用は差し支えない。患児の衣服、家族の服装などから、生活全般に注意を払った暮らし振りか、否か、など(夏季ならクーラーの使い方など)をみきわめるようにしたい。

❸ してはいけないこと

　乳児の間擦部にはカンジダ菌感染が生じやすい。したがって、安易にステロイド外用剤を使用すべきではない。カンジダ菌感染が起きると、紅斑の周辺に紅色小丘疹が生じ始めることが多い。

❹ 専門医紹介のタイミング

　びらん、滲出液、悪臭などの変化が認められるようなら、最初から紹介するほうが無難である。汗疹、おむつかぶれ対策のような治療を試みても、数日後に好転する傾向が認められない場合にも、紹介したほうが良い。

❺ 両親（母親）への対応

　子どもの入浴役、拭き役などを確認し、首筋のケアの仕方を聞き出して改善点があれば指摘する。肌着・衣服全般に衛生的配慮に欠けているところがないか、たとえば襟首がよだれでびしょびしょのままか、否か、などに注意する。

　必ず全身の観察、脱いだ衣服の清潔感のチェックを行い、夏季ならば室温の決め方にも考慮する。

　治療には比較的容易に反応するので、1～2週間以内に再診させて経過を確認する。

診療のヒント

[45度！]

　皮膚が暖まると痒さが増すことは誰でも知っている。すると入浴で「お湯の温度は？」という質問がアトピー性皮膚炎の診療では必須となる。答えは千差万別、下は30度から、上はなんと45度（摂氏）まであった。昔の水銀体温計の上限は42度で、42度に脳が晒されると死ぬのである。しかし、41～42度のグループが第2位（1位は39～40度）であると思うと、痒さを治す者として暗澹たる思いがする。

　つまり入浴はこどもをゆでるのではない、きれいにするのである。「わかっていても、暖めないと気がすまない」という湯冷め恐怖が抜けないのは、日本にまだ家屋全体を暖房する豊かさがないのがその原因であろう。

外来での初期診療

7. 苺状血管腫
(ストロベリーマーク)

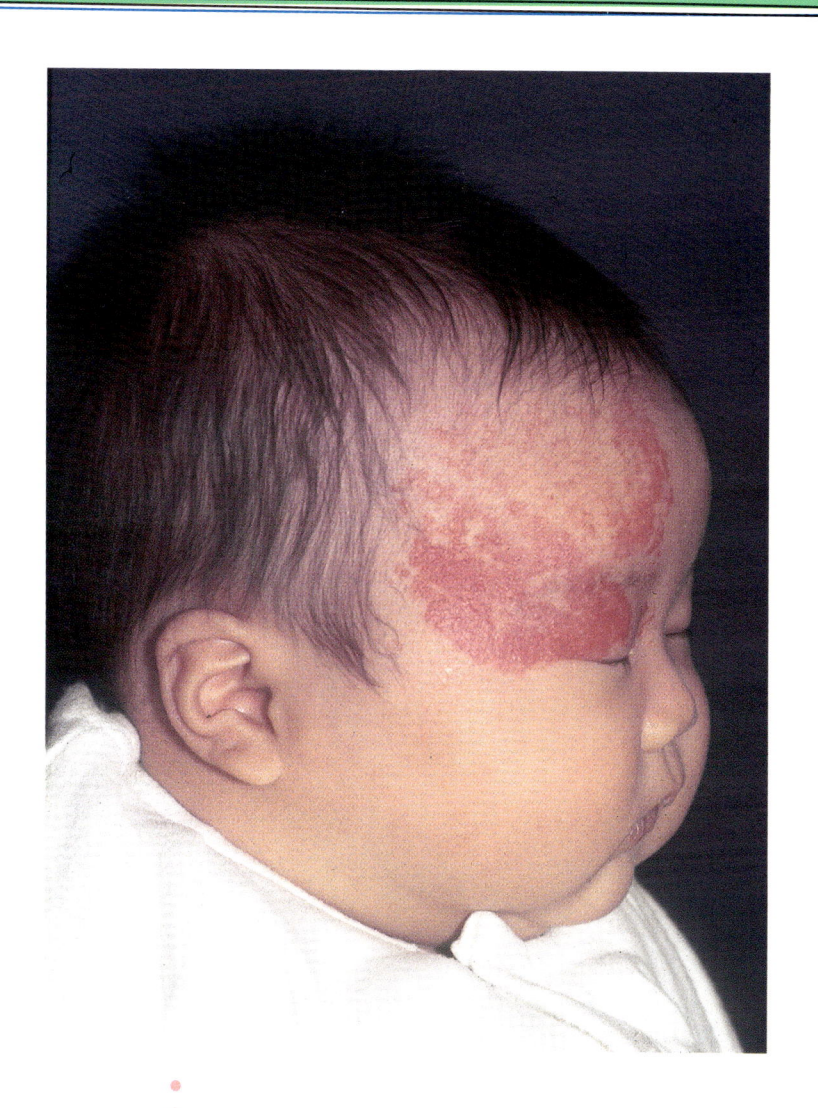

症状の目の付けどころ 前額部から上眼瞼部にかけて、顔面半側に鮮紅色、顆粒状の皮疹が散在し、とくに眼瞼部では融合して偏平に隆起した局面を形成している。自覚症状はないようである（症例は生後2ヵ月の女児）。

Key Words 苺状血管腫、ストロベリーマーク、レーザー

診察のコツ

❶ 母親の訴えること

　生まれた時には何もなかったが、だんだん赤く膨らんできた。「赤あざ」ができてきた。触ると痛そうでかわいそう。手術はいつ頃すれば良いか、などいろいろであるが、血管腫であるという認識は大抵持っている。

❷ 必ず尋ねておきたいこと

　どこの施設で誕生した患者であれ、その施設での関係者（医師、看護師、助産師、入院中の同室者など）から、何か説明・助言などがすでに行われたか否か、もしあればその内容を確認しておく必要がある。本症は、症状が急速に変化するので、話に食い違いが生じやすく、それが医療不信につながるからである。

要約

　こどもが誕生すれば誰もがまず健常なこどもであることを願うであろう。なかでも色・形の変化としてすぐにわかる「あざ」は気になる代表である。なかでも出生時には原則として存在せず、数日後から始まり、みるみるうちに増大する性質を持つ良性腫瘍としての本症は、特殊な経過であり、しかも日常少なくないことを覚えておく必要がある。

専門医からのコメント

❶ 診断のポイント

　完成した病変を見れば、診断に迷うことはまずない。鮮やかな紅色であたかも苺を貼り付けたような外観を見れば、むしろ病名に感心するくらいである。問題はきわめて初期の段階では、むしろやや貧血性の平坦な斑として始まることがまれでないことであろう。それが短時日で淡い紅色、そして1～2週で苺状に見える軟らかい腫瘍にまで増大する。本体は毛細血管の増加と血管内皮細胞の増加による。

❷ 治療のポイント

　近年、治療の方針が大きく変わった疾患は数多いが、なかでも苺状血管腫はその代表であろう。従来は「wait & see」、すなわち生後6ヵ月以降に始まる自然退縮を待つ方針が世間に知れ渡っていた。ただ、部位的に開口部などで巨大腫瘍となると問題を残すので治療の対象となっていた。その場合には、ステロイド内服療法、圧迫療法、などがかなりの効果を発揮する。しかし、現在ではレーザー医学の長足の進歩で、きわめて初期の段階からの治療が可能となっている。したがって、本症の疑いを持った時点で、ただちに適当な医療施設に紹介するべきである。

❸ してはいけないこと

　自然退縮例を多く経験すると、痕跡なく消える例も少なくないことがわかる。そこで、「治療はもう少し年が上になってからで大丈夫」と助言されている患者家族が今でも少なくない。しかし巨大な腫瘍が潰瘍化すると、醜い瘢痕を残すし、また、腫瘍で開眼不能になると、短時日で視力を失うことがある。

❹ 専門医紹介のタイミング

　急速に増大する傾向のある病変であるから、できるだけ早く治療を開始するほうが、治療を受ける局面が小さくて済むことになる。その意味では、普段から血管腫治療に適したレーザー機器と優れた手技を持つ専門医のいる施設と関係を持つことが産科施設では必要であろう。これは、他の種類の「あざ・母斑細胞母斑など」を持つこどもが生まれた際にも役立つことになる。

❺ 両親（母親）への対応

　母親対策は重要である。「あざ」のある子の母親は、必ず妊娠中の自分の不注意が原因ではないかと考え、また、次のこどもにも同じ変化が出るのではないか、と危惧している。したがって、本症は、そのようなこととは無関係であることを、積極的に夫、家族・親類にまで説明しておくようにしたい。

診療のヒント

［ドライスキンの誘因］

　ヨーロッパなど、水を買って飲む国は多い。日本の美味しい水（軟水）も、最近は少々あやしくなってきたが、日本の石鹸はヨーロッパの水（硬水）では泡立ちが悪いのは常識である。一方、ぬるま湯で軽く洗うだけでニキビの人の皮脂さえ落ちるのが日本の水の特徴で、物を溶かし出す作用が優れている。

　したがって、毎日強くこすり洗いを続けると保湿成分が消えてしまうわけである。こどもは代謝が多く、汚れも多いから洗浄料を使うなとはいわぬが、良く泡立てて手のひらで、軽く撫でるだけで普通の汚れなら落ちる。大人より薄くバリア機能の不十分な皮膚を洗ったり、拭いたりしたらスキンケアすることは当然である。

外来での初期診療

8. 疥癬

症状の目の付けどころ

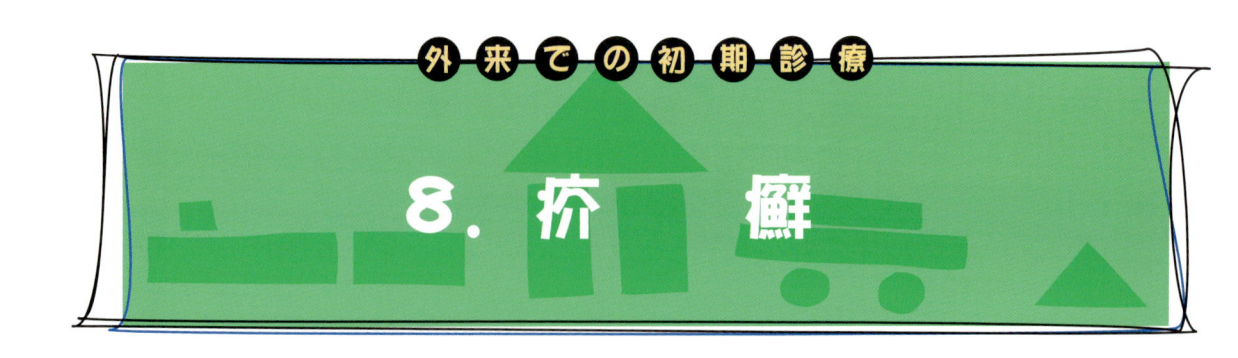

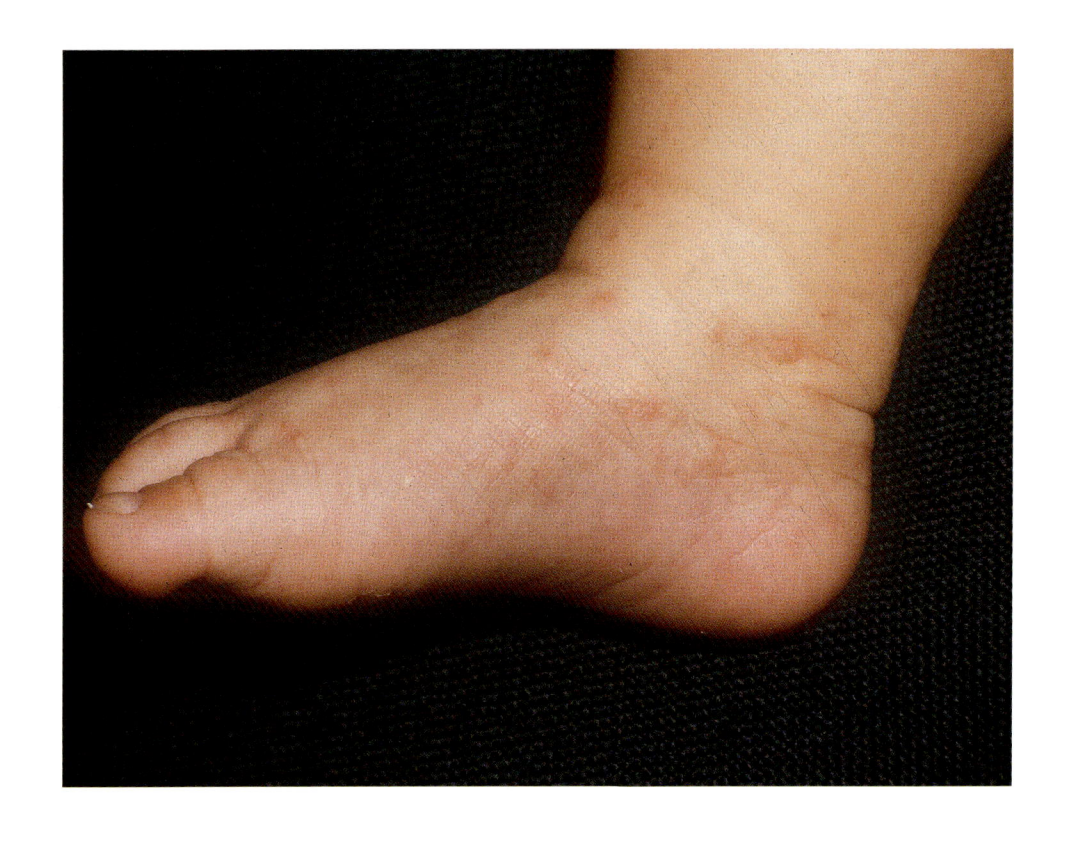

手首、足首から足底部、指・趾間のように角層の厚い部分に痒い紅色小水疱性丘疹が見られる。おむつ部では大豆大までの色素沈着を伴う固い丘疹の形態をとることが多く、男児では、とくに陰茎・陰嚢に好発する。痒さは、夜間に激しく、睡眠が妨げられる（症例は生後3ヵ月の男児）。

Key Words 疥癬、疥癬虫、性行為感染症

診察のコツ

❶ 母親の訴えること

湿疹ができて、夜とても痒がる。薬をきちんと塗っても身体中に拡がってきた。兄弟・姉妹がいる場合には、お姉ちゃんにも痒いところがある。このように、初めの訴えでは普通の湿疹・皮膚炎群と同じようである。

❷ 必ず尋ねておきたいこと

激しい痒さを訴える割りには、顔面に目立った変化がない患者を見た場合に疥癬を疑うことを忘れないようにしたい。その場合には必ず家族で痒い皮疹のある者の有無を確認する。家族にも認められる際には、誰が最初、いつ頃から、その治療は、を尋ねる。ついで、患者へのステロイド外用剤使用の有無・期間、その間の皮疹の変化を確認する。塗れば痒みは一時止まるが、他方で全身に痒い紅色小丘疹が拡がるという経過をたどることが多い。

要約

良く知られた感染性皮膚疾患であるが、診察した経験のない(したがって、疑って診察しない)医師に受診すると悲劇である。色素沈着を伴う丘疹が肥満細胞腫の疑いで組織検査されたり、体幹の広範な皮疹に汗疹やアトピー性皮膚炎などの診断でステロイド外用が繰り返されるうちに、家族を含め生活をともにする範囲の者、はては医療従事者にまで拡がるようになる。

専門医からのコメント

❶ 診断のポイント

好発部位、皮疹の特徴から疑える。診断には、疥癬虫が角層内に寄生する疾患であるから、角層部から虫体・虫卵を採取して鏡検し確定する。ただし、少々熟練を要する。

家族、とくに母親の両手首・指間を観察して、同様皮疹をみつけ、ついで、家族全員について確認することが重要である。

❷ 治療のポイント

家族内の感染者全員が揃って治療しないと無意味である。また、有効な殺虫効果のある薬剤は専門施設にのみ備えられていることが多い。したがって、治療せず即座に紹介するのが賢明である。むしろ、患者が長時間他人と接触した可能性のある施設(ベッド用品、病室、保育室)などの殺虫・環境改善を実施することが大切である。

なお、有効な薬剤を使用すれば疥癬虫自体は数週間で始末できるが、全身の皮疹はアレルギー性変化として長時間持続し患者を悩ませることが多い。

❸ してはいけないこと

痒い皮疹を見た時に、安易にステロイド外用剤を処方しないことである。治療に用いれば悪化する疾患があることを常に念頭に置いておくべきである。乱用が、日本の市民に異常なまでのステロイド外用剤恐怖感を植えつけ、どれほど正しい皮膚科的治療の障害になっているか計り知れないものがある。

❹ 専門医紹介のタイミング

疑ったら即座に紹介するべきである。

❺ 両親（母親）への対応

同居する家族の治療、寝具・衣服のクリーニング、衛生面の配慮、患者が集団生活している施設への対応などについて、専門医の指示を守らせる。

たとえステロイド外用剤を注意して処方したとしても、問題はそれがしばしば家庭に保存されて、置き薬の役をしていることにある。残った外用剤は原則として始末する、もし試みに使用しても数日後無効なら中止して受診する、などの考えを徹底させるようにしたい。

診療のヒント

[大人は顔を擦り洗いしない]

スポンジやタオルで、泡だらけになりながら身体を毎日洗い、垢のような物が取れると満足する方が多い。しかし、そういう人でも顔は同じようにこすらないはずである。一方、はるかに薄く、皮脂も少ない赤ちゃん顔を一日に時には数十回も拭くのではないだろうか。これでは、バリア機能などひとたまりもなく壊されてしまうことになる。

しかも、女性は洗顔後に化粧水、保湿用乳液などを毎回使用し、一生使う（皆さんそういう）。とすれば脆弱な赤ちゃんの顔を何回も拭いた後、なにもケアしなければ湿疹の原因物質が侵入しても不思議ではない。ただし、鼻は、それでも皮脂が多いから皮疹は免れるのである。

外来での初期診療

9. 接触皮膚炎
（ドライスキンによる皮膚炎）

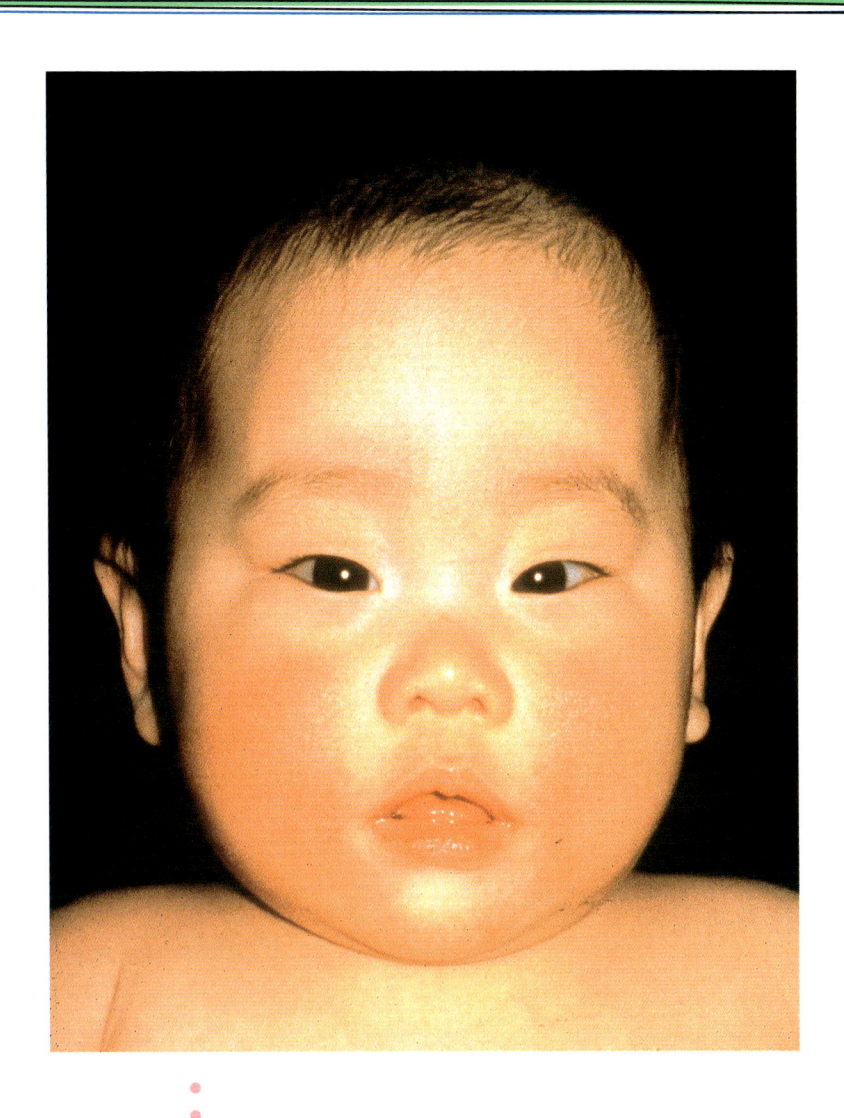

症状の目の付けどころ：両頬部、頤部に乾燥し微細な落屑のある局面があり、経過とともに紅斑も認められるようになる。しかし、掻くことはない。実は、大切なのは、鼻部と周囲、下口唇と頤部の中間には何らの変化もないという点である（症例は生後2ヵ月の男児）。

Key Words：スキンケア、バリア機能、Ⅰゾーン、接触性皮膚炎、保湿用品

外用薬：キンダベート軟膏

診察のコツ

❶ 母親の訴えること

もっとも頻繁に経験される皮膚の病的状態であるため、多彩な訴えが聞かれる。「湿疹ができた」、「アトピー性皮膚炎といわれた」、「アレルギーがある」、「顔中が真っ赤」など、とにかく気になるというわけである。

❷ 必ず尋ねておきたいこと

こどもの顔が、すべすべではなくなるので、すでに母親が自分で手当をしていることも多い。問題は、その内容を聞き出すことである。顔の拭き方、スキンケアの方法、塗り薬の種類・塗り方、前医の診断・説明などである。この時期に、正しいスキンケアを覚えればアトピー性皮膚炎で悩むことが少なくなる。

要約

アトピー性皮膚炎の診断基準は成人では問題は少ない。しかし乳児期には「2ヵ月」以上治らない皮疹とされている。それは的確な治療が行われてこそいえることであり、誤ったスキンケアが変化を遷延させているのであれば、「母原病あるいは医原病」である可能性も否定できない。つまり、アトピー性皮膚炎の初期との鑑別は経過観察なしには不可能といえる。したがって、乳児の顔面の軽度な変化を、軽々に「アトピー性皮膚炎」とはいわないようにしたい。

専門医からのコメント

❶ 診断のポイント

何よりもまず皮膚の変化が、「どこに存在しないか」に注目することである。それが鼻部と周囲などいわゆる「Iゾーン」にないとわかれば、次には「どこに存在するか」を診る。すると、初めは両頬部のつっぱり感、カサカサ肌で始まり、やがて紅斑が現れてきたことが明らかになる。痒さの有無は搔破痕でわかる。

❷ 治療のポイント

受診時までに行われたスキンケア・治療の内容を確認して、正しい指導をすることが重要である。乳児の皮膚は薄く、バリア機能は壊れやすい。何回も清拭を繰り返す際に、保湿を忘れると乾燥してバリアが壊れ皮膚炎の原因物質が表皮内に侵入する。これが接触皮膚炎であり、アトピー素因を持つ乳児であれば、アトピー性皮膚炎に発展する。

したがって、この段階では顔面(全部)に「まずきれいに、そしてしっとり」というスキンケアが正しく行われているか否かを確認し、それをまず実行させ、それに併用して皮疹部には軽症用であ

るキンダベート軟膏を短期間重層使用させる。数日で軽快した後は、スキンケアを徹底して実行させるようにする（多くの母親は自身の健常で、丈夫な顔面でも、保湿用品を洗顔後毎日使用しているはずである）。

❸ してはいけないこと

保湿機能が不十分で、薄い乳児の皮膚（とくに顔面）を汚れたから清拭するのは良いことである。問題は、その後何もしなければ、乳児でもほそぼそとはいえ皮脂のでる「Ｉゾーン」は拭かれてもカサカサにならぬが、頬部などは乾燥からバリア破壊、そして皮膚炎と進展するのは事実である。つまり、してはいけないことは「きれいにしても、そのまま放置してはいけない」ことなのである。

❹ 専門医紹介のタイミング

正しいスキンケアの指導（保湿用ベビースキンケア用品の選択など）が難しい場合には、専門医に任せたほうが無難である。つまり、将来アトピー性皮膚炎に発展する例が必ずあるので、見通しを誤ったとして非難されかねないからである。

❺ 両親（母親）への対応

なぜ、皮疹のない時期からスキンケアが必要かを分娩前に充分に理解させ、その具体的な指導をすることが大切である。

診療のヒント

［39度の誤解］
　39度というまあまあの温度で、こどもと入浴することにした母親に尋ねると、やはり自分にはぬるいという。大抵はその対策に、こどもと長く入っていることになる。こどもは大人より、当然小さい。体積が少ないのだから、大人がまあまあこれならと長湯するのに付き合わせると、骨の髄まで39度になってしまう。こうなれば、発汗するし、痒みも出てくる。第一、赤ちゃんが39度に発熱したら救急外来に飛び込むのではないであろうか。
　つまり、望ましい温度で入浴しているといっても、その温度で長々と入れられては無意味になることがあるのである。アドバイスしたことを母親がどのように受けとめているかを確認しておくべきである。

外来での初期診療

10. 太田母斑
(眼上顎褐青色母斑)

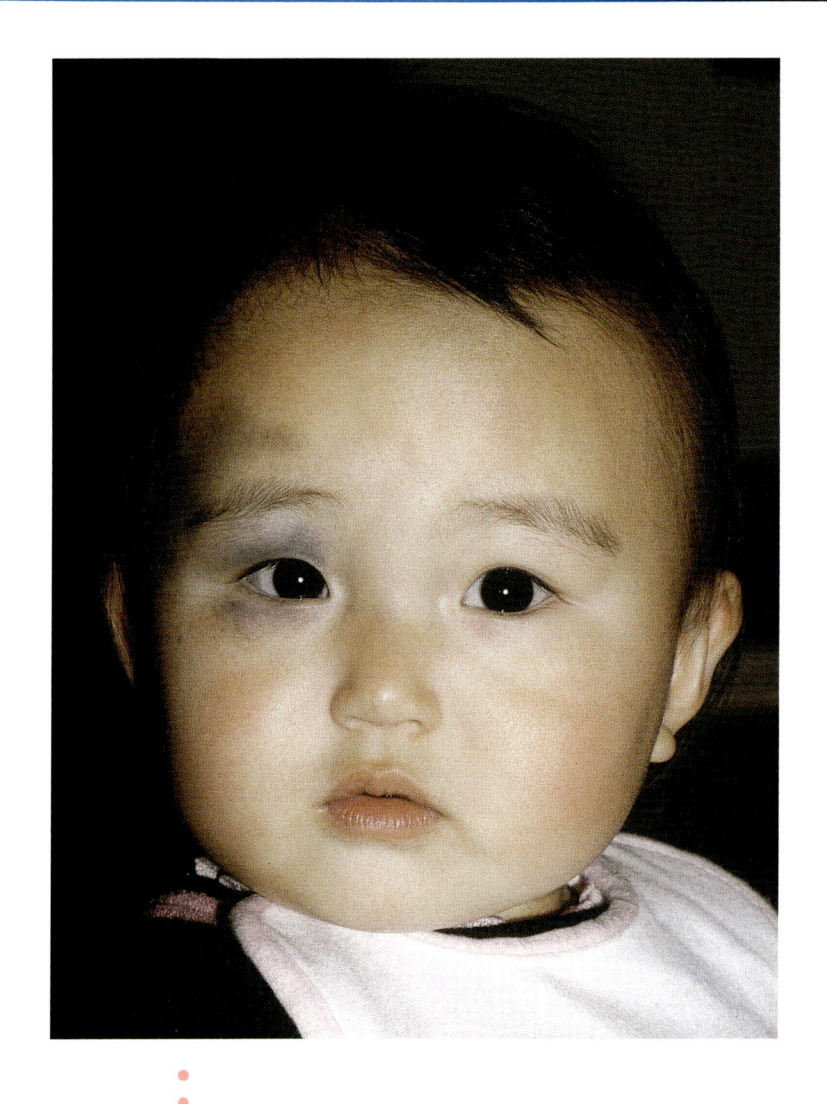

|症状の目の付けどころ| 片側の眼瞼から同じ側の側頭部にかけて、淡い青色が見える。さらによく見るとその色調は一様ではなく、小さな点状に濃淡があることがわかる。さらに眼球の強膜にも同様の色素沈着が認められる（症例は生後1歳2ヵ月の男児）。|

Key Words: 太田母斑、眼上顎褐青色母斑、レーザー光線療法、異所的蒙古斑

診察のコツ

❶ 母親の訴えること

「青あざがある」、「蒙古斑が顔に出た」、「大きくなれば散って治るといわれたが、本当にそうか」など、とにかくそれほどは濃くない青あざなので、血管腫や母斑細胞母斑のように心配の表情を示さないこともある。

❷ 必ず尋ねておきたいこと

自分の施設で誕生した患者であれば、当然間違いのない情報を関係者から得ていると信じてはいけない。このことは母斑類に共通していえる注意事項である。いわゆる産褥期の母親の精神状態は、患者の状況に「少しでも明るい見通しのうかがえる情報」を希望的に信じ込もうとする傾向がある。施設のスタッフから、一言でも「消える」と言われると、それを信じるためその後正しい説明に納得しなくなる。

要約

日本人、それも女子に多くみられる有名な母斑であり、単に「太田」で国外でも通じるほどである。特有な色素斑は、思春期に拡大し色調が濃くなるなど、従来は患者のQOLが大きな問題となった。色素斑は眼球の他に、同側の鼓膜、鼻粘膜、咽頭、口蓋にも認められることがある。色調は、真皮に母斑細胞が増殖していることによる。白人にはきわめてまれであり、日本人とは異なり悪化することがあるといわれる。まれに男子例、両側例もある。

専門医からのコメント

❶ 診断のポイント

存在部位と特徴的な色素斑で診断は比較的容易であるが、異所的蒙古斑を多発している患者では鑑別に難渋することもありうる。とくに蒙古斑は自然消褪が知られているので、診断を誤ると問題になる。少なくとも眼球の色素斑と、顔面の色素斑に小点状の濃淡があることを確認することを怠ってはならない。蒙古斑にはこれらの変化は認められない。

❷ 治療のポイント

かつては母斑の中でも太田母斑の治療ほど困難なものはなかった。手術的に患部を取り去り、植皮することも試みられたが、顔面でしかも眼瞼に主病変があるので、患者には不満足なものであったし、乳幼児期には不適であった。多く行われたのが冷凍療法であったが、長期間、反復しての治療は、疼痛もはなはだしく、結果も充分ではなく、しかも、将来発癌の危険も指摘されてきた。しかしながら、最近のレーザー光線療法の機器の進歩によって、太田母斑の治療は画期的な進歩を遂

げた。すなわち、ごく最近では、乳児期の初期からでも治療可能であるのみならず、そうすれば将来の拡大もないといわれている。つまり、現在では、早期診断、早期治療が原則になってきたのである。ただし、眼球色素斑などの治療にまでは至っていない。

❸ してはいけないこと

少なくとも、顔面片側、とくに眼瞼部に蒙古斑様の色素斑を認めた場合に「蒙古斑だから、しばらく様子を見ていれば良い」とは絶対に説明しないようにしたいものである。放置して、色素斑部が拡大すればそれだけレーザー光線療法を施行する面積が拡大するのである。なお、現在では、蒙古斑にもレーザー療法を試みるようになってきている。

❹ 専門医紹介のタイミング

疑ったら、ただちに診断の確定のために皮膚科専門医に紹介するべきである。診断確定後の治療については、本症治療に適したレーザー機器があり、治療に習熟した医師がいる施設に、皮膚科医と相談のうえ紹介すれば良い。

❺ 両親(母親)への対応

女児の顔面の「あざ」に母親は非常に悩むので、気休めを言わず、正しい診断を伝え、有効な治療法を勧めるようにするのが良い。

診療のヒント

[塗り薬の味]

スキンケア用品でも、外用剤でも、赤ちゃんにその使用を勧める際に忘れてはいけないことがある。母親はそれを塗った手などを、こどもが舐めることに強い恐怖感を持っているものである。そこで「薬もケア用品も舐めても食べても大丈夫、ただし、美味しくないよ」と話しておきたい。こうしないと塗らないので、顔、指などの皮疹の経過が良くない原因になることが少なくない。ただし「でも食べ物がない時に、代わりに薬などを食べさせないでね」と付け加えてはいる。

ところが、こどもは病院の床でも、汚れた指でも、靴裏でも舐めているし、母親も平気な顔でいることが多い、この矛盾には戸惑うことがある。

外来での初期診療

11. 乳児寄生菌(分芽菌)性紅斑

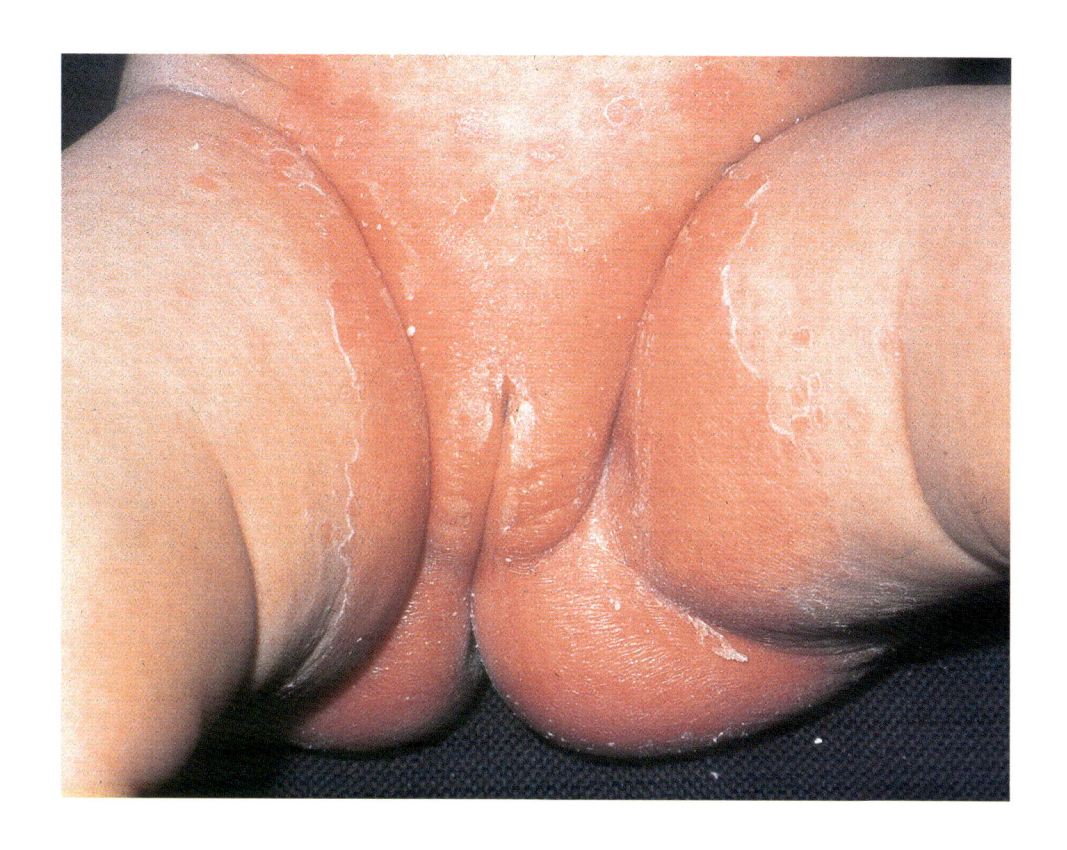

症状の目の付けどころ	おむつ部に湿潤傾向のない鮮紅色の皮膚面が見られる。その周縁に縁飾りのように薄い落屑が付いている。さらに、まわりの皮膚には大小種々の同様の皮疹(衛星病巣)が認められる。自覚症状はあっても軽微である(症例は生後3ヵ月の女児)。
Key Words	乳児寄生菌(分芽菌)性紅斑、おむつかぶれ、乳児臀部肉芽腫、カンジダ菌
外用薬	エンペシドクリーム

診察のコツ

❶ 母親の訴えること

「おむつかぶれがなかなか治らない」、「湿疹の塗り薬を使っていて、顔などは治ったが、おしりだけ良くならない」、「おむつかぶれに、薬を塗るとよくなるが、だんだん広がってしまう」など、気軽におむつかぶれという説明をすることが多い。

❷ 必ず尋ねておきたいこと

おむつを使っている限り、おむつかぶれを経験せずに過ごすことは無理である。したがって、医師に相談する前に、母親はなんらかの手当を試みていると考えて良い。問題は、その内容で、使用した塗り薬の種類と排便後のおむつ部のスキンケアの仕方、始まりの症状はどのように見えたか、これらの点を必ず聞き出すようにするべきである。

要約

おむつを使用している者の、おむつ部皮膚にカンジダ菌（便中に存在）が感染して生じた皮膚炎である。本来のおむつかぶれは非アレルギー性の接触皮膚炎で、本症とは異なる。米国などでは本症も「おむつかぶれ」に含めているが、原因も、治療も異なるのであるから、やはり区別しておきたい。ただ、便中にいるカンジダ菌が感染するには、おむつ部皮膚に先行する誘因があって、局所の抵抗性が障害されていることが多い。誘因には湿疹・皮膚炎、およびステロイド外用剤の長期使用などがある。

専門医からのコメント

❶ 診断のポイント

おむつかぶれでは、紅斑周縁に縁飾り様の落屑が見られることはない。したがって、皮疹の程度にかかわらず、それが認められたら診断は容易である。ただし、ごく初期は数個の紅色小丘疹なので、汗疹様にも見える。落屑を白癬菌検査と同様の方法で鏡検するとカンジダ菌を認めることができる。

❷ 治療のポイント

診断を確定することが、最も大切である。つまり、その治療にエンペシドクリームなど抗真菌外用剤を選択することができれば比較的容易に治せるからである。むしろ、症状から本症を疑った際には、誘因となったのは何かを知ることの方が重要になる。なぜなら、誘因が残っている限り、感染・発症を繰り返すことになるからである。

まず、典型的な病変になる前に単純な紅斑や汗疹などができていなかったかどうか、そしてそれ

に対して、とりあえず手元にあったステロイド外用剤を使用した経験の有無を聞き出したい。とくに、現在ではステロイド外用剤が他剤に混合された形で投薬されていることが少なくないので、処方を確認できないとわからない。アトピー性皮膚炎患者ではこの場合がまれではない。

❸ してはいけないこと

おむつかぶれの治療に安易にステロイド外用を行わないように心がけることが第1である。また、母親に「子どものおむつ部が赤くなったら、手当する前に相談するように」と分娩前に指導しておきたい。おむつ部は繰り返して拭かれるので、皮膚バリア機能は低下する。もし洗濯のため風合いの悪くなった布おむつが使われると、それがより傷害されて皮膚炎、さらに本症へと発展する。使い捨ておむつが普及してから、本症が激減したことは事実である。布おむつの利点は少ない。

❹ 専門医紹介のタイミング

おむつかぶれの治療を3日間行っても、軽快の傾向がない場合には紹介したい。なぜなら、おむつ使用はまだまだ続くからである。

❺ 両親（母親）への対応

おむつ部のかぶれにはいろいろな種類があることを、分娩前に指導しておきたい。

診療のヒント

[深部体温]
　40週間胎児が過ごした子宮内の温度は37度8分ほどである。この温度は世界中の赤ちゃんが最も好きな温度である。これを考慮して外国の育児用温度計には、それよりわずかに高い38度に入浴適温マークが付いている。ところが、38度はおろか39度でも日本人は大抵ぬるいと感じる。そこで自分をゆでる民族である上に、擦りまくるので、乾燥する冬季に痒くなる大人が多い。このように胎内の環境を考え直すことが、こどものスキンケアには大切なことだということになる。
　母乳育児がすばらしいことはいうまでもない。ただそれは、深部体温でいわば「燗酒」であり、時には哺乳で皮膚温度が上がって痒くなることがある。

外来での初期診療

12. おむつ皮膚炎
（おむつかぶれ・襁褓皮膚炎）

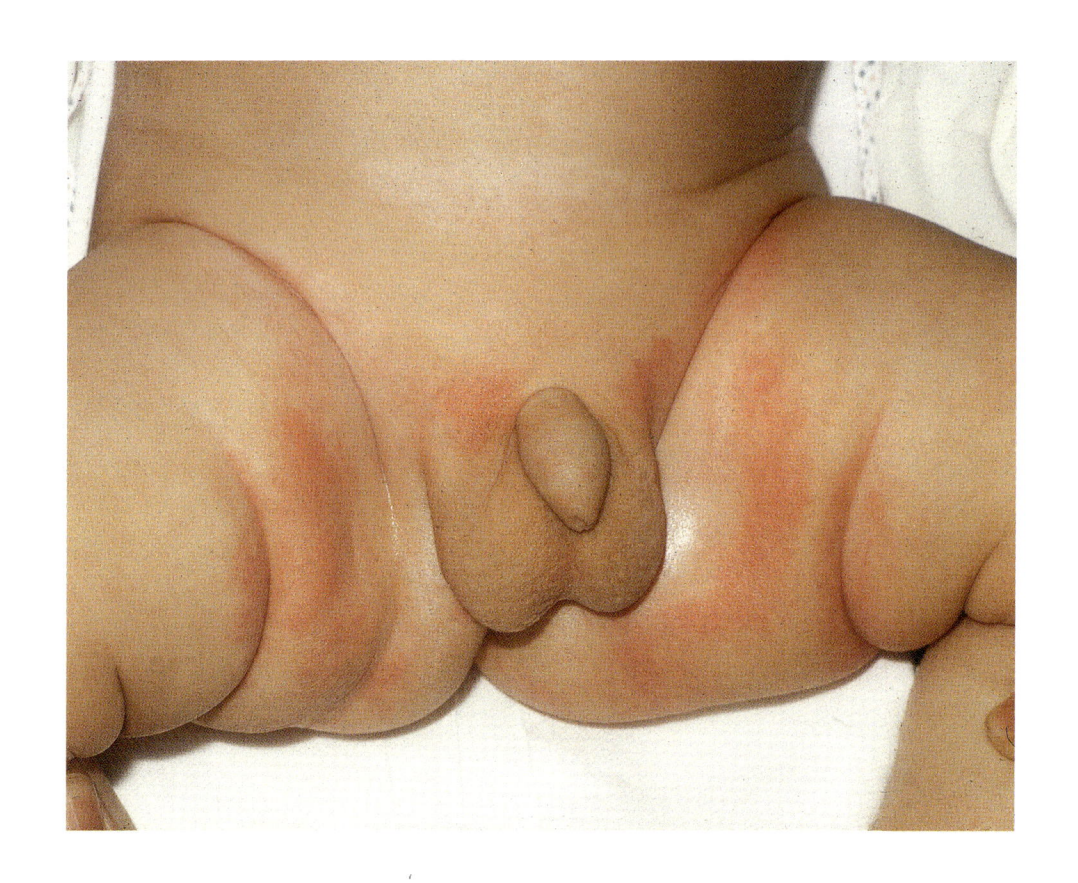

症状の目の付けどころ おむつ部のこんもり膨らんでいる部位の皮膚、つまり布おむつに接して擦られる部位に紅斑が認められ、大きなしわで隠れる部分には変化がない。また、あまり痒がらない（症例は生後4ヵ月の男児）。

Key Words おむつ皮膚炎、おむつかぶれ、紙おむつ、アンモニア

外用薬 キンダベート軟膏、ロコイドクリーム

診察のコツ

❶ 母親の訴えること

「おむつかぶれができた」、「時々おしりが赤くなる」、「紙おむつは良くないのでしょうか」などいろいろである。おむつを使えば、おむつかぶれの経験なしには育たないほど普通に認められていた「おむつかぶれ」も、最近ではあまり気にならなくなった。

❷ 必ず尋ねておきたいこと

「紙おむつ」が普及してからは、典型的な「おむつかぶれ」はほとんど見られなくなった。この事実が、本症の発症機序を明快に示している。要するに、昔言われたように「おむつをこまめに換えないと、アンモニアが生じてかぶれる」のではない。布おむつを用いること自体が、引き金になるのである。外来で典型的なおむつかぶれを見たら「布おむつを使っているか」、「その理由は」の2点を必ず聞いておきたい。

要約

まず、尿でふやけた角層が、洗濯で肌触りの悪くなった布おむつで摩擦されてバリア機能が傷害される。その部位に、尿尿の反応で生じたアンモニアのアルカリ性で活性の亢進した便中の消化酵素が作用して炎症を起こす。その他にも便中には未知の起炎物質の存在が確認されている。つまり、布と洩れないカバーで覆われて、むれることが主因であるから、吸水物質、不織布、水蒸気を通すカバー、という構造の紙おむつを上手に使うと、おむつかぶれにならずに済むのである。

専門医からのコメント

❶ 診断のポイント

おむつの当たる部位に一致して、いろいろな程度の紅斑が認められることで、比較的容易に診断できる。問題は、診察時に紙おむつを使用しているからといって、常に用いているとは限らないことである。いろいろな理由で、家庭、施設などではいまだに布おむつを好むことがあるからである。鑑別すべきものには乳児寄生菌性紅斑がある。

❷ 治療のポイント

おむつかぶれは、おむつを使用した場合に生ずるのであるから、おむつを用いる習慣のない人々のこどもには認められない。そこで、治療・予防の原点は「あたかもおむつを使用していないような環境に、おむつ部を保てば良い」ことになる。最近の紙おむつは、そのような状態に近づきつつあるが、それでもなおかぶれるのは、下痢などの他に、誤った使用法（長時間使用など）が問題になる。因みに、紙おむつが皮膚バリア機能の保持に役立つことが、紙おむつ使用部位にはアトピー性

皮膚炎が認められない事実をみれば理解できる。

　治療には、通常のスキンケアをまず試み、もしも紅斑が続くようならばキンダベート軟膏またはロコイドクリームを短期間使用する。

❸　してはいけないこと

　入浴、石鹸使用などは普通に行って差し支えない。紅斑に効果があるからといって、予防的に外用剤類を用いることは止めたい。いわゆるベビーパウダー類は、多量に使用するとしわの奥に溜まって、汚れと刺激の原因になる。もしも使用するのなら、手のひらで擦り合わせ、その手で撫でるように皮膚に触れる程度にする。

❹　専門医紹介のタイミング

　本来は、治療に難渋するような性質のものではない。したがって、2週間以上長引く場合には皮膚科医に紹介したほうが良い。

❺　両親（母親）への対応

　女性の生理用品が一変した現在でも、まだ布おむつと洩れないカバーにこだわる母親がいるのも問題であろう。紙おむつはおむつばなれが遅れるなどの風説はナンセンスである。

診療のヒント

［内服と外用の違い］
　内服薬をもらう時に「耳から飲ませてはいけません」といわれたら、ムカツクのではないだろうか。一口で済む内服薬の投薬に慣れて、塗ることも同じく容易なことだと考えると効果が出ないことになる。なぜなら、肺炎で入院したこどもが、退院時にも入院時と同じ治療を受けているであろうか。治療の内容は症状で異なるのが当然である。
　ところが、アトピー性皮膚炎では、顔、身体、手足、それぞれ部位により症状も程度も異なっている。それに対応して多種の外用剤が選ばれれば、その使い方がよくよく理解されていないと効果を発揮できないことになる。塗り方の説明と理解こそ治療の基本である。

外来での初期診療

13. アトピー性皮膚炎 ＋ 不適切な治療

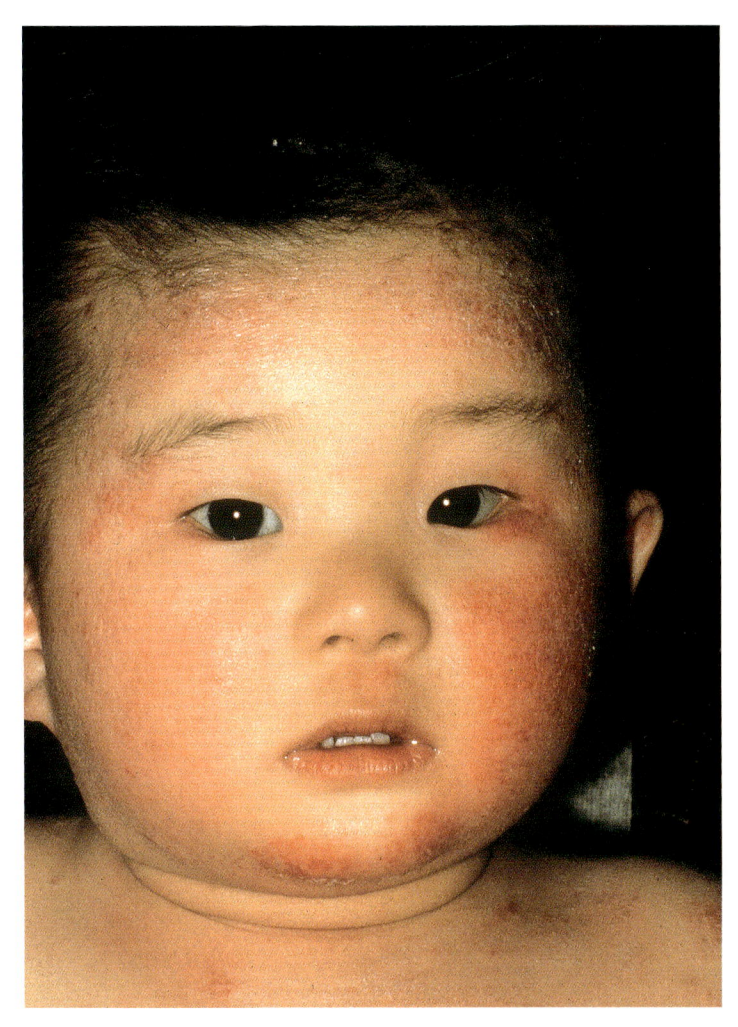

症状の目の付けどころ	顔面にかなり甚だしい病変があるが、鼻部を中心に皮疹がない部分があることを母親に気づかせる。カサカサしなければ皮疹はできないのである（バリア機能が大切）。
Key Words	アトピー性皮膚炎、掻破、びらん、二次感染
外用薬	ベトノバールGクリーム、サトウザルベ、ヒルドイドソフト軟膏、ロコイドクリーム、プロトピック軟膏0.03％小児用
内服薬	アタラックスPシロップ

診察のコツ

❶ 母親の訴えること

現在では開口一番「アトピー性皮膚炎です」という母親が大半である。この病名がそれだけ一般化しているということは、「すぐにそうとはいえない」という説明を行っても、相手に聞く耳がない、ということになる。まして、相談される側が皮膚科専門医ではないのであればなおさらそうなると思われる。かくしてアトピー性皮膚炎はますます、実際以上に増えている感じを与えるようになるのである。日本皮膚科学会の診断基準で乳幼児では、対応をきちんと行っても 2 ヵ月以上続く場合に、アトピー性皮膚炎を考えることになっている。

❷ 必ず尋ねておきたいこと

病変が甚だしいほど母親は、それまでの経過をうまくまとめて話せないことが多い。基本的な「いつ頃から、どのあたりから」ということさえである。湿疹性病変の最大の特徴は「痒い」ということである。そこで、少なくとも「いつ頃から痒がり出したか」だけは確認したい。痒くて掻き破るようになると、必ず何らかの対策が取られるわけで、最初にどのようなことが行われたか、その結果がどうであったかを、聞き出すコツを会得すれば治療の難関の一つは崩れたといえる。その会話の過程で、母親が「ステロイド外用拒否」傾向がどの程度あるかもわかる。

要約

この程度まで、炎症による紅斑、掻破によるびらんなどが悪化していると、患児は些細なこと、暑い、眠い、人見知り、空腹、で機嫌が悪くなり、同時に掻きだす。するといっそう痒さがまして患児は泣き叫び、母親は医師の指示など、まったく理解できなくなる。つまり、診察の場の環境・雰囲気作りが大切である。この点、女性を落ち着かせる産婦人科の環境は皮膚科の喧噪とは異なる良い環境であり、しかも母親自身が医師に馴染んでいることも、すべて利点である。

専門医からのコメント

❶ 診断のポイント

目の前に見える症状になった時点を聞き出したら、それ以前はどの程度の変化であったかが推測できる。したがって、悪化前の状況を考えて診断し、それに悪化させた原因が加わったと説明する。それを母親に理解させられたら「アトピー性皮膚炎も考えられるが、まず悪化前の状態まで落ち着けてからあらためて診断を見直すこともある」旨を納得させておきたい。なお、全身も観察して、皮膚に変化があれば、記載しておくようにする。

❷　治療のポイント

搔破の傷があれば、必ず病原性ブドウ球菌の二次感染がある。まずそれを治すには、たとえ顔面でも少なくとも 3〜5 日間はベトノバール G クリームを最初に薄く塗り、そこにサトウザルベをやや厚めに重ねて塗る。これを、1 日 3 回は行う。期間後、好転を確認して、以後はサトウザルベを先に塗り、その際にまだ搔破痕の残るところがあれば、ベトノバール G クリームを重ねる。これを 1〜2 週間行った後、症状が安定したら顔面全体に朝夕ヒルドイドソフト軟膏を薄く塗り、搔くことが多い部位にロコイドクリームを朝夕ないし夕のみ、重ねさせる。

この前後から保湿用ベビーローションを全身（頭髪部、耳介部は除く）に外用剤塗布前に基本的に塗らせるようにする。

治療開始時から 1 週間アタラックス P シロップ 2〜3 ml 就寝 1 時間前に内服させる。

ここまでで 2〜3 週間経過する。本来はこの時点までの救急的処置ともいえるものが、皮膚科以外でのアトピー性皮膚炎治療の限度といえよう。この後はプロトピック軟膏 0.03％小児用になる。

❸　してはいけないこと

「良くなったら塗るのを止めよ」と経過の判断を母親まかせにしないことである。

❹　専門医紹介のタイミング

好転した後は、早めに紹介した方が良い。

❺　両親（母親）への対応

保育園に預けている場合には、園の治療への対応基準を確認しておくようにする。それによって経過に差が出る。

診療のヒント

［化粧と外用剤］
　女性の先生方には必要ないが、男性の先生がアトピー性皮膚炎の診療をなさることも常時あることなので触れておきたい。観察していればすぐにわかるが、ティーカップに口紅が付けば、女性は必ず塗り直すのである。外用剤は塗った上を拭けば大半は落ちてしまう。したがって、塗り直す回数が、部位によって異なって然るべきである。
　入浴後、スキンケアし外用剤を塗り就寝することは、大抵守られている。しかし、それはパジャマ、シーツにかなり付き、朝になればなにもないのと同じである。そこで、1 日が始まる朝にも塗らなければ、所期の効果は望まれない。汚れを拭いた後も同じである。

外来での初期診療

14. アトピー性皮膚炎 + 不適切な治療

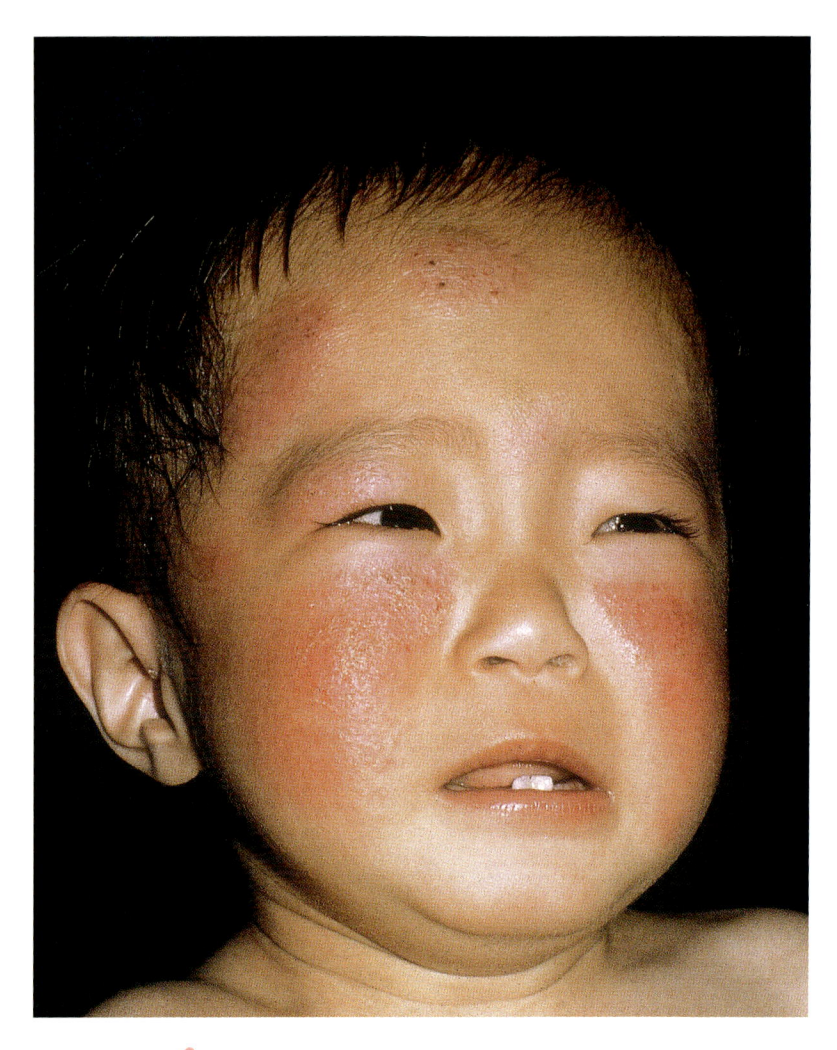

症状の目の付けどころ	実にはっきりとした湿疹性病変であるにもかかわらず「症状が全くない部分」が存在することに注目したい（バリア機能が大切）。
Key Words	アトピー性皮膚炎、健常皮膚、びらん
外用薬	ベトノバールGクリーム、サトウザルベ、ロコイドクリーム、キンダベート軟膏、プロトピック軟膏0.03%小児用
内服薬	アタラックスPシロップ

診察のコツ

❶ 母親の訴えること

　たとえば母親が産婦人科医に受診する際に、このような症状の幼児が伴われてきた場合を考えてみたい。皮膚症状を見れば間違いなく「痒そうだね」と声をかけることが多いであろう。これが、皮膚のトラブルの宿命、見えるということである。すると、たちまち母親からは「皮疹がいかに悩みの種で、病院をあちこち変えても、良いといわれる品々を使ってもこの有様である」と話が始まるであろう。つまり無関係であった医師でも関心を示せば、洪水のように「難治」さが訴えられ、それを聞けば、何かしなければならない状況になる。もしも、その訴えを無視しないのならばどうするかが問題になる。

❷ 必ず尋ねておきたいこと

　一通り母親の話を聞いたうえで、目の前のこどもの病状が「2週間前に比べて、良いか、悪いか、同じか」を尋ねると良い。つまり、見た目に惑わされていきなり外用剤を処方することは止めたほうが良いからである。湿疹性病変は、食べ物の汚れを拭き忘れただけでも急速に悪化してくるからで、使用した薬剤の選択が良い、悪いなどとは別問題だからである。まじめに治療していても症状が不変ならば、良い皮膚科専門医を紹介する。悪化したのならば、とりあえず急場をしのぐ治療をする。良いというのならば、それ以上深入りしないほうが良い。

要約

　アトピー性皮膚炎が、乳児期に顔面から始まることが多いことは良く知られている。これは乳児に外界からの各種の刺激がもっとも加わりやすい場所が顔面に他ならないことで納得できる。食物のみでは、栄養が全身に行きわたることを考えれば、なぜ顔面のみかということが説明できない。
　さて、もしも皮膚科や小児科での診療をすでに受けているのに悪化したとのことであれば、今にもびらん、二次感染と進行して重症化しかねない状態を一時的にせよくい止めるのが治療の目的になる。そのためには、再度詳細に病変を見直すことが第1になる。

専門医からのコメント

❶ 診断のポイント

　すでに受診している他医の診断を尋ねれば（それが常識的に受け入れられるのであれば）問題はない。もしも他医の診断と異なる考えがあれば、その理由を充分に家族に説明できる場合にのみ異論を唱えるようにしたい。
　まず、病変が目立つのに鼻部、鼻唇溝、口囲は全く健常皮膚であることに注目したい。次いで、頬部の病変部は境界が明確で、浅い小さなびらん面が点在していることがわかる。このように見た

外来での初期診療

目を家族に説明しておきたい（何故なら、家族は詳しく観察していないからである）。

❷　治療のポイント

びらんがあれば二次感染が考えられ、早急な対応が必要である。頬部には1日3回3〜5日間ベトノバールGクリームをまず薄く塗り、その上にサトウザルベを重ねてやや厚めに塗る。期間後、軽快を確認して、塗り方を反転（最初サトウザルベ、重ねてベトノバールGクリーム）する。前額部のやや乾燥した局面にはロコイドクリームを同じ期間1日2〜3回塗らせる。眼瞼などの軽度の紅斑部にはキンダベート軟膏を1日2回用いる。その後いずれの部位もプロトピック軟膏0.03％小児用に移行する。

同時に皮疹のない部位が、乾燥しない部位であることを指摘して、当初から上記の外用剤を使用する直前に、保湿用ベビーローションを皮疹の有無にかかわらず全身に塗らせるようにする（頭髪部、耳介部は避ける）。

併用療法はアタラックスPシロップ3ml 就寝1時間前内服5日間を行う。

❸　してはいけないこと

症状を良くすると、同じ薬剤の投与を母親が常に希望するようになる。それに応じていると薬剤の有害事象が出てくる。

❹　専門医紹介のタイミング

軽快後はただちに紹介することである。

❺　両親（母親）への対応

口囲、頬部が汚れた時に、その都度おしぼりで拭き、その後で保湿のスキンケアを続けていなければ、結果は悪化だけであることを理解させる必要がある。

診療のヒント

［面積×時間×種類］

内服薬は上手く飲めば1秒ですむ。しかし、外用剤はある面積に塗るのには時間がかかる。しかも種類が多い。すると、母親が多忙な朝には塗られないことが多い。そのまま終日過ごせば夜分には悪化する。この繰り返しをしないで、母親が不信感を持つとアトピービジネスの思うツボにはまってしまう。

痒がるこどもを見ることがつらいのであれば「口の中を痒がるか？」と尋ねるのである。当然答えは「ノー」であり、痒いのは皮膚だとわかる。そうであれば「皮膚には、直接薬を塗ることができる、内服薬と違って余分な臓器にまわらずにすむ」という利点を活かす治療が第一選択になるとわかるはずである。

外来での初期診療

15. アトピー性皮膚炎 ＋ 二次感染

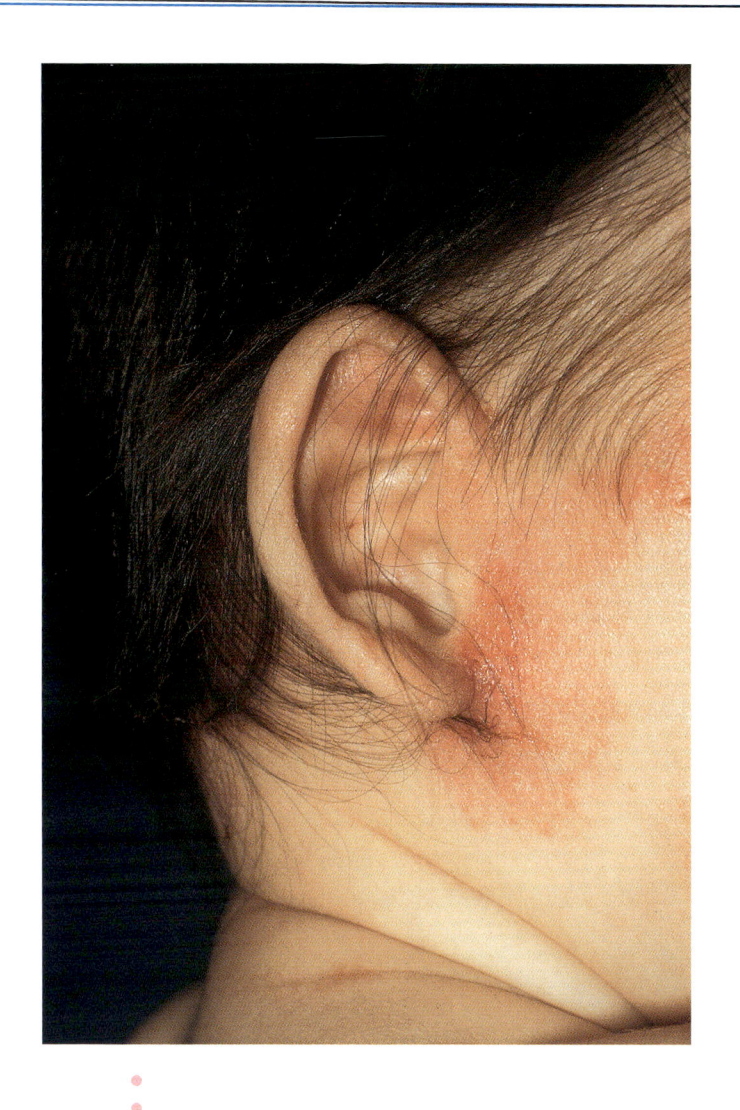

症状の目の付けどころ：耳朶と頬との境界を中心に紅斑があり、小水疱性丘疹、びらん、痂皮が認められる。亀裂部に頭髪が巻き込まれている。

Key Words：アトピー性皮膚炎、耳介、亀裂、耳切れ

外用薬：ベトネバールGクリーム、サトウザルベ、プロトピック軟膏0.03%小児用

診察のコツ

❶ 母親の訴えること

　アトピー性皮膚炎患者、とくに乳幼児から学童期くらいまでの患者では、全身の状態を総括して訴えてくることが多い。すなわち、「アトピー性皮膚炎です」というような訴えである。身体の一部分の症状を取り出して強調してくるのは、どちらかというと長く通院して、医師との交流が深まってからである。したがって、訴えに基づいて診療をするという一見合理的に感じられる診察法は、小児のアトピー性皮膚炎では、大切なポイントを見逃しかねない不合理な診察法となる。
　そこで、もしもアトピー性皮膚炎の皮疹の好発部位を知っていれば、要所を押さえた観察をすることが可能になる。その典型的な部位は耳介と頭部が接している部分である。アトピー性皮膚炎では、ここに特有な皮膚変化が高頻度に現れる。それが「耳切れ」症状である。

❷ 必ず尋ねておきたいこと

　頭髪に覆われていたら、それを払い除けて耳介を観察することを忘れてはならない。耳介と頭部の境界の皮膚に亀裂が入っているのを見つけたら（最多は耳介の下端、耳朶部）、「耳切れがあるね」と念をおしてから、いつ頃からできているか、どのような治療をしているか、経過はどうか、を聞き出すのである。
　耳切れが目立ち始めると、全身の皮膚病変が悪化してくることが少なくないので、全身の病変の傾向が耳切れで分かるのである。また、もし耳切れの存在に気がついていない母親なら、アトピー性皮膚炎にしばしば認められる変化であることを指摘しておくようにする。

要約

　アトピー性皮膚炎の小児患者に耳切れがよく認められることが、日本で強調されるようになったのは近頃のことである。米国皮膚科学会年次大会の教育コースで「耳切れがあったらアトピー性皮膚炎と考えて良い」という話を聞いたのは1959年であった。当時の日本では、診察時に注意深く観察すれば、必ず注目されたはずの変化に注目していなかったともいえよう。

専門医からのコメント

❶ 診断のポイント

　この症状はアトピー性皮膚炎の部分的症状である。したがって、耳切れがあればアトピー性皮膚炎だと考えられるのであるから、診断は全体として「アトピー性皮膚炎」で良い。要は、その耳切れの程度がどのようか見極めることで、患者の生活環境、とくに母親のスキンケアを含めての対応の知識・程度が、これでわかる。頭髪がどの程度耳介にかかるか、単純な亀裂ではなくて、そこに二次感染が起きることにより湿潤、痂皮形成までの変化を示しているか否かを確認するのである。

❷　治療のポイント

　外用療法が欠かせないことは当然であるが、部位としての特異性から他の場所とは異なるポイントがある(3. してはいけないこと、を必ず読むこと)。指で触る、頭髪が触れる、などの影響で二次感染が生じやすく、そうなれば汚い痂皮が認められる。この状態であればベトノバールＧクリームをまず塗擦し、その上にサトウザルベを重ねて塗るようにさせる。これを１日２～３回繰り返すと数日で乾燥し、亀裂は消失するが、線状に紅色調が残る。さらに数日ベトノバールＧクリームのみを使用させてから休止して経過を観察する。

　注意深く治療しても亀裂を頻繁に繰り返す場合には、紅色調が残った段階から、プロトピック軟膏 0.03％小児用を、はじめは１日２回、数週後からは入浴後１回長期間使用する。

❸　してはいけないこと

　丸首の衣服の着脱時に、頭部を通すとき襟を手で広げて耳介が襟首で擦られないようにしないと治りが悪い。また、頭髪が亀裂部に巻き込まれると二次感染の元になる。したがって、ヘアスタイルに注意したい。

❹　専門医紹介のタイミング

　夏季など高温・多湿の環境では、二次感染した耳切れから伝染性膿痂疹になる患者がある。したがって、病変の悪化が急速に広がるようなら専門医に委せる方が良い。

❺　両親(母親)への対応

　毎回耳介部を必ず診察するようにすれば、母親も同様に耳介部に注意するような習慣がつく。これだけでも耳切れの予防になる。

診療のヒント

［皮膚の厚さ］

　患者やその家族に、具体的に皮膚の厚みについて説明することは、よく行われるようで実は忘れられていることが多いのではないであろうか。厚い、薄いを数値的にいえば成人では表皮と真皮を合わせて約 2 mm である。このうちアトピー性皮膚炎に関連の深い表皮はその 1/10、つまり 0.2 mm である。

　表皮といえばバリア機能、その機能は表皮に健全な角層があればこそ保持される。このように重要な角層は、表皮の 1/10 つまり 0.02 mm しかない。であるからこそ、洗ったり、拭いたりするという動作をゴシゴシという表現のように行うと、それはバリア機能を障害する行為となる。

外来での初期診療
16. アトピー性皮膚炎
（男児の場合）

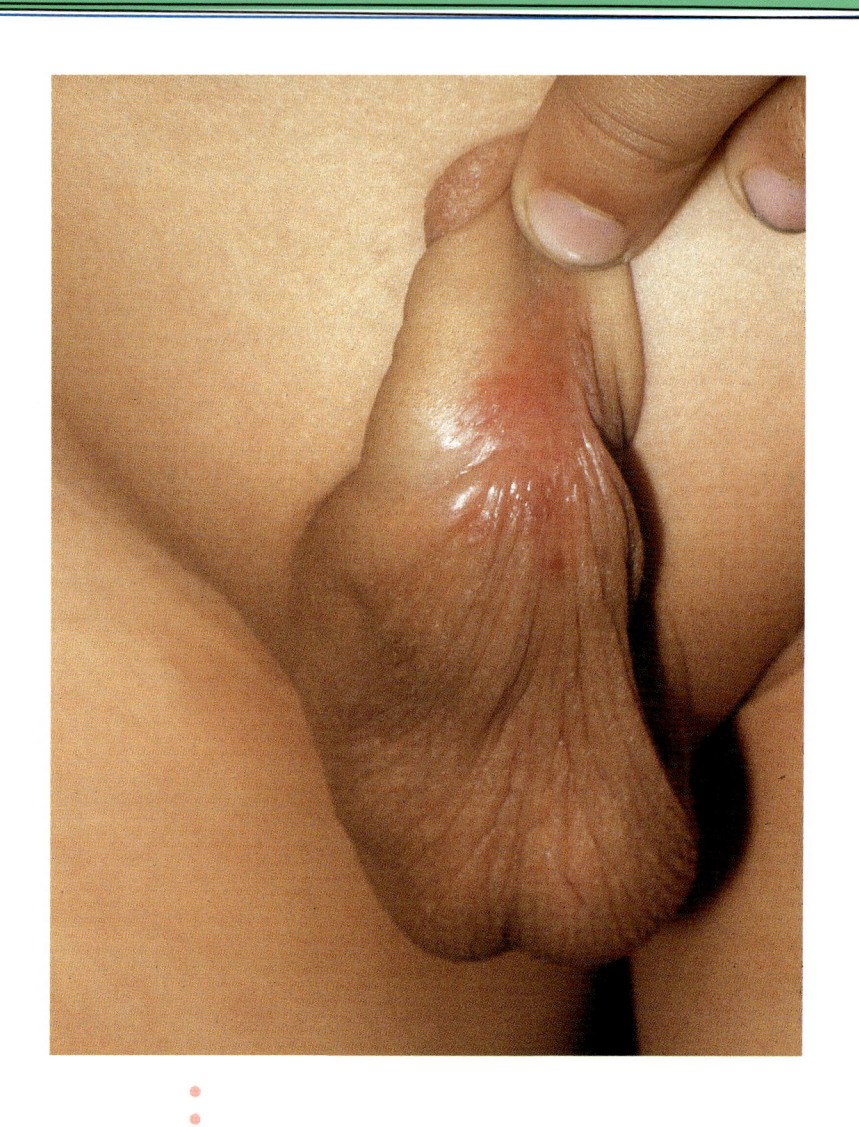

症状の目の付けどころ	陰茎の裏面と陰嚢の陰茎付近に紅斑とびらんがみられる。患者は陰部を無意識に掻く。
Key Words	アトピー性皮膚炎、男児、陰茎、陰嚢
外 用 薬	ベトノバールGクリーム、プロトピック軟膏0.03%小児用

要約

　医師側から指摘することで、母親は「悩みをよくわかってもらえた」と安心するものである。病変が無ければ、それはそれで問題ないのであるから、男児では「この部の皮疹の有無を尋ねる」努力だけはしておきたい。ただし、患者本人は幼児でも、外陰部を診察されることは男女の別なく好まない。したがって、とにかく全身を観察してしまう習慣が大切である。

専門医からのコメント

❶ 診断のポイント

　まず他の部位、つまり全身の乾燥性の皮膚、好発部位である関節部の皮疹、病歴などを確認してアトピー性皮膚炎の可能性を確認する。一般に診察時には黙っているかぎりパンツを着用している。したがって、それを脱がせるか、下げさせて観察することになる。男児が逃げたり、嫌がったりしても陰茎をつまみ挙げて、その裏面、とくに陰嚢と接触しているあたりを診るが、慣れれば一瞬でわかる。

❷ 必ず尋ねておきたいこと

　男女で、もっとも異なるのは、いうまでもなく、外陰部の皮膚である。アトピー性皮膚炎は、全身の皮膚に病変が現れて不思議ではない。しかし、年齢が加わるに連れて、四肢の関節屈面（間擦部）に変化が目立つ傾向が認められる。さて、男児にあるが、女児には無い間擦部は、陰茎と陰嚢とが擦れ合う部分である。また、陰茎の基部が下腹部の皮膚と接する部位も折れ曲がって擦れ合うのである。耳切れがアトピー性皮膚炎に特有の変化であるように、アトピー性皮膚炎の男児では、これらの部位にも皮疹が存在していることがきわめて多い。問題は、母親がそれに気づかずに（無理もないが）いることがまれでないことで、医師側から「ここ痒くない？」とか「おちんちん痒がりませんか？」と聞き出すことが大切になる。

診察のコツ

❶ 母親の訴えること

　例によって「身体中を痒がる」とか「湿疹が治らない」、あるいはそのものズバリに「アトピー性皮膚炎です」という訴えが多い。先方のいう診断名から、そのまま適応の外用剤を投薬すれば良いわけではないはずである。実は薬局、つまりOTCといわれる分野では、診断名をつけて薬を売ってはいけないことになっている。あくまでも顧客が訴えることを聞いて、妥当と思われる薬剤を持たせるのである。したがって、医師として取り組むのであれば、少なくとも皮膚疾患である限り病変を診ることは行わなければならない。これを怠れば、医師の役目を放棄したことになる。

　そこで、皮膚が全身を覆う器官であるからには、全身をみておきたい。男児、女児という性別に

関連して、同じアトピー性皮膚炎でも見方が異なってくることを覚えておきたい。

❷　治療のポイント

　耳切れの治療法に準ずるが、幼児であっても外陰部にベトベト感がすることは好まない。したがって、清潔に過ごさせることが困難である部位でもあり、外用にはベトノバールGクリームを、1日2～3回単純塗擦させるようにする。塗擦する前に局所を洗ったり、清拭したりする必要はまずない。直接、薄く指で塗らせれば良い。経過は良好なことが多く、普通は2～3日で所見がなくなる。ただし、アトピー性皮膚炎の部分症状である以上、それで治癒したわけではない。

　母親に、時々観察して変化が認められたら、その都度短時日同じ薬剤を使用させれば良い。

❸　してはいけないこと

　排尿時に陰茎を露出させる際に、患者の手指が汚れていることが、この部位の症状の悪化に影響する。診察時に必ず患者の手・指(爪)の汚れ方に注意し、手洗いのマナーを指導するようにする。とくに、戸外で尿意を催して放尿する場合に問題が多い(俗にみみずにおしっこかけると云々)。しかし、尿意の我慢は無理なので、要は母親に女性の盲点である陰茎、陰嚢のケアを指摘しておくのである。

❹　専門医紹介のタイミング

　他部位の病変の管理に難渋の気味があれば紹介を急ぐほうが良い。

❺　両親(母親)への対応

　陰茎、陰嚢でも必要時にはステロイド剤を外用しても大丈夫であることを説明しておくようにする。

診療のヒント

[回転椅子とこども]

　それはなんの変哲もない診察室の回転椅子で、座る部分が垂直の軸の上でグルグル回る、事務所ならどこにでもある椅子である。これが家庭にはあるようでないらしい。そこで幼稚園児くらいのこどもには最高に興味が湧くのであろうか、全員性別を問わずグルグル回すのである。母親と話している間も夢中になって回している。なかには自分が座って回る者もある。帰り際に「また回しにお出で」と声をかけると喜んで「バイバイ」をするし、事実、診察室に入るや否や、まっしぐらに回転にとりかかるこどもも少なくない。そこで、椅子を三原色に塗って、回せば白く見えるようにしたいと思っている。小児患者に楽しい外来を工夫するのもこどもを診るコツであろう。

外来での初期診療

17. アトピー性皮膚炎
（同症の一部分として）

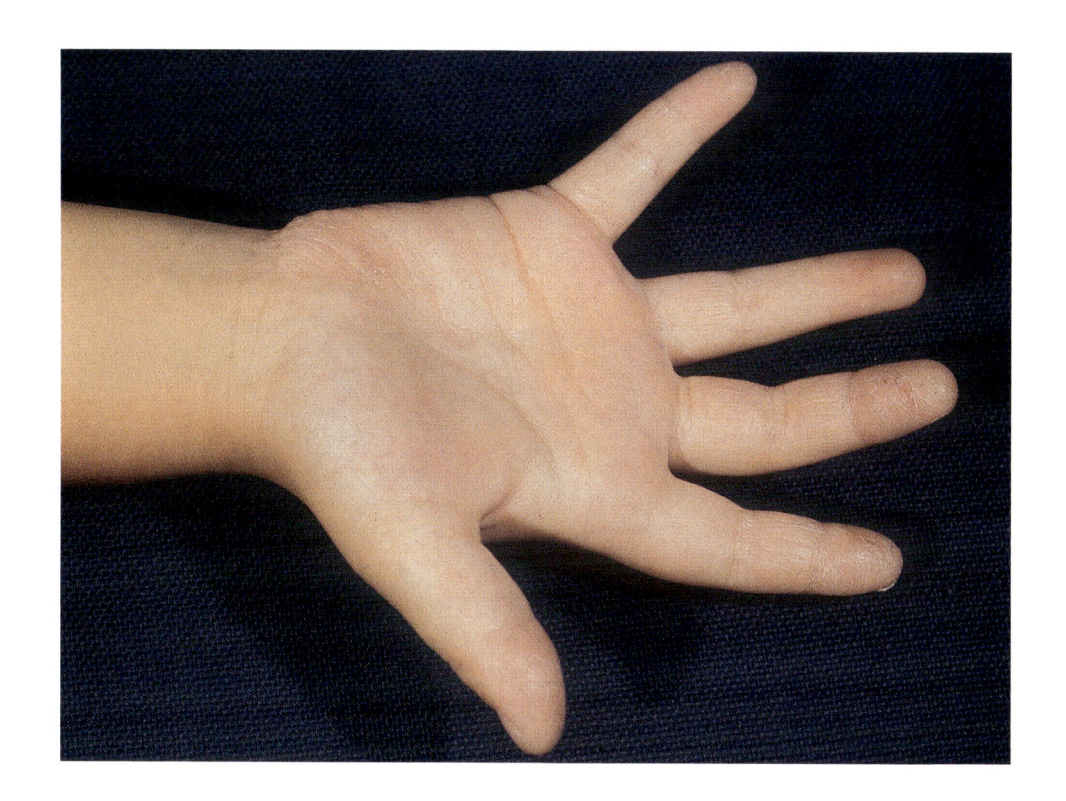

症状の目の付けどころ	全指の末節掌側は指紋が消え、乾燥、落屑がある。とくに第2指・3指には亀裂もある。手掌の陥凹面は健常。すなわち、物に触れる部位のみに変化がある。
Key Words	アトピー性皮膚炎、手、指紋、亀裂
外用薬	ロコイドクリーム、サトウザルベ

診察のコツ

❶ 母親の訴えること

　当初から手の湿疹性変化を主訴に診療を求める母親は少ない。なぜなら新生児・乳児の手が望ましくない環境（汚れ、刺激など）にさらされることはまれだからである。乳児ではまず顔面の痒い皮疹の相談に始まり、その一進一退の経過の中で、手に乾燥性変化が現れ、次いでそこにも痒さを伴うようになる。したがって、手の変化はこどもが自立し始める年齢になるに連れて始まるのである。訴えとしては「砂場で遊び出したら、手が荒れて来た」とか、「食べ物を摑んで食べ出してから、痒がる」などと表現されることが多い。

❷ 必ず尋ねておきたいこと

　汚れた部分をきれいにすることは家庭でも、保育施設でも行われている。したがって、手に湿疹性変化が認められた場合には、まず汚れたらどのように対応しているかを尋ねるようにする。洗って拭くことは 100％ 行われている。問題は、アトピー性皮膚炎ではいつも同じで、その後のケアにある。

　拭くのには、何を使って、どのように、そして拭いた後はどうしているか、少なくとも、このポイントは尋ねておくべきである。自宅で過ごすか、保育施設かも問題になる。

　好きな遊びの内容（砂場、工作、ボール、ファミコンなど）、指しゃぶりの有無などの確認は当然のことである。

　もちろん、もしも使用しているのであれば外用剤の種類、使い方、効き目も確認したい。

要約

　アトピー性皮膚炎の診断基準はいろいろあり、他科の専門医には理解しがたいかもしれない。皮膚症状でも、主な臨床症状の他に、「手の湿疹」が挙げられているものがある。しかし、同じく手といっても、手背、手掌、手指、手首、でそれぞれ症状の特徴、悪化原因の相違、治療の要点などに違いがある。ここでは乳幼児の手掌側に限って考えてみたい。

専門医からのコメント

❶ 診断のポイント

　始めから手の皮膚の診察を求められることは少ない。まず、乳児期の顔面の皮疹に始まり、患者の発育にしたがって 1 日の過ごし方が変わり、外遊び、各種複雑な玩具の取り扱い、手洗いの自立などが目立つにしたがって手（上記各部分）に湿疹性変化が現れてくる。手掌側では、物に直接触れる部分に症状が目立つ、指先（とくに利き腕の）の指紋が消え、乾燥し亀裂しやすい、手掌では中央の窪みにはほとんど変化がないことが多い。痒みが甚だしい場合には接触する刺激の原因の究明が

急務である。

❷ 治療のポイント

　大人では手の作業を終えた後で、自分で手のスキンケアを行うことは比較的容易である。しかしながら、乳幼児はもとより学童・生徒の年代になっても、手に負担をかけた後で、その手を正しくケアしていたわることが充分行われるなどとは到底考えられない。したがって、狭い面積とはいえ「手の湿疹」は、アトピー性皮膚炎のもっとも難治な皮疹に数えられているのである。

　まず、汚れは、必要があれば石鹸を用いて洗い流し、拭いた後には保湿性乳液型ローション、季節によっては同クリームを充分に塗る。ついで、その上に症状の目立つ部位にはロコイドクリームを重ねて塗る。さらに亀裂があるところにはサトウザルベを最後に厚めに塗っておくようにする。これを、当初は手を洗ったらその都度、軽快するに連れて回数を減じて行く。就寝中にキッチン用のラップを巻いておくと、重症部の改善に効果があるが、長期間は避けたい。本来、乾燥する季節には、健常時でも汚れを洗い落としたらスキンケア用品を使っておきたいのである。

❸ してはいけないこと

　こどもの暮らしの中の悪化因子を考えずに漫然とステロイド外用を続けるのは止めたい。その意味でも難治な手の病変の治療には注意が必要である。

❹ 専門医紹介のタイミング

　手に病変のある例は、砂に含まれるニッケルによる金属アレルギーなど全体として難治なことが多いので、始めから紹介したほうが良い。

診療のヒント

[おへそはなぜ可笑しいのか]
　母親と離れて、一人で目の前に座っているこどもをいかにリラックスさせて診察するかもテクニックである。なにしろ白衣を着た大人の前、頼みの綱の母親も緊張している場面である。まずは、服を脱いで裸にならずばなるまい、でも、脱ぐとチクンされるかも、この状況を変えるにはおへそを使うと良い。ニコリと笑って「おなかを見せてチョーダイ」といいながら、少しだけ服と肌着を持ち上げてかわいいおなかを出すのである。そしておへそに人差し指で触れながら「ナニこれ？」と尋ねてみると、必ず「ニヤッ」と笑顔になる。「ボタンか？」と尋ねると必死で「違うもん」とくる。かくして、緊張は解け去るが、人はへそを見るとなぜ可笑しいのであろうか。

外来での初期診療
18. アトピー性皮膚炎
（アトピー皮膚）

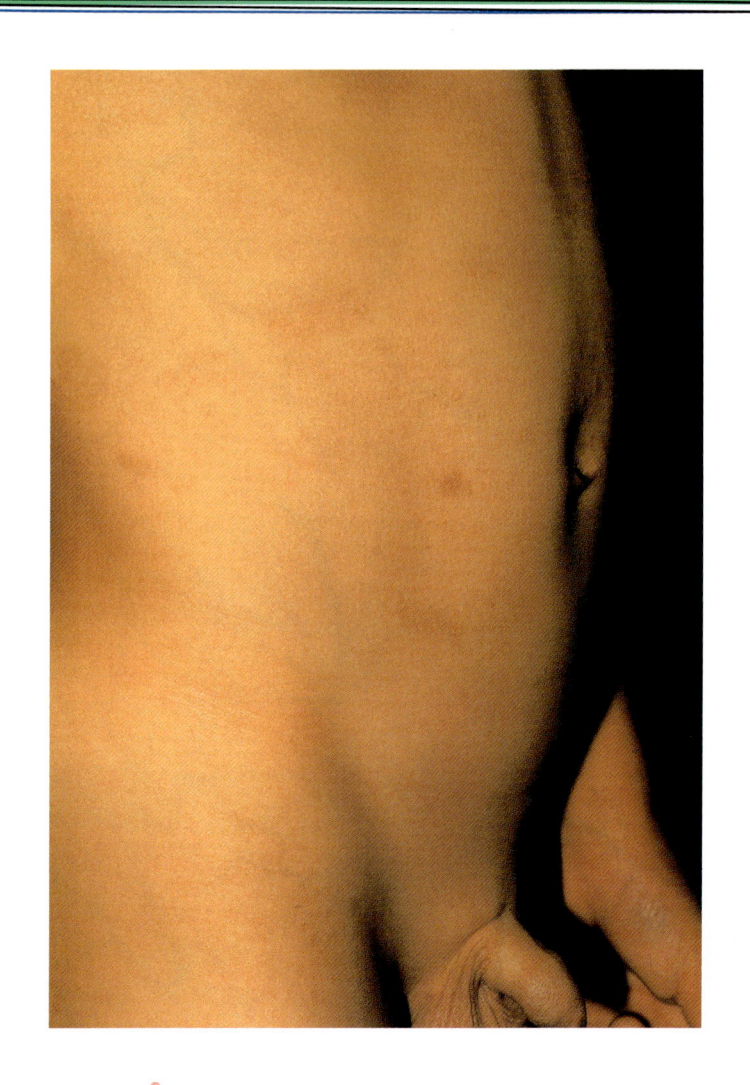

症状の目の付けどころ 毛孔に一致して、わずかに白色に見える小さな丘疹が広範囲に認められる。長十郎梨の皮にそっくりに見える。

Key Words アトピー性皮膚炎、アトピー皮膚、乾燥肌、保湿用スキンケア用品

外用薬 キンダベート軟膏

診察のコツ

❶ 母親の訴えること

　このような乾燥肌の状態を示すようになるまでに長い病歴がある場合が多い。したがって、症状が甚だしかった頃に比べれば、一見落ち着いているように見えるので積極的に訴えることは少ない傾向がある。せいぜい「カサカサしている」とか、「昔に比べれば楽なんですが」という程度が多い。そこで、医師側から、このような皮膚の状態が意味していることを説明して、望ましいスキンケアの励行を具体的に話すことが必要になる。その理由は、季節、転居など環境が変わったり、汗などの始末を怠るなど、些細なことが原因で、一気に悪化することがあるからである。

❷ 必ず尋ねておきたいこと

　長い病歴をよく知っていれば（たとえば去年は、この状態からどのように経過したかなど）、母親に「まだ注意していないと、寒くもないのにトリ肌様に見える変化が目立つ間は、何かがきっかけでひどくなる」というアドバイスが可能になる。しかし、病歴が明らかでなければ、具体的に乳児期の状況、以後行われてきた治療の内容、そして現在はどうしているかを詳細に聞き出しておく必要がある。

　なお、日中過ごす場所もケアの上で問題なので、自宅か（そうならば公園、砂場、ペットなど）、保育園か（そうならば外遊びとその後のケア、夏期なら水遊びとその後のケアなど）を確認して、スキンケアに気配りのある暮らし方かどうかを知っておきたい。

要約

　アトピー性皮膚炎にはいろいろな程度があり、すべてが掻き傷だらけとはいえない。むしろ、重症な変化が散在するが、大部分はアトピー皮膚（軀幹が主体）が認められるという例が大半といえるほどである。したがって、アトピー素因のあることを示す、この変化が痒くならないように過ごさせることが基本となる。

　社会的にステロイド外用剤を忌避する傾向が強まっている現在では、痒みもあまりなく、炎症性変化も少ないアトピー皮膚をいかにコントロールできるかで、こどものQOLが変わることになる。つまり、悪化させれば困った事態になるのである。

専門医からのコメント

❶ 診断のポイント

　落ち着いて観察すれば容易に見えてくる。軽微な場合には、やや斜めに皮膚を眺め、同時に手掌で軽く皮表を撫でるようにすればわかる。乳児期よりも、2～3歳以降で目立ってくるので、早くこの状態を見つけて、母親にも確認させる。次いで、この変化は、乾燥が目立つ時期になると痒さ

を増して、明らかな湿疹性病変を生じてくる可能性があることを説明する。その予防には、皮膚の汚れをきれいにし、次いで保湿用スキンケア用品を使う習慣が大切であることまで理解させたい。

❷ 治療のポイント

アトピー皮膚の他に、湿疹性の病変を併発していれば、当然その治療が必要になる。その場合に、まずスキンケア用品を広範囲にたっぷりと塗り（湿疹性変化にも）、病変の目立つ局所には、そのうえに必要な外用剤を塗り重ねるのである。

したがって、アトピー皮膚対策には市販のスキンケア用品が活用できる。使い方にコツがあり、手掌を窪めて、そこに保湿用乳液型ローションを5円硬貨大に溜め、これを擦り合わせて乳児の腕1本に指先まで塗る。これを基準にこどもの大きさに合わせて使用する。アトピー皮膚のみでも、一部でも痒みがある場合には、そこにキンダーベート軟膏を薄く1日2回程度重ねて用いる。落ち着けばスキンケアのみで済むようになる。

❸ してはいけないこと

アトピー皮膚はすでに皮膚のバリア機能が傷んでいるため二次感染を起こしやすく「みずいぼ」多発の原因になる。したがって、単純に乾燥肌だと軽視しないことである。

❹ 専門医紹介のタイミング

掻く傾向が出たら、紹介すべきである。

❺ 両親（母親）への対応

入浴の温度が高いとますます乾燥する。また、強くこすり洗いをすると悪化する。やさしく手で洗うような指導が望ましい。

診療のヒント

［おじいちゃん、おばあちゃんを使う］

バリア機能がどうの、ドライスキンがどうのという説明も良いが、アトピー性皮膚炎のこどもを伴った母親に、このお子さんの祖父母はお元気？と尋ねてみることをお勧めしたい。合計4人の祖父母である、「冬になると痒がる人はいない？」と聞けば誰か必ず該当者がいる。「イエス」ということなら「そのおじいちゃま、夏は痒がらないでしょ。冬、乾燥すると痒いのわかった？」。これで保湿の重要性は実によく理解していただけることになる。そうなれば、パパもそうだし、私も痒い、と本音が出始める。スキンケアのコツこそは、ベタベタに油脂を塗るんじゃない、水分補給だと申し分ない結論がでるのである。

外来での初期診療

19. ズック靴皮膚炎
（アトピー性皮膚炎患者ならその一部としてまとめて考える）

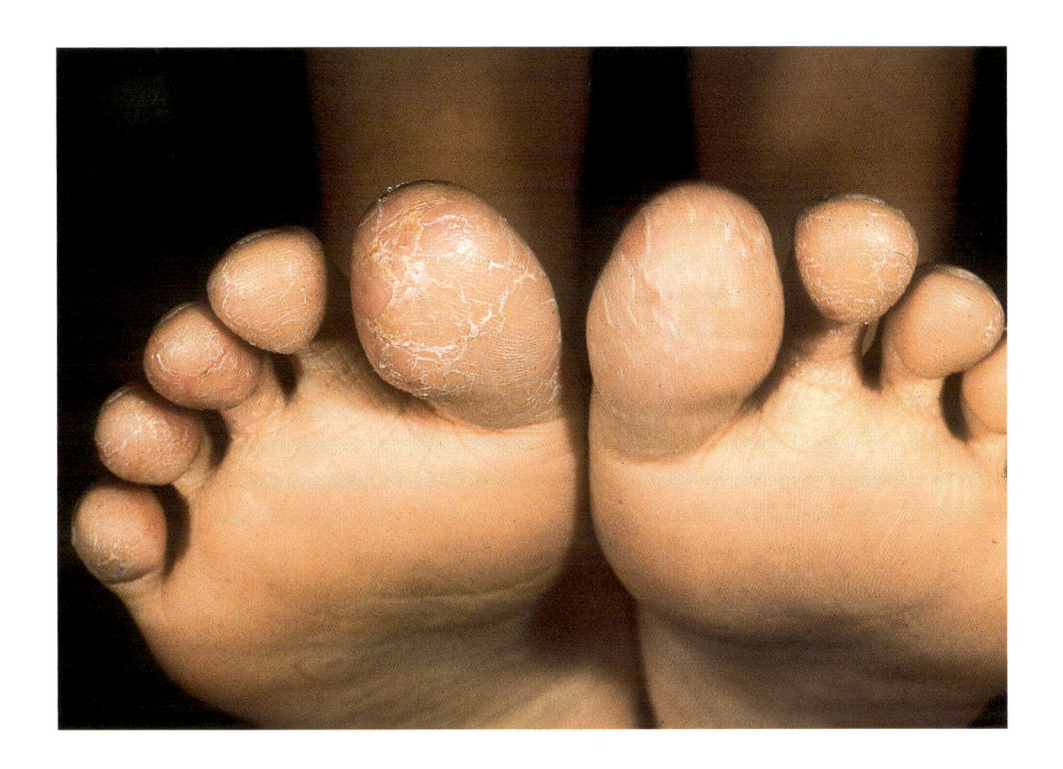

症状の目の付けどころ	左右の足の親指から全指の腹側に乾燥、落屑、一部に亀裂、指紋の消失がある。しかし詳細に見ても指の叉などにふやけたり、水疱形成など（白癬で頻発）はない。
Key Words	アトピー性皮膚炎、ズック靴皮膚炎、足指、ゴム底
外用薬	ヒルドイドソフト軟膏、ロコイドクリーム

123

診察のコツ

❶ 母親の訴えること

　こどもの足指の皮膚の変化を気にしている母親はかなり多い。しかし、診察時に患者の靴、靴下を両足ともに脱がせておく母親はあまり多くない。したがって、「足の湿疹がまだ治らない」とか「みずむしでしょうか」などと尋ねられたら、必ず両足を完全に露出させて、足指の間まで確実に観察するようにしたい。本来こどもに足白癬は少ないが、無いわけではない。したがって、足の観察抜きの診療は慎むべきである。

❷ 必ず尋ねておきたいこと

　アトピー性皮膚炎の診断基準はいろいろあるが、手の湿疹がしばしば認められることを特徴に挙げているものがある。手に湿疹性変化が好発するのであれば、足にも同様の傾向があってもおかしくない。そこで、足白癬を否定するためにも、とくに同居家族の足白癬患者の有無は確認しておきたい。

　同時に、受診時までにどのような治療が行われたかも知ることが重要である。他部位に行われた方法と異なり、足指だけは「親のみずむし」薬を使用している場合もあるからである。痒いか、否かも確認しておきたい。ズック靴皮膚炎とも呼ばれるこの変化では見た目よりは痒くないことが多い。また、靴を履く場合に靴下を履くか、否かも知っておきたい。靴下を嫌うこどもも多く、一方、素足でズック靴、長靴などゴム底靴を愛用するこどもに、この足指の変化が多いからである。

要約

　同じ湿疹性の変化でも、それが生じた部位によって症状の特徴が異なることは当然である。ズック靴皮膚炎はゴム製品の化学物質が汗に溶け込み、それが原因で体重のかかる足の親指腹側に左右対称に乾燥性、亀裂、指紋の消失が始まり、次第に他の足指、さらに足裏に向かって拡大する変化である。つまり接触皮膚炎の一種である。

　この年代のこどもの定番の履物はゴム底靴、雨天では長靴である。活発な年代とあいまって、一見単純な乾燥性変化をコントロールすることはかなり困難なことである。

専門医からのコメント

❶ 診断のポイント

　洗剤で荒れた主婦の手の変化を思い出せば、症状が同じであることがわかる。そして、患者が脱ぎ捨てた靴の種類を見ればさらに確実になる。幼児の履く靴の種類・デザインの多彩なことは驚くほどであり、さらに保育園・幼稚園などでは室内での履き替え靴（ゴム底）がある。新品であればもっともはっきりするが、この種類の靴には特有の化学物質臭があり、それが原因ともいわれる。ま

た、靴を持って踵を下にして軽く叩くと、驚くほどの砂場の砂がたまってくる。これもまた、手の湿疹同様に皮疹の原因になりうる。ズック靴年齢の生活の中に問題があることになる。

❷ 治療のポイント

　安静を保ちながら、スキンケアと外用療法を行うことが無理な部位が、足指腹側である。したがって、全治ではなく、深い亀裂、二次感染、炎症などが目立たずにズック靴年代を乗り切ることが治療の目標であることを母親に納得させることが重要である。

　朝、保育園・幼稚園に出る前にヒルドイドソフト軟膏を塗り、亀裂部にはロコイドクリームを重ねる。帰宅したら、汚れを洗い、同じことを繰り返し、靴下を取り替える。入浴後にも治療を行い、亀裂部にはラップを巻いておく（閉鎖包帯法、ただし週2回程度まで）。

❸ してはいけないこと

難治傾向に迷って、抗真菌剤などいろいろ試さないようにしたい。

❹ 専門医紹介のタイミング

　足白癬の可能性も含めて、難治な足指のズック靴皮膚炎型病変は、始めから専門医に紹介するほうが良い。

❺ 両親（母親）への対応

　母親に主婦湿疹、洗剤かぶれなどの手指の変化があれば、それと同じ性質の湿疹性変化であると説明する。つまり、局所への刺激は暮らし方が変わらない限り変わりようがないことを悟らせるのである。

診療のヒント

[擦り込んでは困る]

　塗り薬でも、スキンケア用品でも、それを家庭で使っているところをテレビ用にロケする機会に多く恵まれたことを感謝している。編集室で見ると、あの優しそうな面差しの母親が、それを塗る時の迫力は腰が抜けるほどである。こどもの腕をグイッと掴んで、逃がすものかと、一心不乱に塗り込むのである。やさしく、やさしく、手のひらで撫でさするように、とあれほど説明したのにと憮然たる思いにかられることがある。ハンドルを握ると人格が変わる、とよくいわれるし、事実自分がそうであった（もう運転は止めた）。女性は塗るものを手にするとそうなるのではないであろうか。こすりすぎると皮膚病は悪化するのである。

外来での初期診療

20. アトピー性皮膚炎

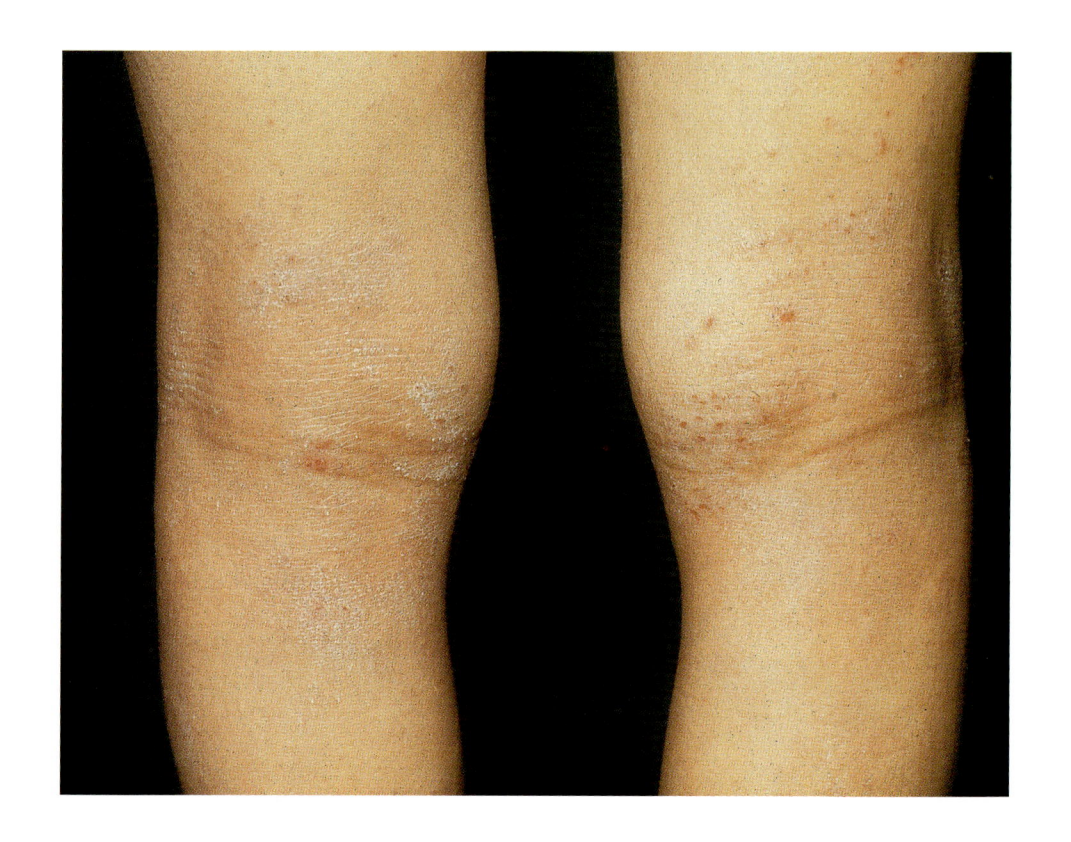

症状の目の付けどころ	膝関節屈面に、左右対称に掻破痕と苔癬化病変が見られる。程度はいろいろである。
Key Words	アトピー性皮膚炎、汗、関節屈面、苔癬化、アトピービジネス
外用薬	ヒルドイドソフト軟膏、ロコイドクリーム、キンダベート軟膏、プロトピック軟膏 0.03％小児用

診察のコツ

❶ 母親の訴えること

　四肢の関節屈面に湿疹性の病変があることがアトピー性皮膚炎の特徴であることを、たいていの母親は知っている。したがって、この症状があれば「アトピー性皮膚炎です」と、ズバリ訴えることが多い。その上、すでに症状が一進一退することに悩んだ経験も持ち合わせているのが普通である。

　とすれば、逆に乳児期の症状の特徴を医師側から「こうではなかったか」、「顔は、このようだったでしょう」などと指摘することで、医師がアトピー性皮膚炎に精通していることを母親に理解させることが可能になる。

❷ 必ず尋ねておきたいこと

　ただし患者であるこどもが初診患者であることは産婦人科外来では稀であろう。この場合には出生時からの皮膚変化など聞く必要はないとも考えられる。しかし、診察時にすでにある程度症状が進行した状態であるとすれば、やはり、初診までに家庭でどのような対応がとられたかは、確認しておく必要がある。市販薬、他医の治療内容、あるいはアトピービジネスと呼ばれる詐欺まがいの治療法など、何をどのくらい行ったのか、なぜ、それを続けなかったのか、も尋ねておきたい。

　とくに関節屈面に左右対称に痒い病変が存在していれば、診断がアトピー性皮膚炎以外になることはまずない。とすれば、症状の悪化がどのような時に起きるか、生活習慣の中でスキンケアとして、どのようなことに気を配っているかを知る努力が必要になる。入浴に関しての習慣（お湯の温度、石鹸・シャンプーの種類、洗い布の材質、擦り方など）、そして拭き方から、事後のスキンケアの方法（具体的に、使用量・回数など）などを知って、アドバイスすることが重要である。

要約

　かなり知識の多い母親でも、関節屈面になぜ変化が目だって来るかを知る者はまずいない。すでに1940年頃にアトピー性皮膚炎患者の汗を、健康人に皮内注射するとじんましんを生じることが米国で確認されている。筆者も追試して確認してあるが、近年この事実を初めて見つけたという報告が見られるのは、笑止である。さて、幼児は乳児よりも活動量が多いので、関節屈面の薄い皮膚に汗が繰り返して滲み込めば、その部位の変化は慢性化して特有な病変になるわけである。

専門医からのコメント

❶ 診断のポイント

　関節屈面の皮膚に、対称性に強い痒みを伴う局面があれば、まずアトピー性皮膚炎という診断が考えられる。この皮疹は次第に触るとゴワゴワの感じとなり、象の皮の様になってくる。同時に耳

切れ、他の関節屈面の変化、アトピー皮膚、合併症・家族歴なども併せて診断はむしろ、乳児期よりも容易になる。

❷ 治療のポイント

当然、"きれいに"、そして、"しっとり"のスキンケアが基本になるが、幼児期の患者をこの状況に保つことは至難の技である。その上、多くのこどもが保育園生活を送ることを考えると、保育施設での管理が課題になる。

保湿用スキンケアローションあるいはヒルドイドソフト軟膏を広く塗り、患部にロコイドクリームを1日2〜3回重ねて塗る。軽快したらキンダベート軟膏、さらには、その使用回数を減じて、数週間かけてプロトピック軟膏0.03％小児用とスキンケア用品のみで済むようにして行くのである。やがてはスキンケア用品で長期間コントロール可能になる。ただし、これは理想論で、実生活では、指示通りには薬剤が塗られない、汗などの汚れを始末してのケアが守られることは困難である、などの理由で慢性の経過を辿りがちになる。

❸ してはいけないこと

あせった母親が、アトピービジネスにあやつられるようになることを防ぐためにも、あやふやなアドバイスをしないことである。

❹ 専門医紹介のタイミング

典型的症状が確認できたら、とりあえずその時のみ救急的治療を行い、投薬歴を持たせて早めに紹介すべきである。

❺ 両親（母親）への対応

妊娠中の自己管理が良くなかったのではないかと落ち込む母親がかなりある。そうではなくて、新生児期から望ましいスキンケアを行えばかなり防げるものであると理解させ、次の妊娠を嫌わぬようにさせたい。

診療のヒント

[賞味期限]
　いろいろな商品に賞味期限が印刷されている。コンビニの棚に並んだ商品を選ぶのに、少しでも期限に余裕のあるものを見極めることは誰もがしていると思う。しかし、不思議にもこどもの塗り薬に関しては母親は別人に変化する。季節の一つや、二つが移り変わろうと、なにも気にせずにこどもに塗っている方が決して稀ではない。「あなた、化粧品はひと夏越したら変えませんか？」、答えは「イエス」である。とすれば、指を突っ込んでは使う容器に入った塗り薬を、後生大事に翌年また使いましょうというのはお止めくださいということになる。なぜか塗り薬は本当にケチケチしか使われないが、これも効果が出にくい一因となる。

外来での部位別診療

【部位別診療の読み方】
・外用剤と内服薬
　これらはすべて，私自身が日常の外来診療で好んで使用し，効果に満足している薬剤を，市販名で記載してある．

・スキンケア
　スキンケアを重視しての治療は，すべて共通のことである．したがって，個々にそのことには触れていない．どのような場合に短期間スキンケアさえも注意すべきか，どのような部位には通常はケアを行わないか，について，スキンケア関連の本文を参照されたい．

・免疫調整外用剤
　免疫調整外用剤は，ステロイド外用剤を使用することで病変が著明に改善された際には，その使用に移行することを試みるべきである．したがって，これもまた必ず行われる治療と考えて，個々の例について述べていない．

【註】
　アトピー性皮膚炎の治療に当たっては，下記の日本皮膚科学会生涯教育講座も参考になる．
　古江増隆，他：日本皮膚科学会アトピー性皮膚炎治療ガイドライン2003改訂版．日皮会誌　113(2)：119-125, 2003.

外来での部位別診療

A．頭部・項部のみかた

● みかたのコツ

　頭から項にかけては、普通頭髪で覆われている部分である。この部分の診察は大きく二つの目的に分けられる。その一つは、頭髪そのものの異常を診るということになる。今一つは、髪の毛が生えている地肌の問題ということになる。したがって、まず毛髪の異常のみかたということになれば、こどもの場合に起こりうることは、一つは毛髪が一部抜けてしまう、つまり毛が抜けるということに対する観察がある。今一つは、やや年長児になると、俗称「若白髪」といわれる変化が出てくることがある。普通なら白髪が出ない年代でありながら、それが見られるようになった場合には、皮膚科専門医にそれについての意見を求めるほうがよいであろう。

　問題は、例えば皮膚に異常があるなしにかかわらず、活発に運動すれば大変汗をかきやすいと考えられる乳児、あるいは幼小児の場合、頭の髪の毛のボリューム、ヘアスタイルというようなことが、皮膚のトラブル以前の問題として気になることである。もし湿疹性の変化があり、痒みを伴っているような場合には、髪の毛のボリュームが非常に多いと、当然のことながら熱がこもり汗もこもって、痒みが増してくる。したがって、非常に頭髪の量の多いこどもの場合には、誰が髪の毛を整えるのかを尋ねた上で、季節に応じてボリューム全体を調節させる、あるいはヘアスタイルを長い髪の毛が首筋などにかからぬように、束ねて整えさせるアドバイスをすることなども、必要になってくる。

　次に、どのような年代のこどもであっても、頭髪部の臭いを嗅いでおきたいと思う。頭髪の手入れが悪ければ、当然汗くさい臭いがするが、問題はそれだけではなくて、そこから匂ってくる香料が非常に強いような場合には、どのようなシャンプーを使っているのかということも、一応質問しておいたほうが良いからである。

　次に毛髪の根元を丹念に分けながら、地肌の観察を始めることになる。頭部の皮膚のトラブルについては、特に頻繁に掻くということがない限り、訴えとしては直接的に訴えられないことが多い。そのような場合には黙って見過ごさず、やはり手順として注意深く観察するという習慣を付けておきたいものである。頭部は頭のてっぺんである頭頂部、側頭部、前頭部、後頭部などというように、結構部位別にそれぞれ名前が付けられていることでもわかるように、観察のポイントも漫然と見るのではなく、区分して見ていきたいと思う。

　例えば、一面に炎症を伴った変化があるのか、それが部分的であるのか、あるいは掻きこわしがあるのか、膿痂疹様の痂皮が付き始めていないか、そのようなことを丹念に見ておく必要がある。もちろん頭ジラミなどの問題も、最近再び登場してくるようになった。年長児などの場合にはどのようなシャンプーを使うか、その後のトリートメントをするか、ヘアカラーなどを使用している

か、毛の質そのものがダメージを受けていないかなどの注意深い観察も、行ってみてしかるべきと考えられる。

　後頭部から項にかけて、俗に「盆の窪」といわれている凹みが、首筋にあるが、この部分は湿疹性の病変が非常に出やすい場所であり、他の部位がかなり経過良好な場合のアトピー性皮膚炎のこどもたちでも、この部分に長い間、慢性の湿疹性の変化が残ることがある。他の部分に何も変化がないからといって、後ろを向かせて項の部分のチェックをすることを怠ることがないようにしたい。むしろ積極的に項の部分を観察し、そこの症状の程度を本人、あるいは母親に確認させておくという注意も、必要かと思われる。

　また新生児、乳児の場合、この部分に「ウンナ母斑」といわれる、生理的ともされている血管腫の変化が、かなり長い間存在している。これを積極的な観察で見つけ、母親に、このような赤い変化があることに気が付いているかどうかということを質問してみるのも、よいと思われる。なぜなら、こちらから指摘するまでその存在に気付かなかったという母親が、かなりの割合であるからである。それを先に指摘することで、非常によくこどもの皮膚の状況を見極めてくれる医師なのだという、一種の安心感を母親に与えることもできるわけである。

　頭髪の疾患として経験上、満１歳を過ぎるとかなりの割合で、円形脱毛症そのものが見られるようになってくる。毛が抜けるという訴えがあった場合には、ある程度の物理的な力を指に加え、髪の毛をくしけずるように引っ張ってみることで、非常に簡単ではあるが、そのこどもの脱毛が診察時に、まだ進行性であるか否かの見極めがつけられる。髪の毛の色、質などの問題については、個人差が非常に大きく、遺伝的な問題も絡んでいる。しかしその問題についての悩みを訴えてくる親は、少ないように思われる。

A−1

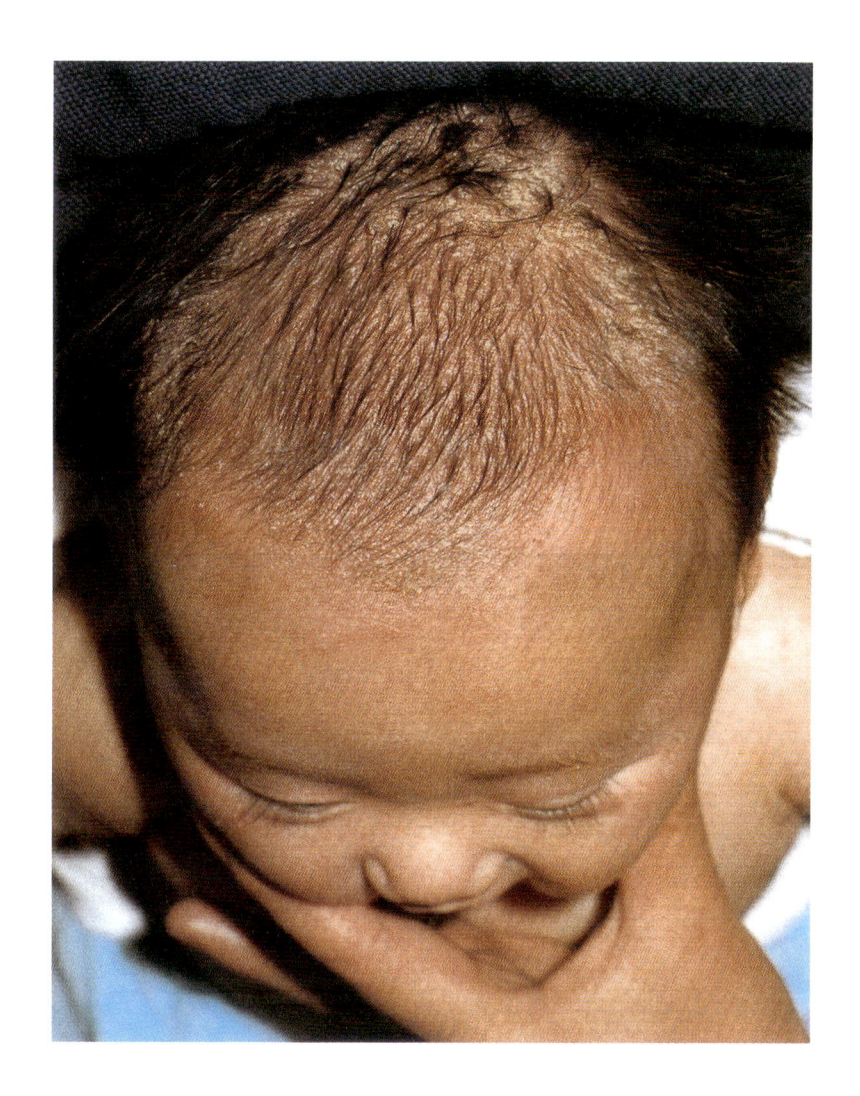

症状のみかた
1. 頭部を中心に脂漏性痂皮が付着している。
2. 頭部から前額部に紅斑あり、一部湿潤する。
3. 顔面にも紅斑、丘疹あり、搔破痕もある。
4. 従来行っているスキンケア法を確認する。

処方と指示
外用薬：1) アンテベートローション
　　　　2) キンダベート軟膏
内服薬：1) アタラックスＰシロップ　2.0
　　　　ml　就寝1時間前　5日間のみ

1. 痂皮除去後に外用1)を少量塗擦させる。
2. 顔面患部は2)を1日3回薄く塗擦させる。
3. 外用の1)、2)は症状軽快まで、以後スキンケアのみとする。
4. 洗髪、洗顔は励行、その後に外用処置施行。

日常の注意
1. 家族歴でアトピー素因の有無を確認する。
2. 他部位の瘙痒性皮疹の発現に注意する。
3. アトピー性皮膚炎に移行する可能性あり。
4. 治療の中止は医師の指示によって決める。

外来での部位別診療

A-2

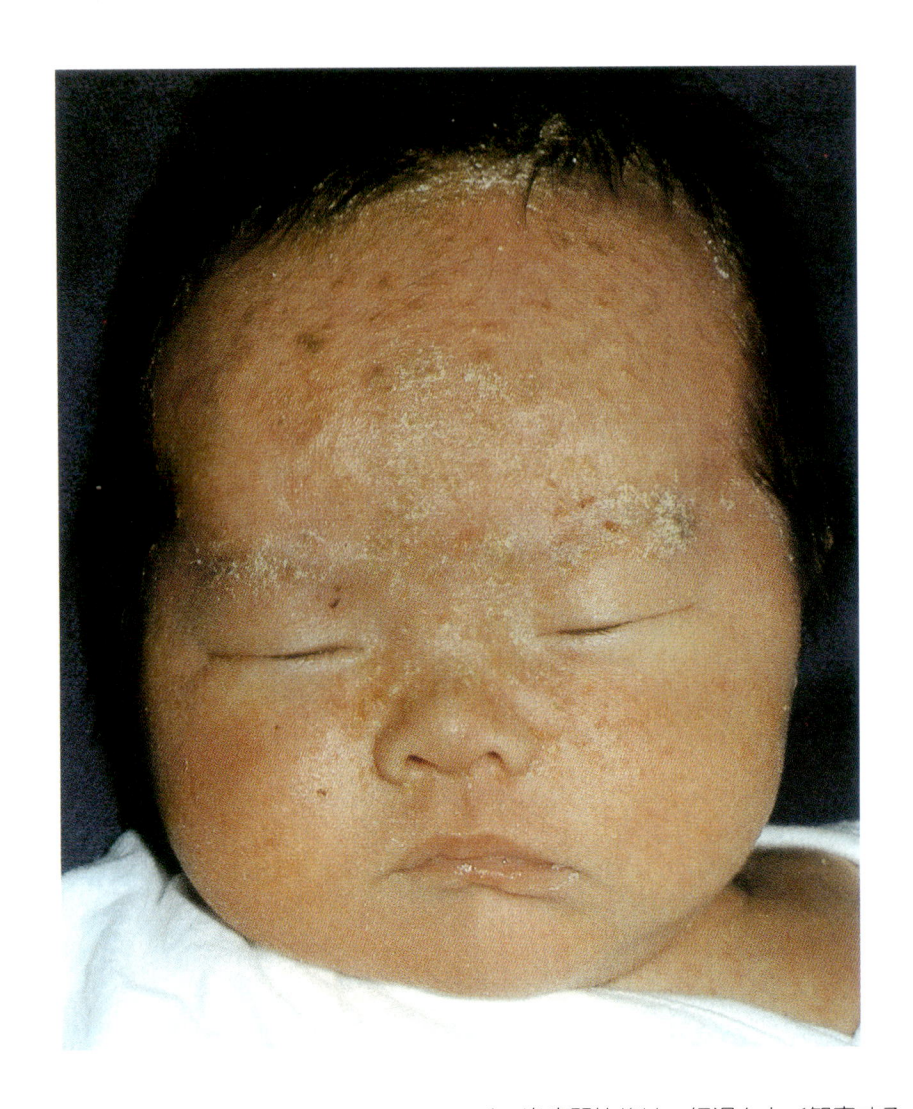

症状のみかた
1　頭髪部から顔面の脂漏部位に痂皮が付着。
2　顔面は潮紅し、小丘疹が多数認められる。
3　搔破による血痂、びらんも散在している。
4　治療歴の有無と内容について確認する。

処方と指示
外用薬：1) アンテベートローション
　　　　2) ロコイドクリーム
内服薬：1) アタラックスＰシロップ　2.0
　　ml　就寝1時間前　5日間のみ

1　治療開始後は、経過をよく観察する。
2　症状軽快後はスキンケアのみで経過観察。
3　内服 1) は早めに中止して支障ない。外用は少なくとも 10 日続行。
4　洗髪、洗顔は励行、その後に外用処置する。

日常の注意
1　アトピー性皮膚炎に移行の可能性がある。
2　他部位の湿疹性変化の有無に注意が必要。
3　一定期間毎に受診させ経過を観察する。
4　栄養方法が原因となっているとはいえない。

外来での部位別診療

B. 顔面のみかた

● みかたのコツ

　こどもの年齢にかかわらず、こどもの顔の皮膚に現れる変化を気にして相談する母親は、非常に多いものである。また、年代がある程度大きくなってくると、患者であるこども自身から、いろいろな訴えが直接出されるようになる。診察ではまず、顔全体の印象を、注意深く見極める必要がある。すなわち、顔面で、皮膚の病変がどの部分に目立っているかだけではなくて、どの部分にないかというみかたが、治療あるいはスキンケアのアドバイスの上で、非常に役立つからである。

　最もよく見られるアトピー性皮膚炎について考えてみたい。よく知られていることは、アトピー性皮膚炎の乳児期には、顔に症状が目立つということであろう。当然のことながら、それを訴えて乳児を連れてくる母親が多いが、全員がこどもの顔に目立っている皮膚の症状に気を取られていて、どこに症状がないのかということを忘れてしまっている。改めて、どこに皮膚の変化がないかということを問いかけると、母親もさすがに鼻と鼻翼、それを取り巻く部分、つまり脂漏部位と思われる所には皮疹がないということに気が付くのである。

　そこで改めて、その部分が乾燥とは縁が遠い部分であることを説明し、それ以外の部分についてのスキンケアがどのように行われていたのかを同時に尋ねて誤ったケアがあれば指摘する。また一方では皮膚の表面がしっとりしている限り、その部分に湿疹性の変化が現れてこないということを、母親に認識させることができる。このことでスキンケア、ないし皮膚に外用剤を用いることの重要性を認識させることができ、薬を塗るということ、あるいはスキンケア用品を用いるということの動機付けが、可能になるのである。

　次にやや詳細に、顔を部分的に観察していきたいと思う。まず生え際を見てみたい。すると生え際から１センチから２センチぐらい頭髪部の奥にかけての部分、あるいは額の右左、両脇の生え際の部分に、頭髪で隠されてしまって気が付かないことが多いが、湿疹性の病変が見つかることが少なくない。前髪を上げて、額の生え際をよく観察するという習慣を付けておきたいものである。

　次にやや下がって、眉毛に移っていきたい。眉毛の部分は乳児期、それも新生児期には、スキンケアが十分に行われていないと、よく脂漏性の痂皮が付いてくる部分である。この部分の脂漏性痂皮の付きかたで、その家庭での赤ちゃんの顔の洗いかた、拭きかたなどの状況を推測しうる。

　さらに下がって瞼の部分になると、特に乳児期から幼児期にかけてアトピー性皮膚炎が重い場合、この部分に湿疹性の病変が目立っていることが少なくない。この場所の湿疹性の病変を早く軽快させないと、アトピー性の白内障、あるいは網膜剥離の誘因になることは、よく知られてきたところである。つまり瞼の痒みということについても、注意を払わなければならないが、この部分に外用剤、塗り薬を使うことを嫌う母親が少なくないのが問題である。その場合には、別に述べる

が、薬の塗り方とその安全性ということを、充分に説明を加えなければならなくなる。また忘れてならないのは乳児の場合、いわゆる逆さ睫毛、あるいは先天性の鼻涙管の閉塞などということがあって、常に瞼が気になるというしぐさを見せることがあることである。これが他の病気と誤られて、無駄にアレルギーの検査とか治療がされていることも少なくない。

　両方の耳の前から頬にかけては、湿疹性の変化がいちばん認められやすい場所である。明らかな湿疹性の病変とまで至らなくても、頬がドライスキンの状況に陥ってしまっている乳児は非常に多い。きれいにしておこうという母親のスキンケアの考えには問題がないわけであるが、一つ忘れていることがある。それはその後でしっとり感を持たせるように、スキンケア用品を用いるということが行われないと、すぐに乾燥性の変化になってしまうということである。このことは一般的に新生児期を過ぎた乳児では、皮脂そのものの分泌機能が低下しているということからも、容易に考えられるところである。

　口の角の所に口角炎の症状が認められるこどもも、時にあるが、昔より減っている。また唇が乾燥し、常にそこを剥く、ないし嘗めるということで、口の周りに皮膚炎を起こしているこどもたちもある。それだけではなくて生活習慣上、手の甲、ないし袖口で口の汚れを拭っているかいないかなども、頬や唇などをよく観察すると見分けることができる。このような場合は、この生活習慣が改まらない限り、頬と唇の湿疹性の病変は、なかなか良くならない。口の汚れを手の甲で拭くような年代になってくると、こども自身が質問に対して答えられる年代であることが多いわけである。したがって医師のほうから、このようにして口の周りを拭かないかと、直接こどもに向かってそのしぐさをしながら問いかけて、本人から確かな返答を得ておく必要がある。母親に質問したのでは、そのようなことはしない、という答えが返ってくることも少なくないからである。

　さらに乳児の場合には頤の下、つまり顎から首にかけての部分に、ちょうど梅干しぐらいの大きさの極端に炎症の強い、しばしばびらんしてくるような湿疹性の病変を示すことが少なくない。涎の多い時期などによく見られる現象であるが、これを短期間に良い状態に持ってくることは、かなり困難である。いわゆる涎かぶれの状態は、そのような時期が過ぎるまでは、びらんがどうやら治まっているくらいの状態で、治療の効果としては十分なのだ、と母親に納得させておかないと治療に対する不満のもとになる。

B-1

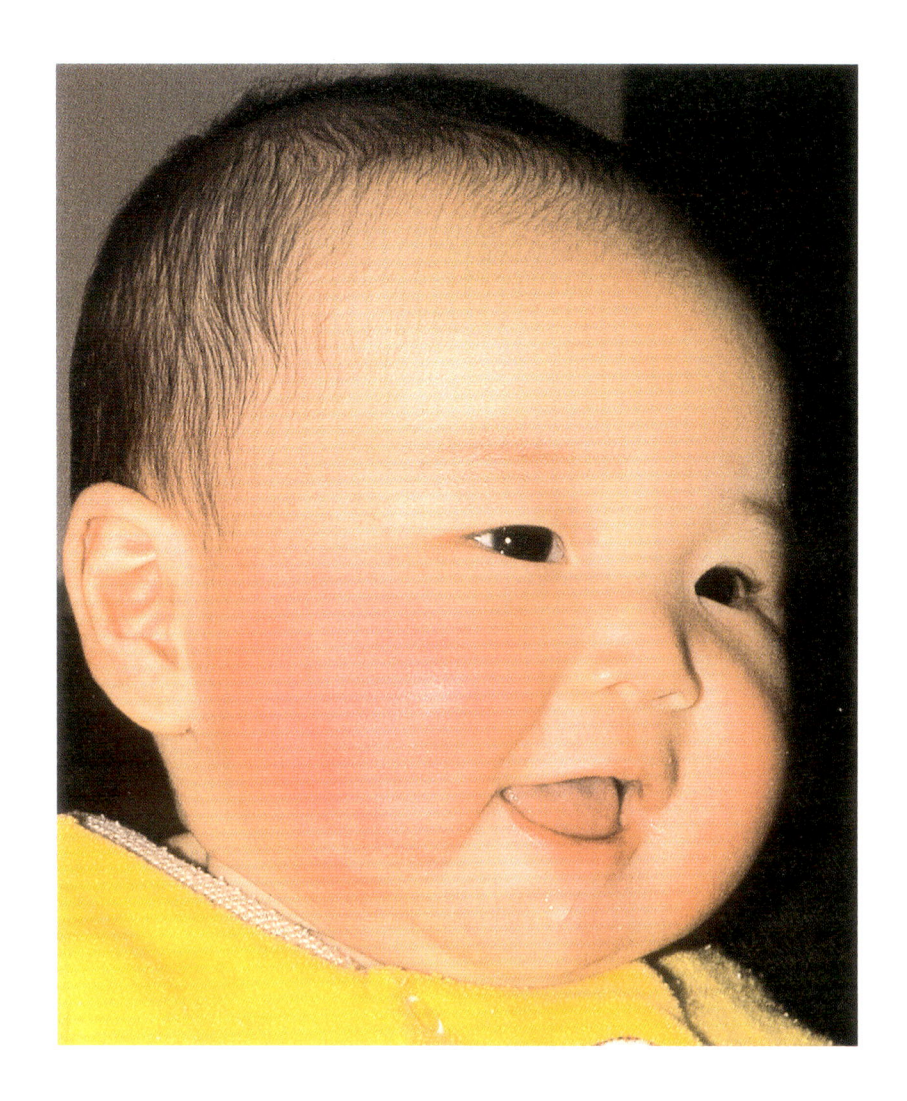

外来での部位別診療

症状のみかた
1 両頬部、頤部、下顎部などの紅斑。
2 搔破痕、湿潤傾向はないが、小丘疹あり。
3 絶えず流涎があり、口囲、頸部が汚れる。
4 従来行っているスキンケア法を確認する。

処方と指示
外用薬：1) キンダベート軟膏
内服薬：不要

1 食物の汚れや、流涎清拭後は、その都度スキンケアと処置。
2 入浴時石鹼の使用は可、その後にはスキンケアと外用処置。
3 瘙痒感が認められれば A-2(134頁)を行わせる。
4 外用1) が口に入っても心配ない旨を説明。

日常の注意
1 涎かけは常に清潔で乾燥したものに交換。
2 家族歴でアトピー素因の有無を確認する。
3 他部位の皮膚変化の発現に注意が必要。
4 食物による汚れが病変部に残らぬようにする。

B-2

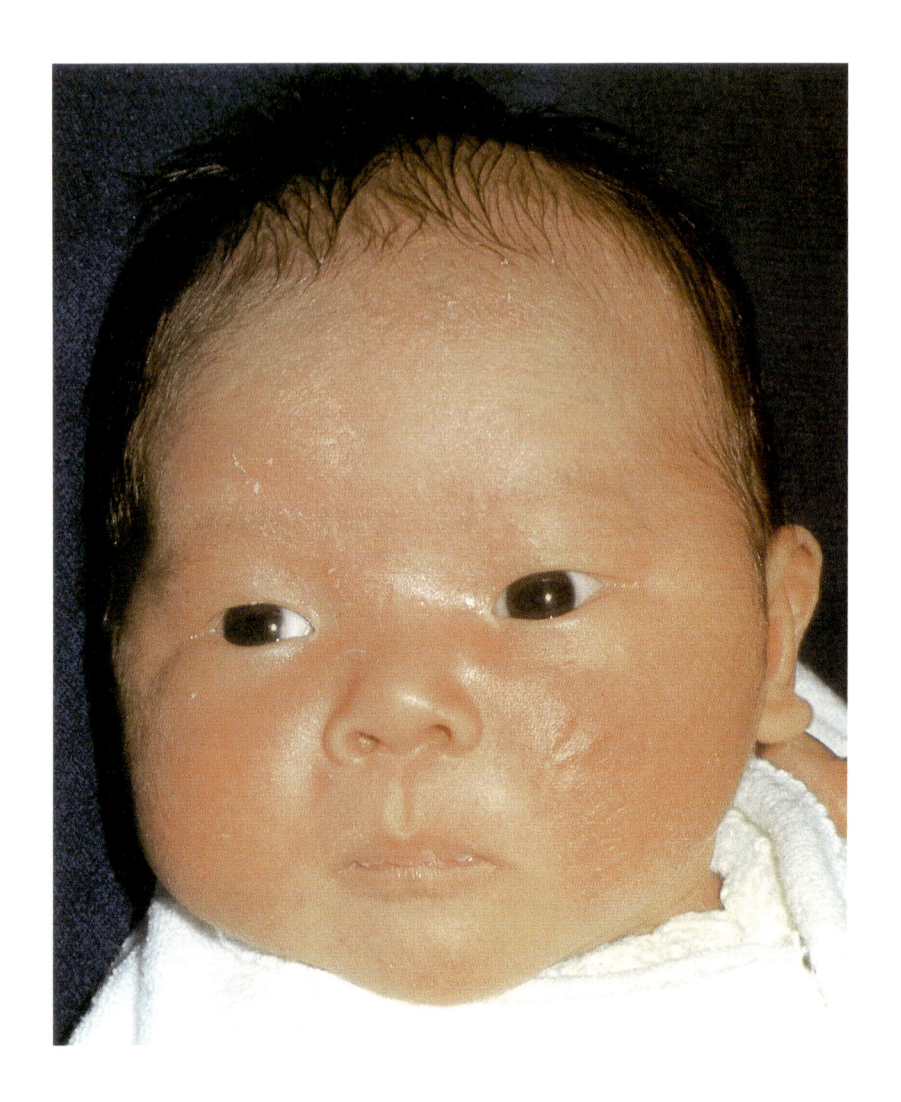

症状のみかた
1 顔面から頭部にかけての紅斑落屑性変化。
2 とくに頬部には、ひび割れ状態を認める。
3 落屑は薄い膜様で、日焼け後のものに似る。
4 既往に使用した外用薬類の確認が必要。

処方と指示
外用薬：1) キンダベート軟膏
内服薬：不要
1 来院時まで使用していた外用薬類を中止。
2 洗顔と石鹸使用は可、その後ケアと外用処置。
3 瘙痒感があるようならば A-2(134頁)を試みる。
4 1日4～5回の外用処置を最低7日行わせる。

日常の注意
1 清拭後放置した、誤った処置の証拠。
2 ベビーオイルがその原因であることも多い。
3 軽快後もスキンケア続行が大切。
4 アトピー性皮膚炎の場合のみとは限らない。

外来での部位別診療

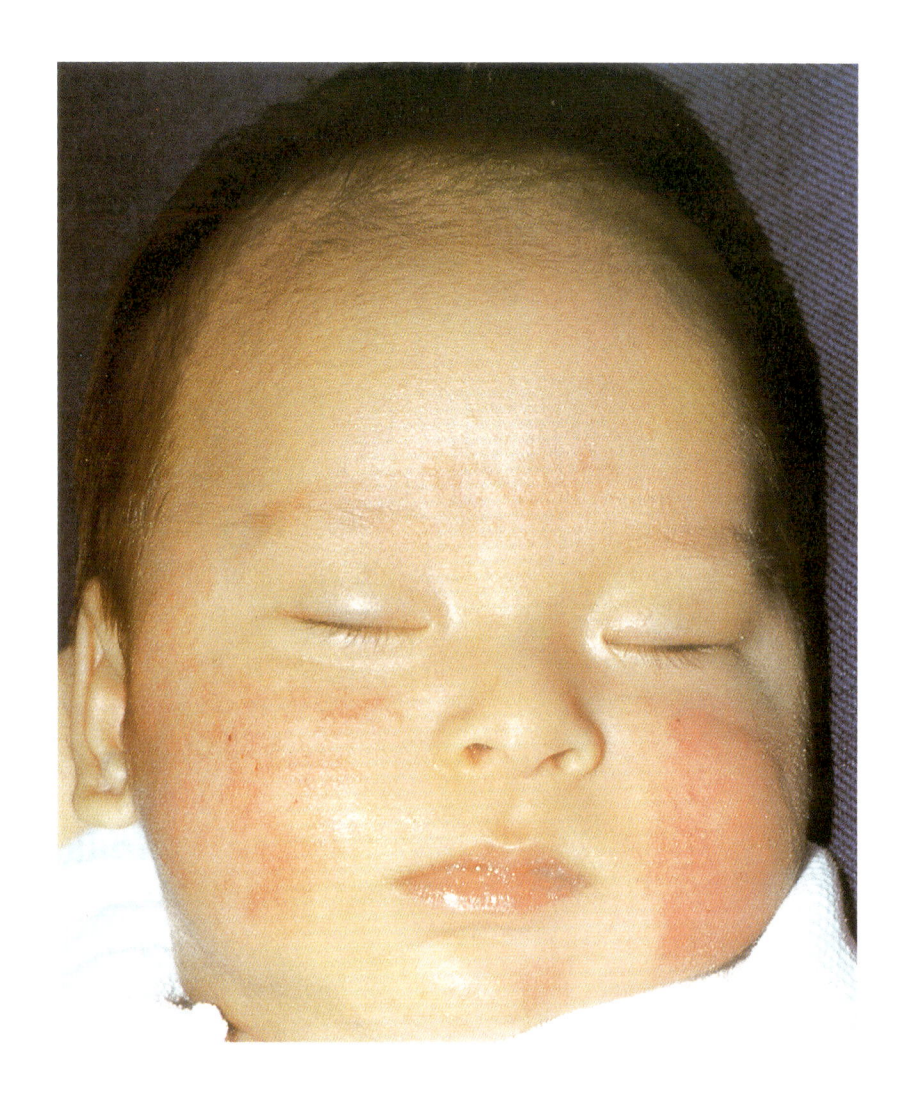

B-3

症状のみかた
1 眉間、両頬部と頤部に軽度の発赤を伴う変化。
2 よく見ると小丘疹、小水疱性丘疹が存在。
3 搔破により生じた小血痂が点在している。
4 家庭でのスキンケア法を確認しておく。

処方と指示
外用薬：1) ロコイドクリーム
　　　　2) サトウザルベ
内服薬：アタラックスPシロップ　2.0ml
　　　　就寝1時間前　5日間

1 外用1)を、1日2〜3回薄く塗擦から開始。
2 外用2)は症状の目立つ部位で1)に重ねる。
3 2週後、再燃のないことを確認しスキンケアのみとする。
4 入浴時の洗顔、石鹸使用は支障ない。

日常の注意
1 アトピー性皮膚炎乳児期の可能性が大きい。
2 他部位の湿疹性変化の発現に注意が必要。
3 治療方法の変更は医師の指示による。
4 アトピー性皮膚炎の経過を詳細に説明する。

B-4

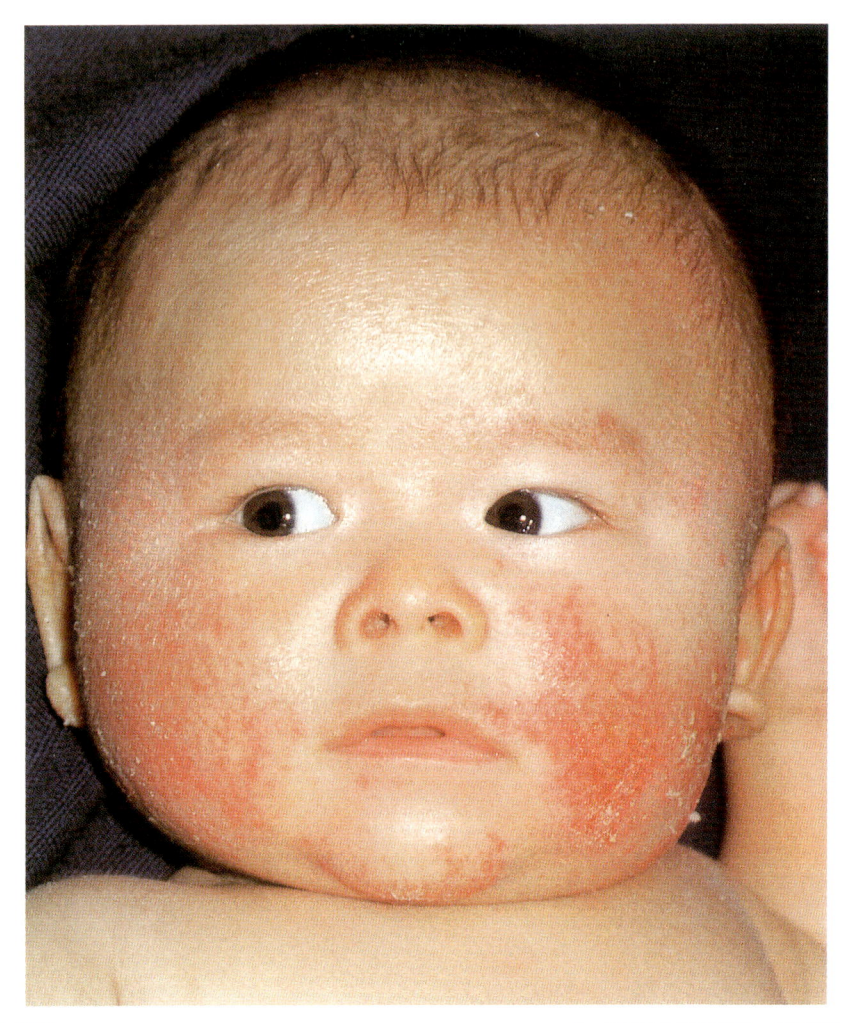

症状のみかた
1 鼻と口囲の凹部を除き、顔面下半に湿疹性変化。
2 紅斑からびまん結痂に至る多彩な変化あり。
3 瘙痒の程度、就寝時のぐずり方など確認。
4 来院時までの治療歴について詳細に聴取。

処方と指示
外用薬：1) ベトノバールGクリーム
　　　　2) ロコイドクリーム
　　　　3) サトウザルベ
内服薬：1) アタラックスPシロップ　2.0 ml　就寝1時間前　5日間

1 重症部は外用1)、その上に3) 重層。中等症以下は外用2)。
2 最初の2日間はスキンケア休止。
3 軽快すればB-3(139頁)に移行する。
4 外用は1日3～4回から始め、次第に減ず。

日常の注意
1 食物制限は不要だが、口囲の汚れには注意。
2 入浴ことにシャワー、石鹸使用は可である。
3 他部位の湿疹性変化にはその対策が必要。
4 常にスキンケアする必要性を詳細に説明する。

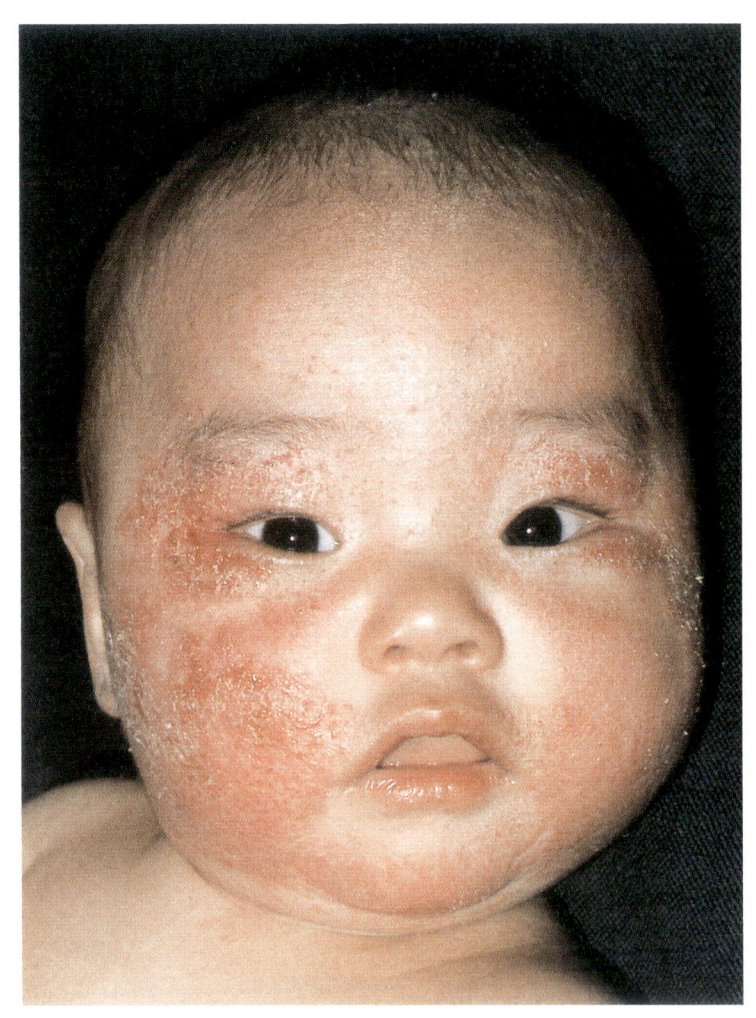

B-5

症状のみかた
1 鼻、口囲の一部以外、顔面全体に湿疹性変化。
2 眼瞼部にもびらん結痂があるのは、瘙痒高度。
3 びらん部の黄色痂皮はブドウ球菌感染あり。
4 来院時までの治療歴について詳細に問診。

処方と指示
外用薬：1) ベトノバールGクリーム
　　　　2) ロコイドクリーム
　　　　3) サトウザルベ
内服薬：1) アタラックスPシロップ　2.0
　　　　　ml　就寝1時間前　5日間

1 外用1) 塗擦後、外用3) をやや厚めに重層塗擦。
2 眼瞼縁部は最初外用1) を使用、後2) に。
3 軽快後はB-4(140頁)、B-3(139頁)へと医師の指示で変更。
4 外用回数は1日4〜5回から漸減すること。

日常の注意
1 衣服の刺激と食物などの汚れを絶えず排除。
2 感染が考えられればシャワー使用が適当。
3 他部位のアトピー性皮膚炎病変はまず必発。
4 軽快は望めても完治は遠い先と説明。

外来での部位別診療

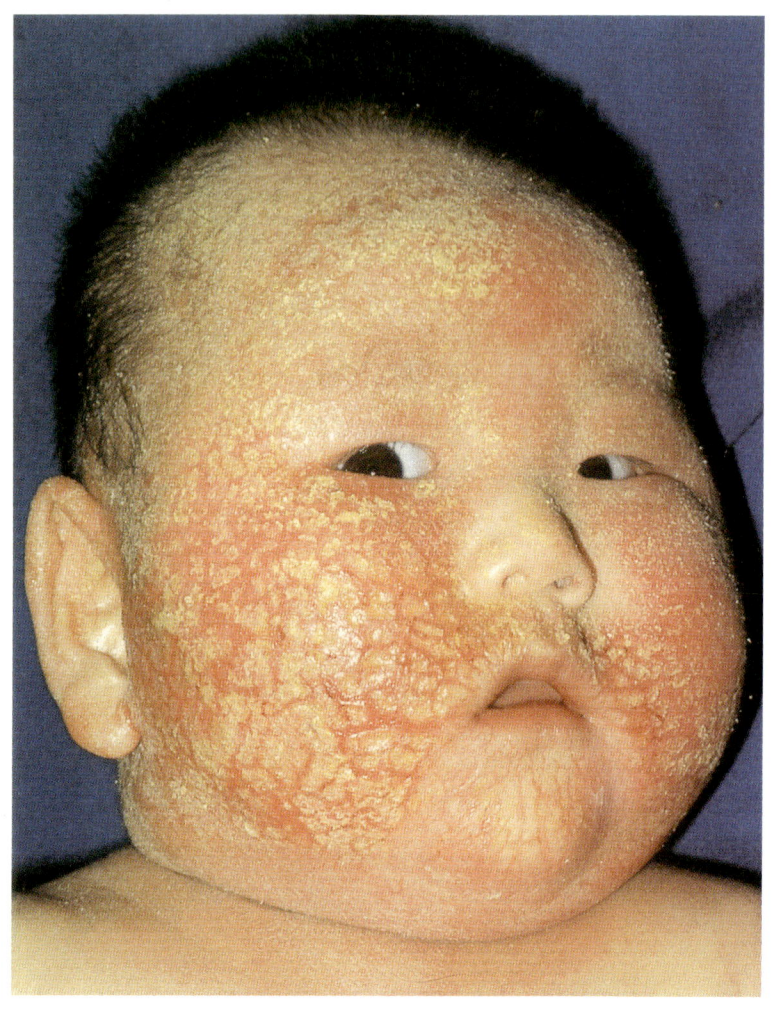

B-6

症状のみかた
1 顔面から頭部、さらに軀幹におよぶ広い病変。
2 びらん結痂し、黄色ブドウ球菌感染が存在する。しかし、鼻部は皮疹がない。
3 瘙痒による食欲や睡眠の障害などを確認。
4 来院までに行われていた治療法を確認する。

処方と指示
外用薬：1) ベトノバールGクリーム
　　　　2) サトウザルベ
内服薬：1) 黄色ブドウ球菌感受性抗生剤ドライシロップ適当mg/kg　分2～3　5日間

1 外用1) 塗擦後同2) を重層、1日4～5回反復。
2 内服1) は最低5日間、止痒剤併用も可。
3 軽快確認後に医師の指示でB-5(141頁)、B-4(140頁)に移行。
4 眼脂があれば抗生剤点眼。

日常の注意
1 B-5と同様であるが、母親の理解力に注意。
2 重症例は必ず家庭療法に問題がある。
3 食物の制限を行う必要はない旨を説明。
4 入浴はシャワーで、衣服を清潔にさせる。

B-7

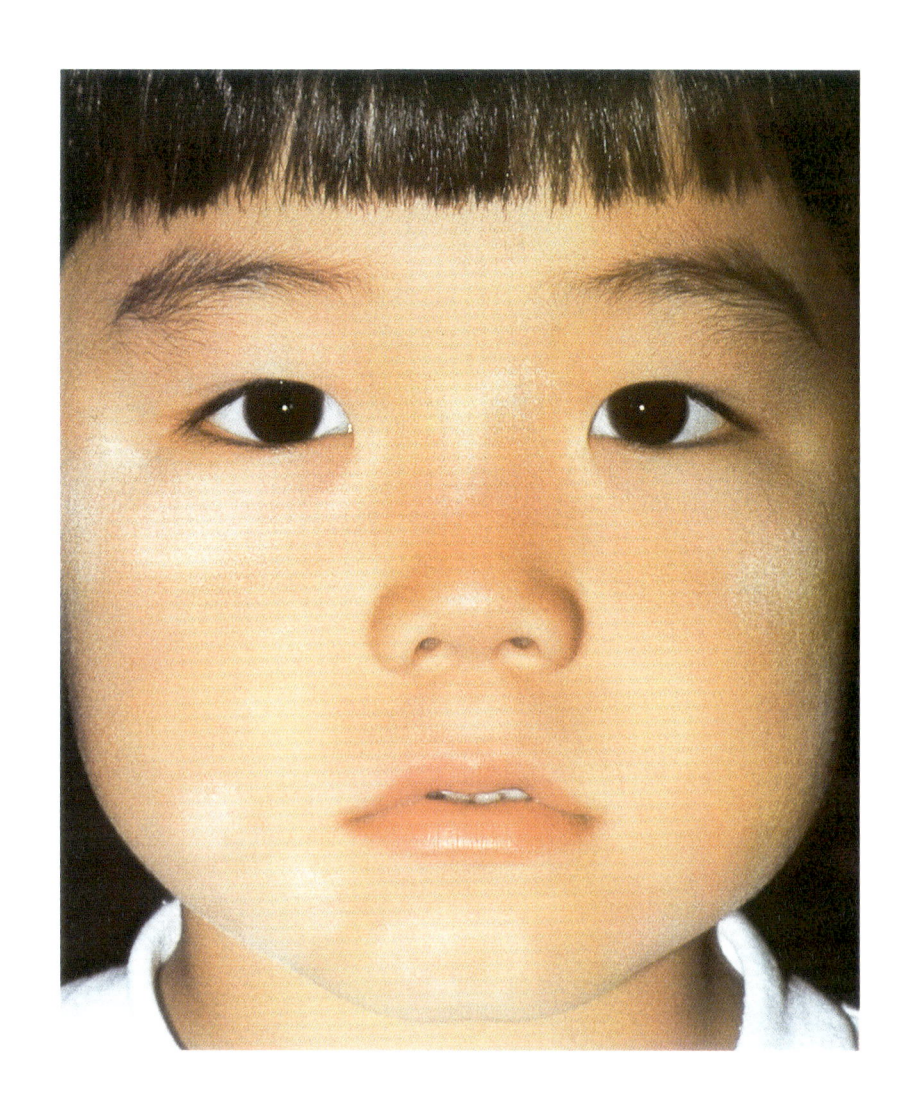

症状のみかた
1 いわゆるハタケと俗称される変化である。
2 爪甲大類円形、境界不明確な不完全脱色斑。
3 詳細に観察すると微細な粃糠様落屑あり。
4 瘙痒感はないが、アトピー素因が考えられる。

処方と指示
外用薬：1) コンベッククリーム
　　　：2) キンダベート軟膏
内服薬：不要

1 洗顔後に外用1)または2)を薄く塗擦させること。
2 治療を希望しなければ放置しても支障ない。経過が長びくようなら外用2)。
3 軽快を見るには数ヵ月を要するのが普通。
4 石鹸を使用して支障ないことを説明。

日常の注意
1 家族歴などからアトピー素因の存在を確認。
2 かつて伝染するとされたのは誤りである。
3 日焼けすると目立つことを説明しておく。
4 普通の生活をさせていて全く支障ない。

B-8

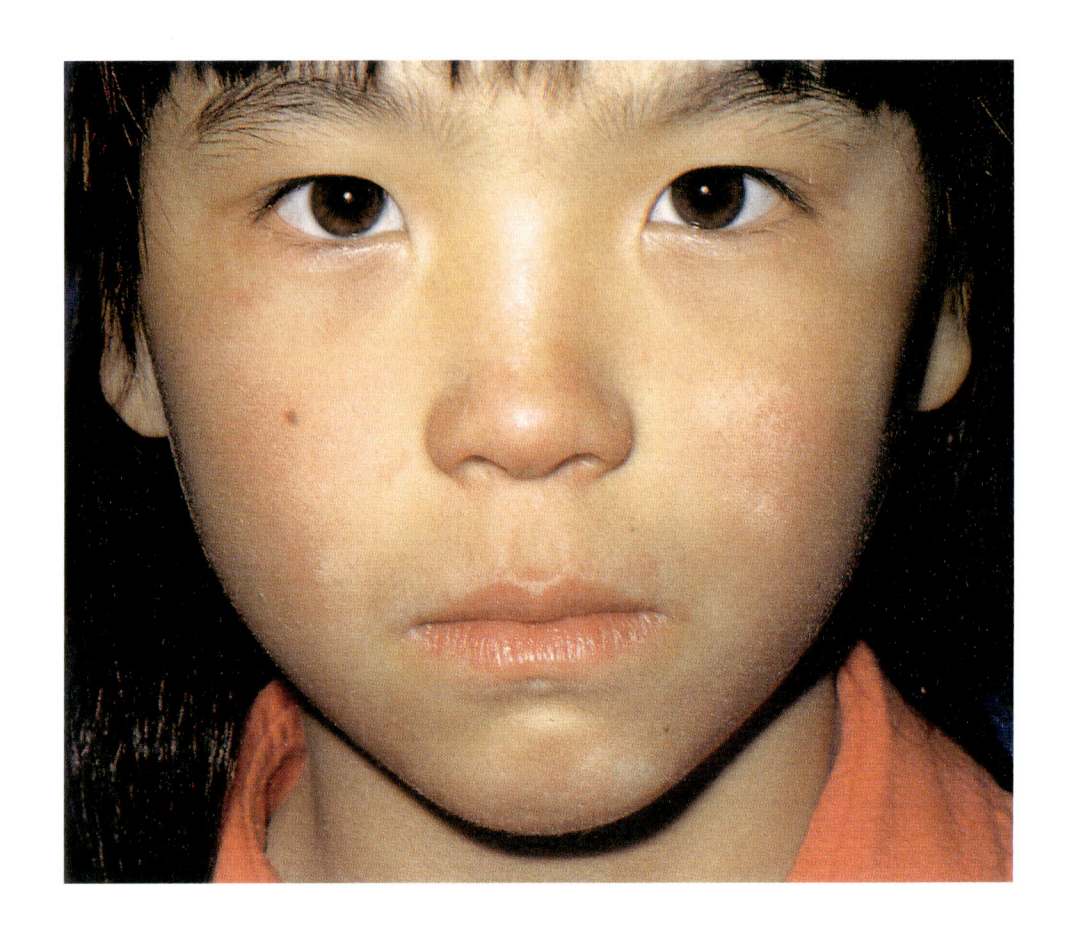

症状のみかた
1 軽度なハタケの状態が頰部に散在する。
2 左頰部中央付近には爪甲大の紅斑落屑局面。
3 同部に軽度の瘙痒感があることがある。
4 他部位のアトピー性皮膚炎の病変に注意すること。

処方と指示
外用薬：1) コンベッククリーム
　　　　2) キンダベート軟膏
内服薬：不要
1 朝夕洗顔後外用1)を長期間塗擦させること。
2 石鹸を使用しても支障はない。
3 炎症性変化は改善しても色素脱失は暫く残る。
4 食物の制限、水泳の禁止などは不要である。

日常の注意
1 アトピー性皮膚炎の一表現型であると説明。
2 他部位の病変があれば適宜対策を講じる。
3 日焼けで一次的に病変が目立つ傾向あり。
4 スキンケアを守るのみでも充分である。

B-9

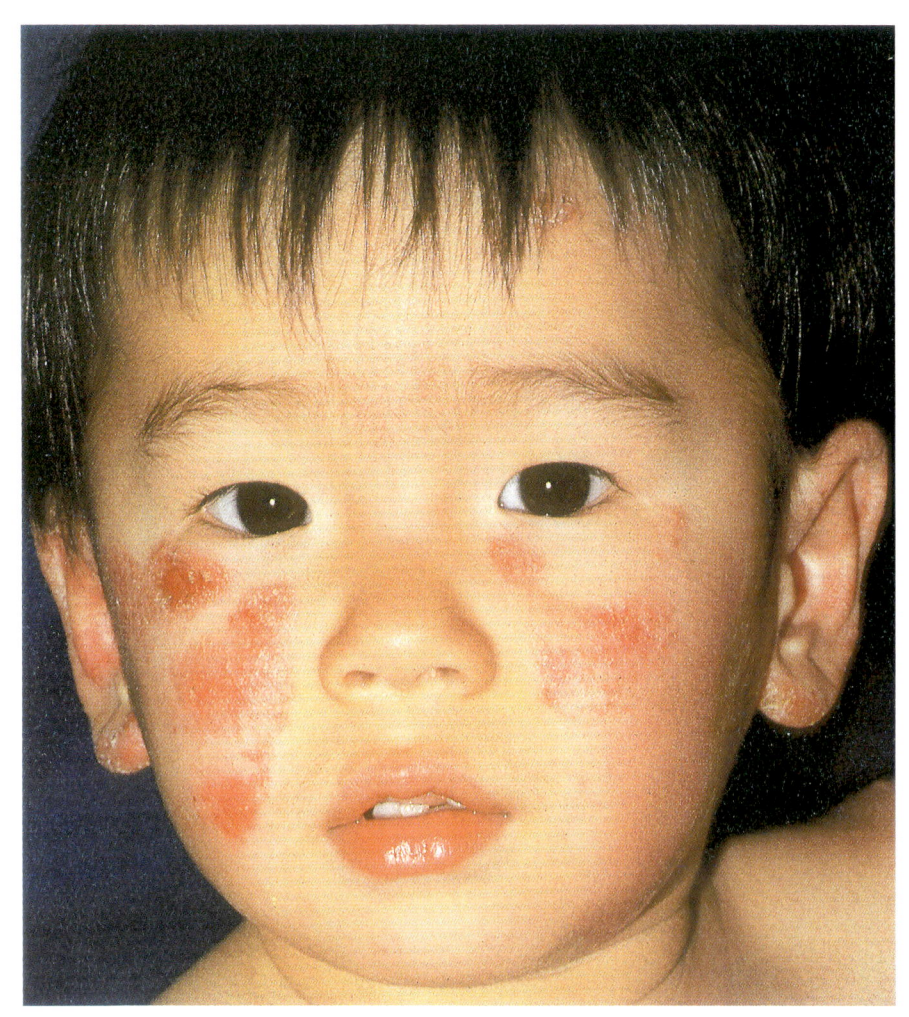

症状のみかた
1 湿潤傾向ある変化は年長児顔面には少ない。
2 境界明確な発赤、小水疱性丘疹、びらん面。
3 瘙痒感の程度は患児自身にも確認する。
4 他部位のアトピー性皮膚炎病変に注意する。

処方と指示
外用薬：1) ベトノバールGクリーム
　　　　2) ロコイドクリーム
　　　　3) サトウザルベ
内服薬：1) アタラックスPカプセル　就寝1
　　　　　時間前　5日間
1 外用1)塗擦後外用3)を重層、1日3〜4回反復。
2 症状がやや軽ければ外用2)から。
3 皮疹改善を確認後にB-8(144頁)に移行する。
4 石鹸洗顔は可、その後で必ず外用薬塗擦。

日常の注意
1 びらん面には黄色ブドウ球菌感染があると説明。
2 汚れを残さず清潔な生活を行わせること。
3 一定期間毎に再診、経過を観察させること。
4 他のアトピー性疾患の有無に注意する。

B-10

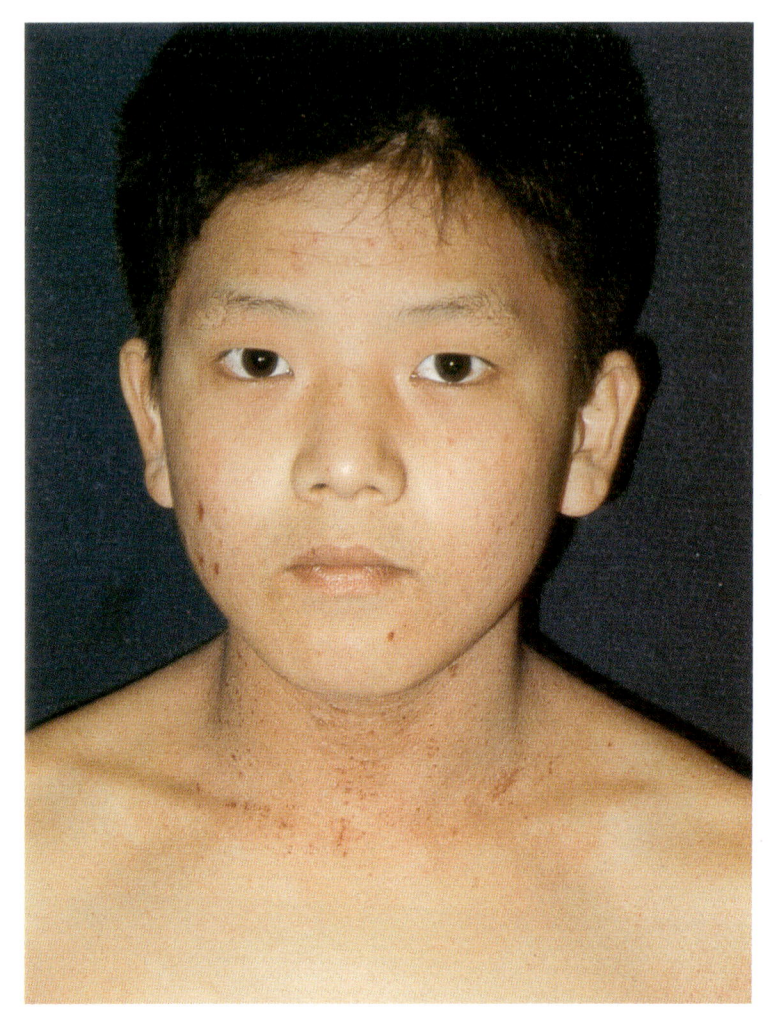

症状のみかた
1　顔面全体が乾燥し、軽度に色素沈着あり。
2　前額部は苔癬化し、眉毛外 1/3 が疎となる。
3　搔破痕が認められ、全指の爪甲に光沢あり。
4　他部位にアトピー性皮膚炎病変が必発する。

処方と指示
外用薬：1）アンテベートクリーム
　　　　2）ロコイドクリーム
内服薬：1）アタラックスＰカプセル　就寝1
　　　　時間前　5日間。
1　朝夕石鹼洗顔後に外用2）を中等症部、軽症部に薄く塗擦。
2　苔癬化局面、瘙痒甚しい部分に外用1）。
3　軽快確認後に、外用1）使用回数を漸減し、外用2）に移行する。
4　止痒の内服1）は傾眠作用のため朝は用いない。

日常の注意
1　眼瞼部の外用方法を本人にもよく指導する。
2　年長児は学業優先で再診が困難。2週後にB-9（145頁）に移行する前には必ず再診。
3　冬季悪化が原則なので予め対策を講じる。
4　思春期経過中に自然に軽快する者が多い。

B-11

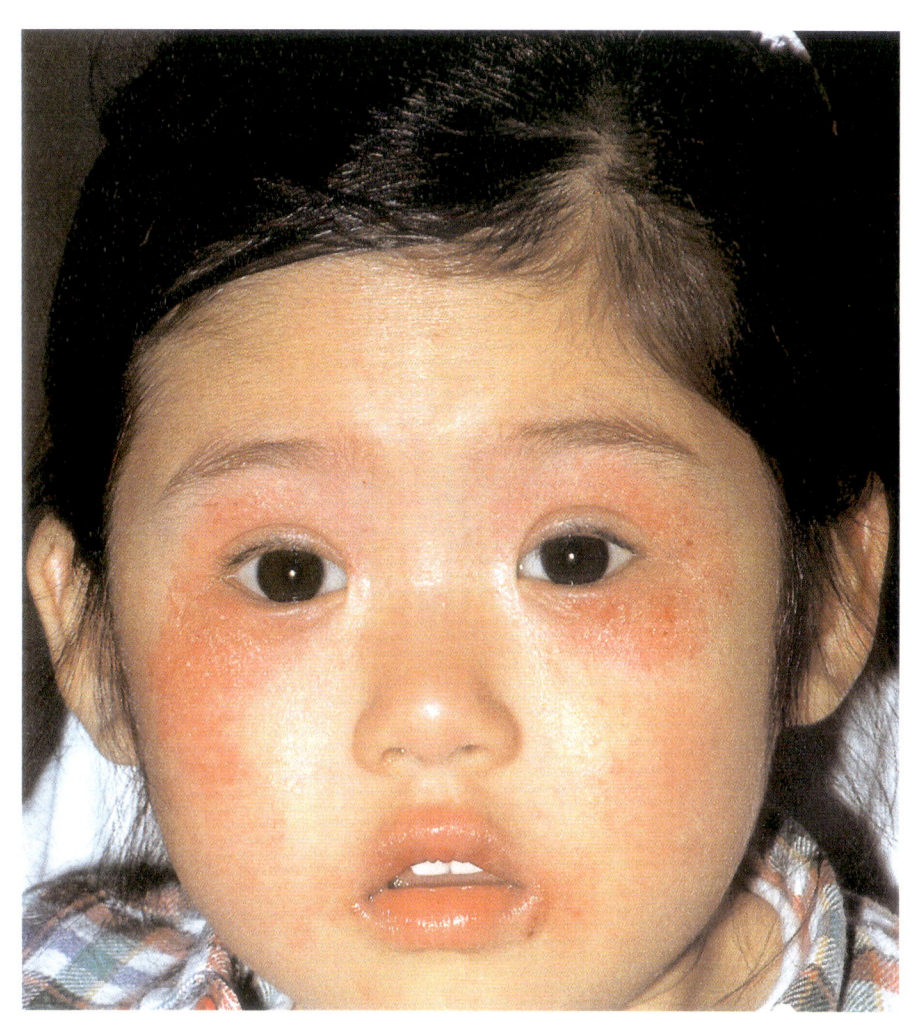

症状のみかた
1 眼瞼部に紅斑、丘疹、びらん、落屑が著明。
2 顔面全体も乾燥傾向が目立ち、瘙痒がある。
3 泣き虫か否か、泣く理由を必らず質問すること。母親に泣かされることが多い。
4 既往の治療歴と他部位の病変とを確認。

処方と指示
外用薬：1）マイザークリーム
　　　　2）ロコイドクリーム
　　　　3）サトウザルベ
内服薬：1）アタラックスPシロップ　3.0
　　　　ml　就寝1時間前　5日間
1 外用1）を重症部に塗擦後、びらんには外用3）を重層。
2 眼瞼縁は外用1）を薄く1日2回。
3 石鹸洗顔は可、その後外用を忘れないこと。
4 数日後軽快したらB-2（138頁）に移行すればよい。

日常の注意
1 泣きながら目をこする衣服の袖の材質注意。涙はおしぼりでおさえて拭く。
2 泣き虫が治らない限り、著明な改善は起らない。とにかく泣いたらスキンケアする。
3 点眼薬による接触皮膚炎の場合がある。
4 皮疹が外界からの刺激で悪化する点説明。

B-12

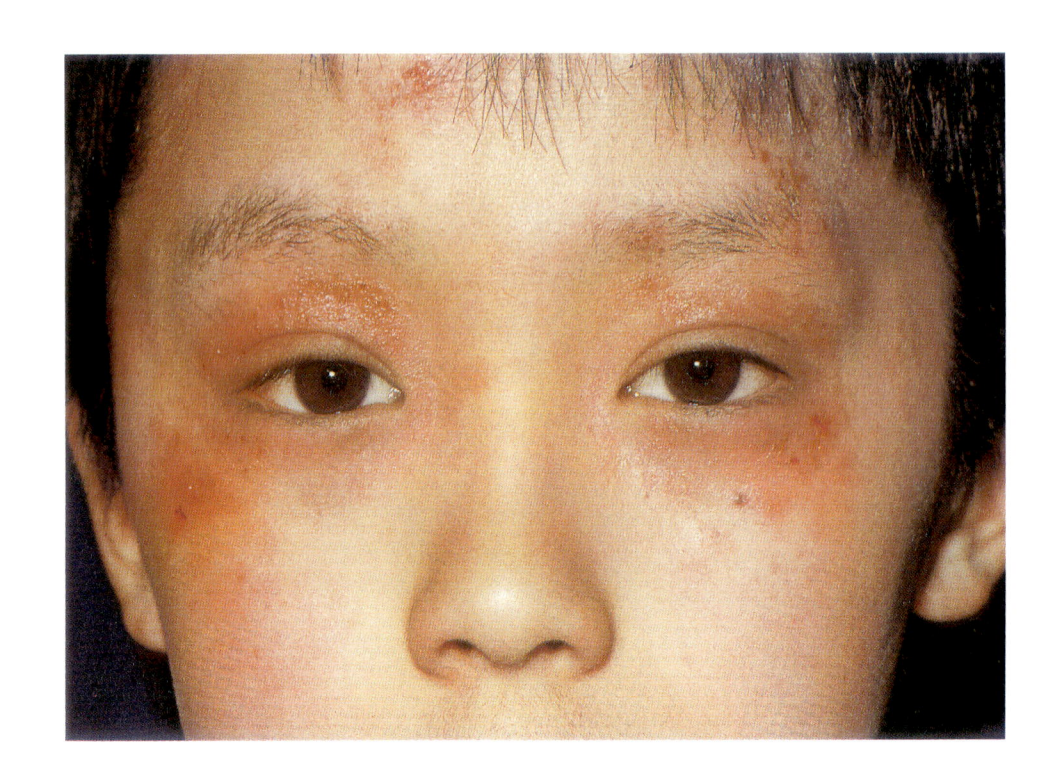

症状のみかた
1 眼瞼部に紅斑、小水疱性丘疹、びらん、血痂。
2 眉毛は搔破により外側が疎となっている。
3 前額部には横じわが目立つ傾向と湿疹病変。
4 既往の治療歴と他部位の病変とを確認。

処方と指示
外用薬：1) ベトノバールGクリーム
　　　　2) ロコイドクリーム
内服薬：1) アタラックスPカプセル　就寝1
　　　　　時間前　5日間
1 スキンケア後、重症部に外用1)、軽症部に外用2)。1日最低2回用いる。
2 眼瞼への外用法を説明しておく。
3 軽快を確認したら早期にB-2に移行する。
4 チック状態が基盤にあることあり注意。

日常の注意
1 石鹼洗顔は可、その後外用を忘れないこと。
2 チックが考えられる時には対応に配慮。水泳ゴーグル接触皮膚炎にも注意する。
3 年長児患者の場合には本人に処置法を説明。
4 泣くことと、花粉症の有無も確認する。

B-13

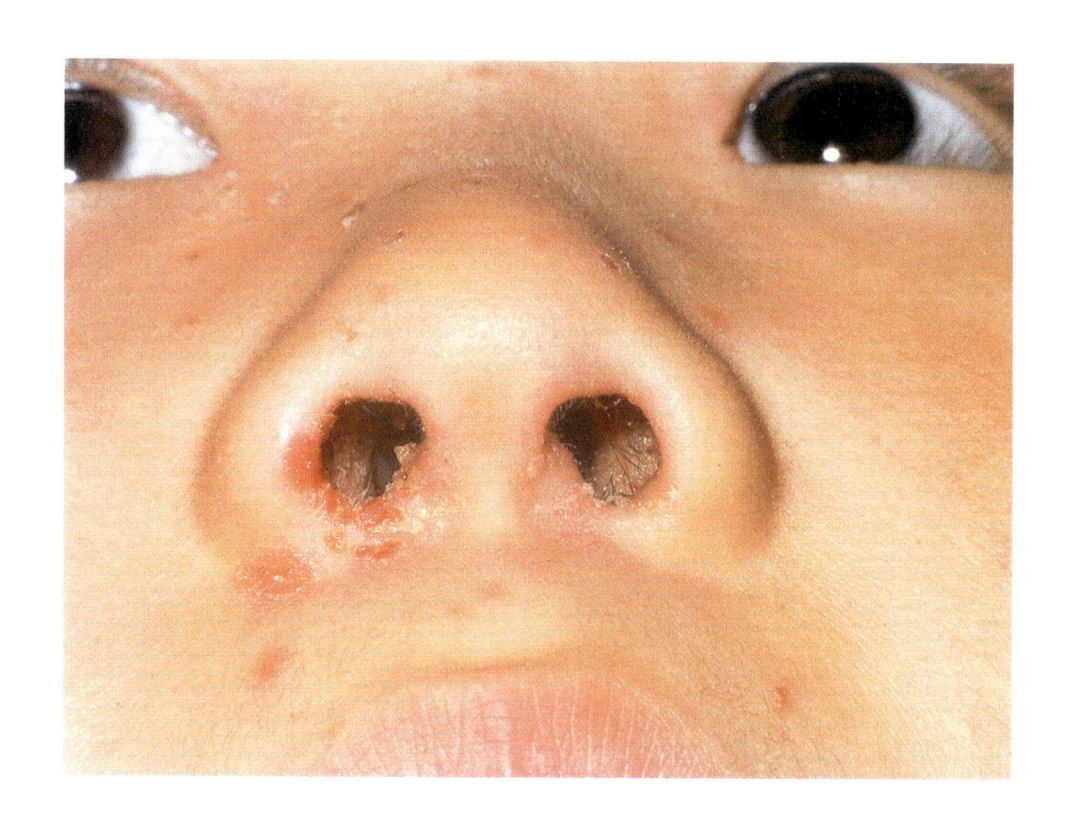

症状のみかた
1 鼻孔部、鼻背などに汚ない黄色痂皮付着。
2 数日の経過で急速に痂皮が形成されてくる。
3 瘙痒感は甚だしくないが、鼻孔をよくいじくる。
4 他部位の病変にも、びらん結痂傾向あり。

処方と指示
外用薬：1）フシジンレオ軟膏
内服薬：1）黄色ブドウ球菌感受性抗生剤　適当mg/kg　分2～3　5日間

1 黄色ブドウ球菌感染に対し外用1）、1日数回。
2 シャワーと石鹸は可、その後で外用。
3 他部位病変に瘙痒があればB-12の内服併用。
4 内服1）は5日後治癒を確認して中止。

日常の注意
1 アトピー性皮膚炎患児の鼻ほじりは要注意。とびひの原因となることが多い。
2 手指、爪など全身および生活環境を清潔に。
3 他部位の病変にも注意し、二次感染対策を。
4 膿痂疹性変化治癒後、必要あればB-8（144頁）。

B-14

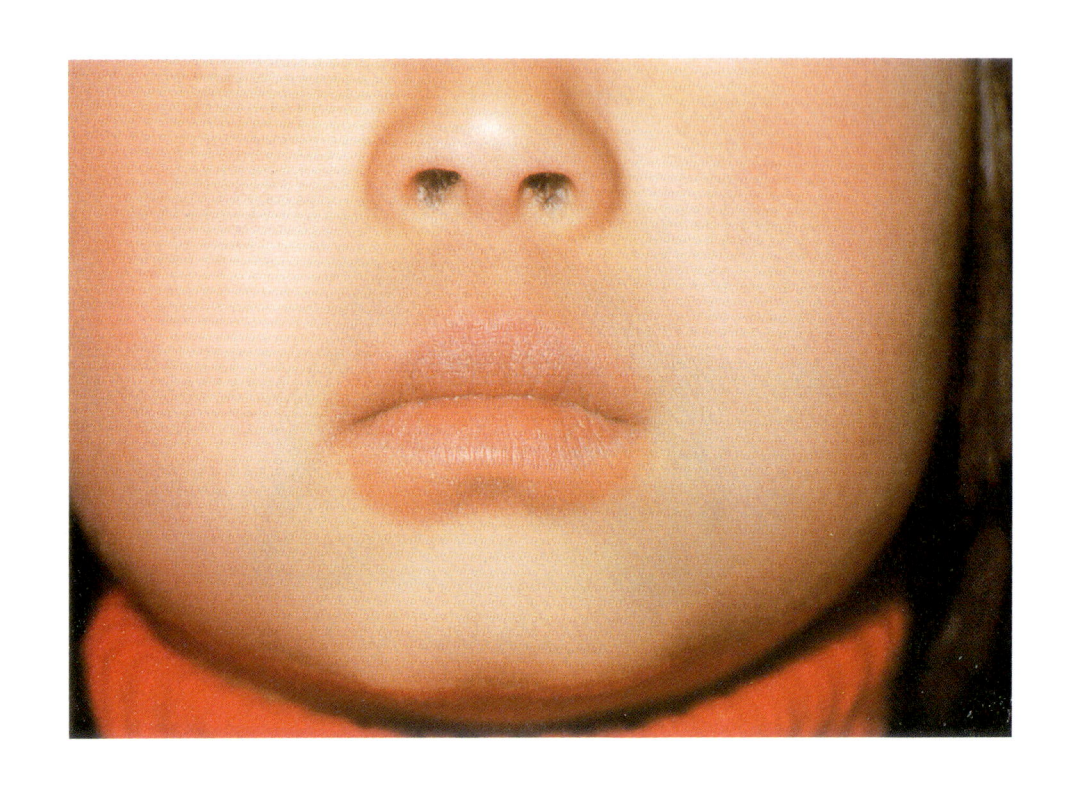

症状のみかた
1 下口唇外周に境界かなり明確な紅斑落屑面。
2 上、下口唇は乾燥し落屑する傾向がある。
3 変化が著明な場合は口唇全周におよぶ。
4 チック症状として口囲を舐めるか否かを確認。

処方と指示
外用薬：1) キンダベート軟膏
　　　　2) ロコイドクリーム
内服薬：不要
1 石鹸洗顔後、食後清拭後などに頻回に外用を。
2 軽ければ外用1)を塗擦、目立つ場合は外用2)を口唇と外周の紅斑に。
3 軽快確認後は外用1)のみをスキンケア後に使用。
4 舐める原因となった口唇変化の有無解明。

日常の注意
1 口唇、口囲を舐める癖があれば対策が必要。
2 アトピー性皮膚炎の皮膚乾燥傾向も誘因。
3 食後の口囲の汚れを放置しないよう指導。
4 通園、通学児は給食後の口囲の始末が大切。

B-15

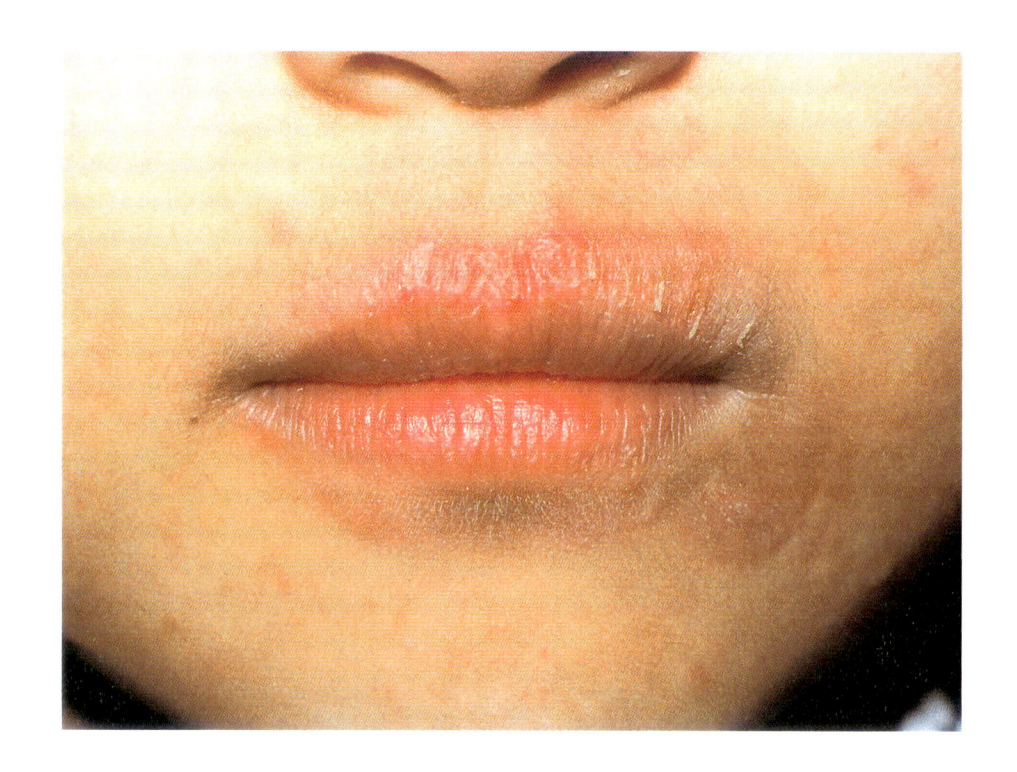

症状のみかた
1 口唇のほぼ全周に紅斑落屑面と亀裂あり。
2 口角部には亀裂、浸軟などの変化はない。
3 周辺部皮膚には淡紅色丘疹が散在している。
4 口唇を舐める癖の有無を確認しておく。

処方と指示
外用薬：1) ロコイドクリーム
　　　　2) キンダベート軟膏
内服薬：不要
1 石鹸洗顔後、食後清拭後などに頻回外用 1)。軽度なら外用 2)。
2 周辺の瘙痒性病変に対してはB-10を適用。
3 軽快確認後もスキンケアを続けさせる。
4 口角部にびらんがあればサトウザルベを重層。

日常の注意
1 落屑をむしったり、前歯でしごかせないこと。
2 食後の口囲清拭に関する躾の必要性を強調。
3 利き手の手背にも口拭きによる湿疹化が多い。
4 他部位のアトピー性皮膚炎病変の確認と対策。

外来での部位別診療

C. 耳とその周囲のみかた

● みかたのコツ

　耳の周り、つまり耳が頭に付いている場所の観察のポイントについて述べてみたい。乳児、それから幼児期ぐらいまでの間は、母親から耳に現れた皮膚の病変についての相談が、非常に多いものである。その時期を過ぎると、耳についての訴えというものは、かなり減ってくる。したがって、この場所を中心に皮膚のトラブルを気にされるのは、もっぱら小さい年齢が多いということになろう。

　さて、訴えそのものを検討する前に、まず耳がどのような状況にあるかということを、よく見ておく必要がある。なぜなら、ヘアスタイルとして髪の毛をかなり長くするということが最近では好まれるからである。男子でも耳が隠れるように長いタレント風のヘアスタイルは、年長児になるまで、かなり好まれているように思われる。したがって、もし耳の部分に掻きこわし、二次感染があるような、つまり膿痂疹様の変化があった場合には、当然のことながら、その部分を清潔に保つことが髪に覆われていると難しくなってくるわけである。それ故どのようなヘアスタイルをしているかということに、まず注目しておく必要があるわけである。

　まず、最も訴えが多い乳児期から、幼児期までの耳の変化について考えてみたい。当然のことながら、耳の形というものはかなり個人差があって、先天的な一種の奇形的な変化も、耳の周辺にはよく起こってくる。しかしながら、これには今回は特に触れない。まず、耳を痒がるという訴えがかなりある。そのときには、耳介の内側、外側、あるいはそれが頭に付いている部分について、詳細に観察したいと思う。単純な場合には、乳児が小さな指と薄い爪で耳を掻くために、耳介の内側に、爪による傷跡が数ヵ所付いているのみのことがある。このような場合には積極的に、湿疹性の病変に使う薬を1日1回程度でもよいから使用して、痒みを止めるようにしておかないと、やがては二次感染を伴ってくるようになる。

　耳の裏側に沿って、上端から下端までを詳細に観察する習慣も大切で、特に乳幼児の場合には忘れずに行いたいものである。その場所に亀裂、びらん、あるいはそこまでいかなくても、皺の奥に当たる所に赤みが強く見られるということを経験することが少なくない。このような場所もやはり注意して、湿疹性病変の治療薬を使い、軽快させておかないと、やがては掻きこわしによる二次感染から、夏などにはとびひの元になってしまうこともあるからである。このような病変がある程度進行してくると、長い髪の毛がその部分に巻き込まれるということで、ますます悪化の元になるので、頭髪の状態には注意すべきだということになる。

　また、耳の後ろ側の部分にあるリンパ節の腫脹というものも、注意して欲しい。この現象はかなりよく認められるものである。耳に生じた湿疹性病変の掻きこわしによるのみではなくて頭髪部に

ある皮疹の影響にもよることもあるが、この部分のリンパ節の腫脹を気にして、訴えてくる母親も少なくない。もしも、母親からの訴えがなくても腫脹を認めた場合には、母親にあらかじめそれを指摘して、掻きこわしの影響があるということを述べておくべきである。それを怠るとやがてこのことを非常に気にしてしまうようになるからである。

　さて耳から頬にかけての部分は、アトピー性皮膚炎の乳児期の場合に、皮疹がかなり目立つ部分の一つである。一方の側の耳の辺りの湿疹性の病変が、他方に比べてあまり経過が良くない場合には、こどもがいつも患側を下にして同じ側を向いて寝ているのではないか、ということにも気を配る必要がある。そのような場合にはベッドを、あるいは寝かせる場所の位置をずらして、例えば窓から光が入ってくる向きを反対にする、ということも一つの方法といわれている。

　年代が大きくなってくると、やはり現代の風潮であろうが、母親はそれをさせたくないが、女子、このごろでは男子でも稀でなく、ピアスをしたいという相談を受けることがある。その場合には、ピアスの金属アレルギーなどの話をして、そのこと自体が、ある影響を身体に及ぼしかねないということを話すようにしておきたい。現実にピアスを行って、その部分に接触皮膚炎を生じてきたこどもに出会うことも時々ある。

　思春期間近から現れてくる皮膚の変化に、毛孔性苔癬と呼ばれる変化がある。これの最もよく現れるのは、いわゆる二の腕の外側の部分であるが、一見猫の舌に触わったようなザラザラした感じが、毛穴に一致して感じられる。この時期から相当長期間、この傾向は認められるが、この状況がある程度以上になってくると、ちょうど揉み上げの後れ毛の部分、つまり耳の前から頬にかけての部分に、やや赤褐色に見える毛穴に一致した、ザラザラとした変化が見られることがある。患者である年長児自身が気にしない場合には、そのまま黙っておくということも一つの方法かもしれない。しかしながら、同時に二の腕のザラザラ感などを、アトピー性皮膚炎と誤って治療されていることもあるので、顔のこの変化、あるいは腕のその変化、実は太腿にも出てくることもあるが、そういうものの性質をよく話して、間違った診断で、間違った治療が行われないように心がけさせることも大切だと思われる。

　なお、耳で忘れては困るのは、耳はいわゆる霜焼けがよくできる場所だということである。最近の生活環境の変化から、霜焼けのできるこどもが少なくなって、忘れられていることがよくある。そこで何か大変な病気ではないかということで検査され、じつは霜焼けの普通のケアで治っていくということも少なくないのである。耳には霜焼けができるということを忘れないでほしいと思う。

　また経験的に、アトピー性皮膚炎などで、頭部、顔面あるいは耳介周辺の湿疹性の病変がかなりひどいこどもでも、耳の外側に沿った縁の部分、ちょうど貝殻にたとえれば、その貝殻の縁の部分の所に湿疹性の病変が目立つということは、まず起こらないものであるといえる。もしそれが認められた場合は急性発疹症を考えてみたい。

C-1

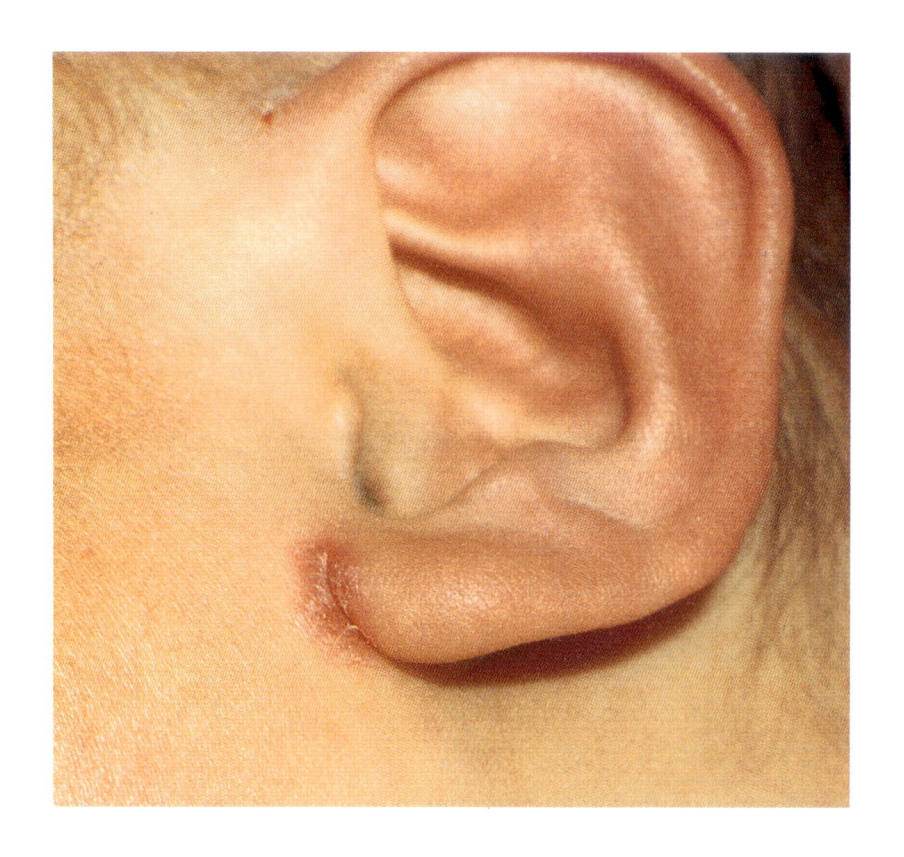

症状のみかた
1. 耳介付着部下端の間擦部に紅斑落屑性変化。
2. 耳朶を挙上すると亀裂がわかることが多い。
3. 他部位のアトピー性皮膚炎病変の有無確認。
4. 耳切れというこの状態はアトピー素因の表現。

処方と指示
外用薬：1) ベトノバールGクリーム
　　　　2) サトウザルベ

内服薬：不要

1. 石鹸洗顔、清拭後などに外用1)、同2)重層。1日3～4回塗擦。
2. 他部位に瘙痒性病変があればその対応処置。
3. 湿潤傾向ある時は黄色ブドウ球菌の二次感染あり。
4. 軽快確認後は外用を休止して経過を観察。

日常の注意
1. 汚い指、爪で患部を搔破させないよう注意。
2. 長い頭髪の場合は、毛先が刺激しても悪化。
3. 耳切れの悪化時には、他部位の病変も悪化。
4. 頭髪に覆われていると処置を忘れることあり。

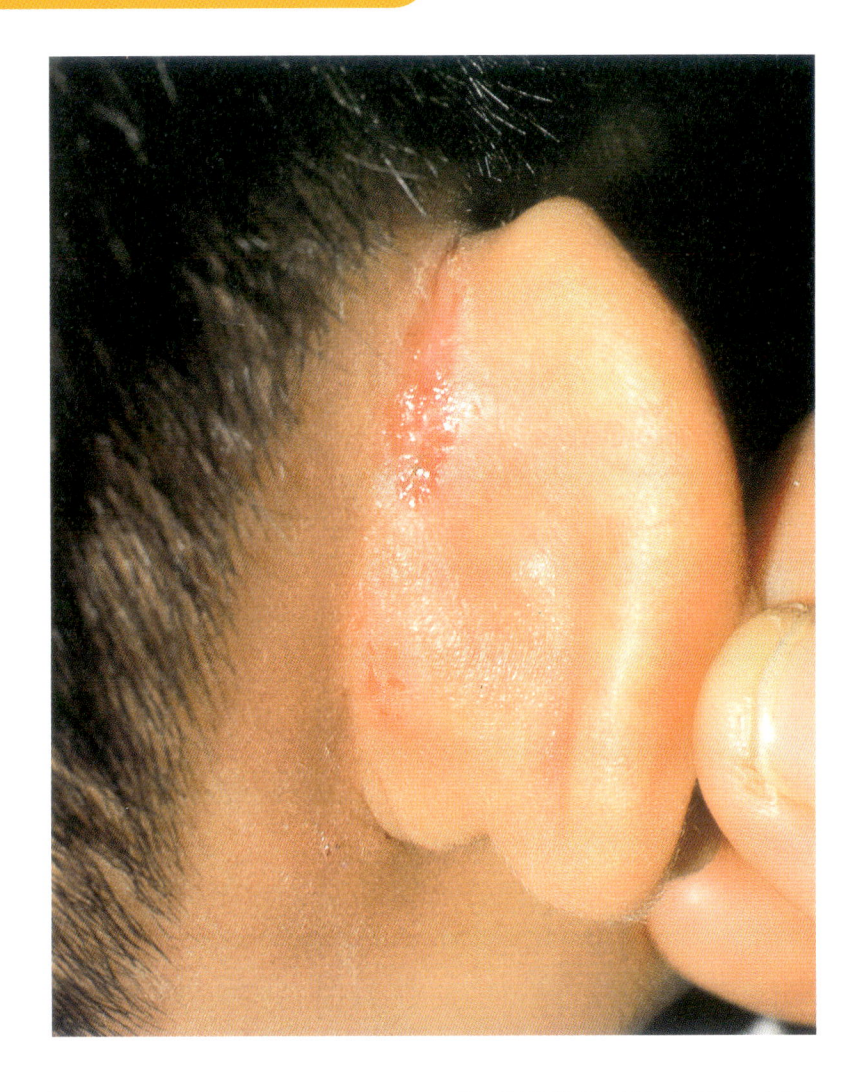

C-2

症状のみかた
1 耳介付着部の上1/2に亀裂とびらん痂皮。
2 耳介裏面下半部と周辺部に搔破痕と皮疹。
3 頭髪の先が耳切れ病変を刺激している。
4 アトピー性皮膚炎に特徴的な変化である。

処方と指示
外用薬：1) ベトノバールGクリーム
　　　　2) サトウザルベ
　　　　3) ロコイドクリーム
内服薬：1) アタラックスPカプセル　就寝前
　　　　　1時間前　5日間
1 シャンプー、石鹸使用可、清潔にさせる。
2 外用1)に同2)を重層、1日3～4回反復させる。
3 周辺には外用3)、内服1)はむしろ他部位も考えて投与。
4 軽快後は再燃の都度同じ処置を繰り返す。

日常の注意
1 C-1(154頁)の注意はすべて共通して守らせること。
2 他部位の病変に対する対応策も大切である。
3 処置すると全身の膿痂疹性変化につながる。
4 シャンプー回数などを制限する必要はない。

外来での部位別診療

外来での部位別診療

D．軀幹と首のみかた

● みかたのコツ

　身体、つまり胴体、それと首ということになるが、この部分の病変を診察する場合に、年代によってややみるべきポイント、あるいはみかたが変わってくると思われる。まず乳児の場合、それと年長児の場合というふうに分けて考えてみたい。乳児の場合には、いわゆる4頭身であり、首筋は大きなくびれになっていて、普通見た場合では、その奥までは見通すことはできない。したがって、乳児の診察の場合には、できるだけ衣服を脱がせた上で、ベッドに寝かせ、まず腹部のほうから、次いで背部のほうからと、首筋の奥までよく拡げて観察をするようにしたいものである。

　まず、顎を持ち上げて奥を見ると、二つのタイプの変化が認められる。その一つは頤までは炎症があり、それからまた顎が胸につくという部分の、そのちょうど顎の円周に沿った形で上胸部に境い目がはっきりあるような状況で、そこから上腹部にかけて湿疹性の病変が認められるという場合。もう1つの場合は、ちょうど第1のタイプと反対に首筋の皺が接触しあっている部分に赤みやただれができているタイプ、時には大きな皺の奥に沿ってのびらん面などが認められるという場合である。

　どちらも乳児特有な変化のタイプであるが、経験的には前者、つまり頤の部分までは皮疹があり、首筋の皺の奥の無疹部を通り越して、むしろ上胸部から改めて湿疹性の病変が腹部に向かって広がっていくというタイプ。このほうが、アトピー性皮膚炎の素質を持っている乳児期の湿疹の場合には、多いように思われる。このことも、外からのいろいろな刺激がむしろ少ないと思われる皺の奥には、湿疹性の病変が出てこないという傾向を示していることを伺わせるものである。

　さて、皺の奥に赤い炎症の筋が、首を取り巻くネックレスのように認められる場合に、今度は母親に二つのタイプがある。その部分を大きく広げて、そこにあるこのような変化を見せたときに、指摘されるまでそれに気づかなかったという母親と、それから、これがなかなか治らないと言って、むしろ積極的に訴えとして出してくる母親である。どちらの場合にも注意しておきたいことというのは、お風呂に入れる役目を誰がしているかということである。母親が自分一人で入浴させて、自分で拭いているというような場合には、母親自身も一緒に入浴しているということが多いから、自分自身の始末もしなければならないわけである。そこでかなりあわてて赤ちゃんを拭いている場合が少なくない。皺の奥の部分を、入浴後にタオルでくるんで拭く場合に、首筋の奥などは、脇の下も同様であるが、首を持ち上げて、ちょうど皺の奥の奥までタオルが当たるようにしっかりと拭く習慣をつけさせておかないと、皺の奥の赤みというものと縁を切らせることはなかなか難しいのである。

　一昔ぐらい前までは、この首筋の皺の奥に表在性の皮膚カンジダ症が認められたこどもたちがか

なりあった。ただし、スキンケアのテクニックが上達したためであろうか、いずれにしても、最近では見かける率が大変に少なくなった。

　また、この部分に汗疹がよく出るというふうにも書かれているが、汗疹自体というのは、むしろ赤ちゃんの場合には、首筋以外に上胸部あるいは上背部といったような軀幹そのものに出てくることも少なくないということを、記憶に留めておいていただきたい。

　さて、年長児になると、首筋の皺の奥の変化は、首筋が長く変わってくるから認められなくなる。それに代わって、典型的にアトピー性皮膚炎の症状が現れる部位として注意が必要になってくる。本症の症状が目立ついわゆるアコーディオンプリーツのように、関節で折れ曲がる部分、動く部分ということの典型的な場所が首だからである。したがって、首にアトピー特有な湿疹性の変化が出てくるようになる。しかも首筋は、いろいろな汚れ、刺激、衣服を含めての外界からの刺激を非常に受けやすい場所であり、また大変掻きやすい場所ということもあって、ここに生じた皮疹をうまくコントロールすることはなかなか困難である。これがやがて長期間続くと、苔癬化と特有なちりめん皺状の色素沈着を示すようになる。近頃年長児ではこれが首の変化として、数は少ないが残ることが起きるようになった。

　軀幹の変化については、乳児の場合には、先ほど述べたように、汗疹様の変化が、四季を通じてよく認められるという特徴がある。その変化というのは、かなり散発的に見られる直径が1～2ミリの赤い、あまり固く大きくは膨らまないブツブツで、痒みもそれほど目立たない。しかしこれが訴えとして取り上げられることがかなりあるので注意したい。そのような時には、こどもがお昼寝の時に、寝始めて10分から15分ぐらいしたら、首筋に手を入れて、汗ばんでいないかどうかを見ているか、という質問をするとよい。こどもの衣服を厚めに調整する、つまり身体を冷やさないようにしようという頑固な習慣が日本にはまだ残っているからである。つまり近代的な家屋、温度環境が整っているというのに、冬場には従来の寒い家屋そのものの衣服で暮らす習慣を守るために、こどもが汗びっしょりになるからである。こうして、汗疹は四季を通じて認められるということになる。おむつをしている分だけ、こどもは大人より暑いということを常に母親に話しておくべきである。

　年長児になってきた場合に、最も問題になるのは、あるいは最も観察しなければならないのは、いわゆる「アトピー皮膚」といわれる変化であろう。これはこどもの身体をやや斜めの方角から注意して見ると、広範な場合もあり、あるいは限局性の場合もあるが、ちょうど梨の長十郎の果皮のような状態として、誰にでも容易に見ることができる。母親にもこの特徴のある皮膚の変化を指摘しておいて、このような皮膚を持っている場合のスキンケアのポイント、四季を通じての生活上の注意などを話しておくことが、役に立つことはいうまでもない。

　ただし、ただ眺めているということだけではなくて、実際にこの場合にどの程度の乾燥、あるいはザラザラ感があるかなどということを、医師の掌で、いわゆるhand touchで首筋から肩、背中、脇腹などについて、撫でさするようにして確認しておくということが大切である。入浴前に、母親にこのようにして身体を撫でさすらせ、本人があまり痒みを訴えるということがなくても、ドライスキンの変化が感じられた場合には、入浴後にその部分だけでもスキンケア用品を使用する、ないしはその部分だけでも、その程度に応じて投薬されている外用薬を塗っておくべきなのだということを説明するようにする。このことは長く続くアトピー性皮膚炎の全身管理の上で、大変重要な点だといえよう。

当然のことながら、軀幹は面積が広い部分であるから、いわゆる母斑の仲間が、その場所に見られることがよくある。母親からの訴えがたとえなくても、ご承知のように、レクリングハウゼン病（ニューロファイブロマトーシス「多発性神経線維腫症」）は、そもそもがカフェ・オ・レ斑（ミルクコーヒー斑）が生まれた時に6個以上あった場合には、この病気を疑えということになっていることを常に観察のポイントとして頭の中に入れておきたいと思う。

D-1

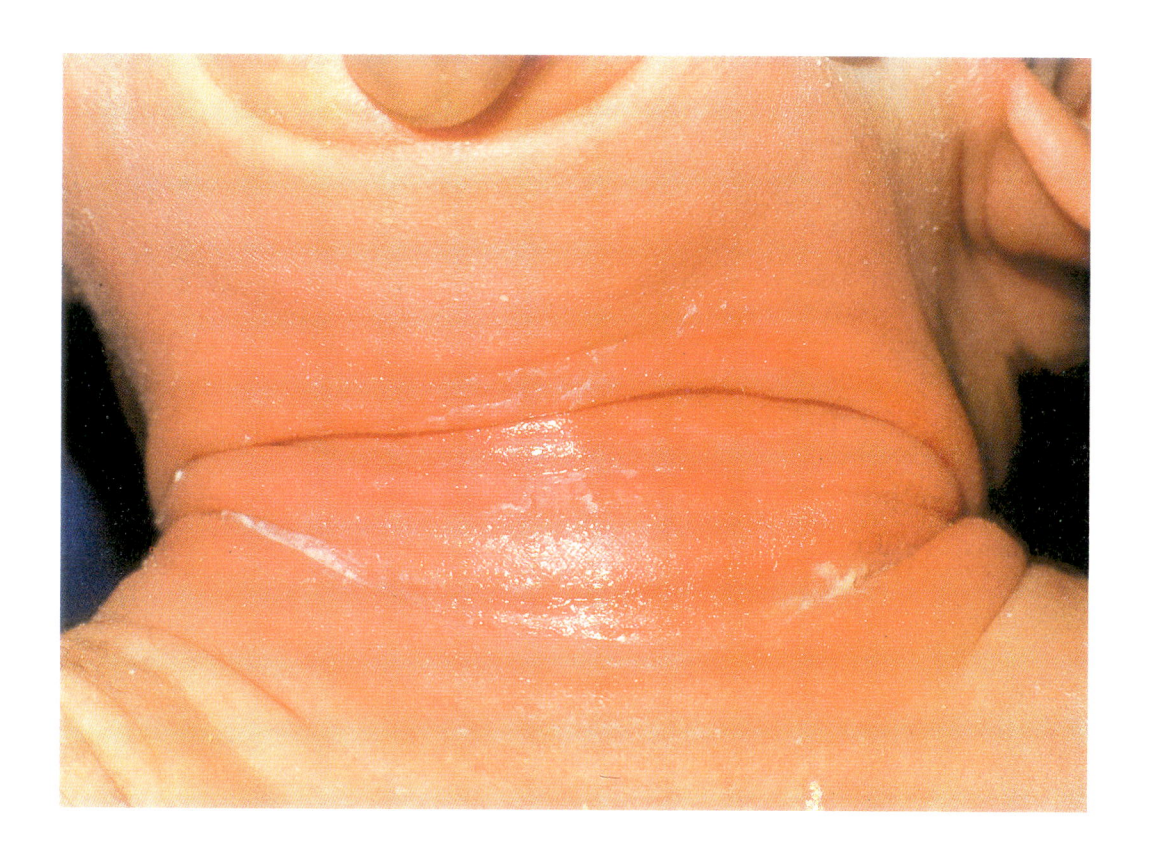

症状のみかた
1 頸部全周に発赤とびらん面を認め、時に悪臭あり。
2 腋下、陰股部などの間擦部にも注意する。
3 初診時までの局所のスキンケア法を質問。
4 乳児の頸部は必ず、しわの奥底まで観察する。

処方と指示
外用薬：1) エンペシドクリーム
　　　　2) サトウザルベ
　　　　3) ロコイドクリーム
内服薬：不要

1 石鹸使用可、局所を清潔に保たせること。
2 カンジダ菌感染の可能性のため、治療開始時は外用1) 使用から。
3 外用の1)に同2)を1日3～4回重層塗擦する。
4 軽快確認後外用3)、1)と3)を同時に使用しても可。

日常の注意
1 びらん面が消退するまでは、パウダーは禁止。
2 間擦部のしわの奥まで清拭するよう指導。
3 入浴とその後拭くのは誰の役目かを確認しておく。
4 必ずしもアトピー性皮膚炎とは関係ない。

外来での部位別診療

D-2

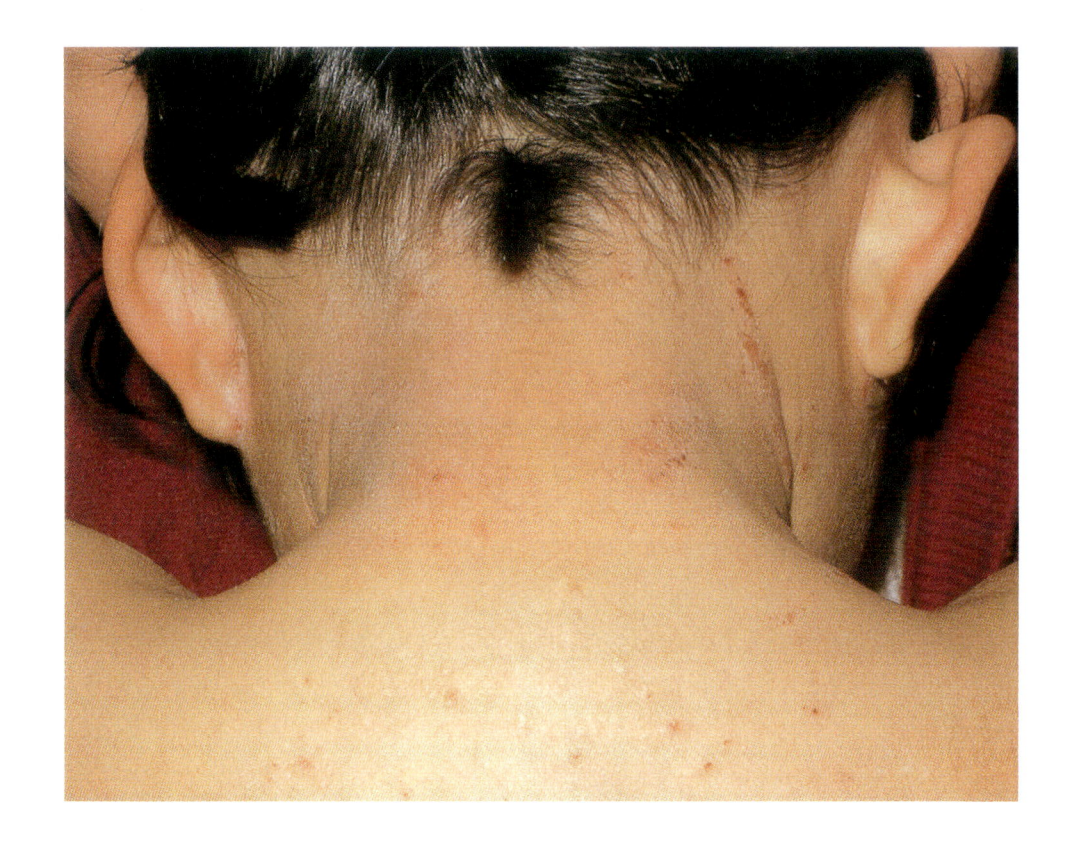

症状のみかた
1 頸部は乾燥し粃糠様落屑と、苔癬化局面あり。
2 搔破痕は瘙痒高度なことを示している。
3 頭髪部、両耳介付着部にも同様皮疹がある。
4 幼児期以降のアトピー性皮膚炎に特徴的。

処方と指示
外用薬：1) アンテベートクリーム
　　　　2) ロコイドクリーム
　　　　3) サトウザルベ
内服薬：1) アタラックスP カプセル (25 mg)
　　　　　就寝1時間前　5日間
1 外用1)を重症部に、外用2)は軽症部に。
2 病変高度な、びらん、痂皮部には3)を重層する。
3 軽快確認後は外用2)を続け、同3)の使用は休止。
4 内服1)は経過により必要あれば頓用。

日常の注意
1 入浴、石鹼やシャンプーの使用は支障ない。
2 他部位の病変に対する処置と関連して工夫。
3 刺激性線維の衣服が接触しないよう注意。
4 頭髪部の病変は A-1 (133頁) によって処置する。

D-3

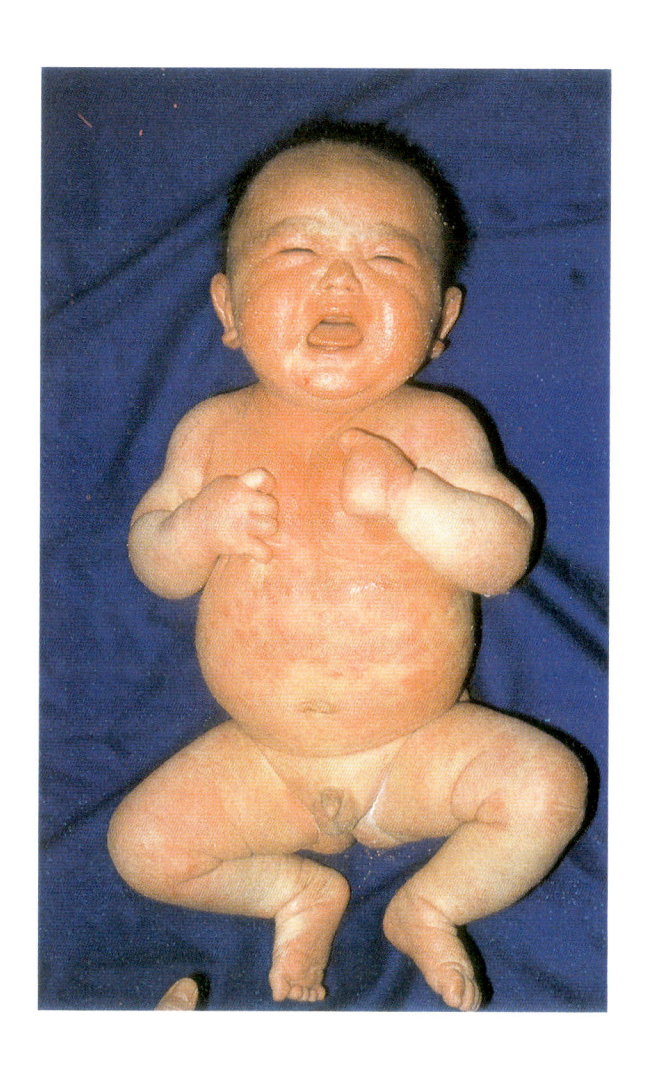

外来での部位別診療

症状のみかた
1 全身に発赤著明な湿疹性病変が存在する。
2 軀幹には類円形の貨幣状湿疹の病型が多発。
3 瘙痒感著明で、脱衣させると搔きむしる。
4 乳児期アトピー性皮膚炎重症例の典型。

処方と指示
外用薬：1) アンテベートクリーム
　　　　2) ベトノバールGクリーム
　　　　3) サトウザルベ
内服薬：1) アタラックスPシロップ　2.0
　　　　mℓ　就寝1時間前　5日間

1 外用1)全面塗擦、病変著明部のみ同3)重層。
1日3～4回反復、3～7日間。
2 湿潤部には同2)に3)を重層、これを1日3～4回、3～7日間。
3 顔面、外陰部、四肢などはそれぞれの項参照。
4 1週間以内に軽快確認の後、D-4(162頁)に移行。

日常の注意
1 入浴はシャワーと石鹸使用で清潔に。
2 食物制限不要、汚れと衣服などの刺激注意。
3 予防接種についての心配はあまりない。
4 アトピー性皮膚炎の説明、母親の自覚促す。

D-4

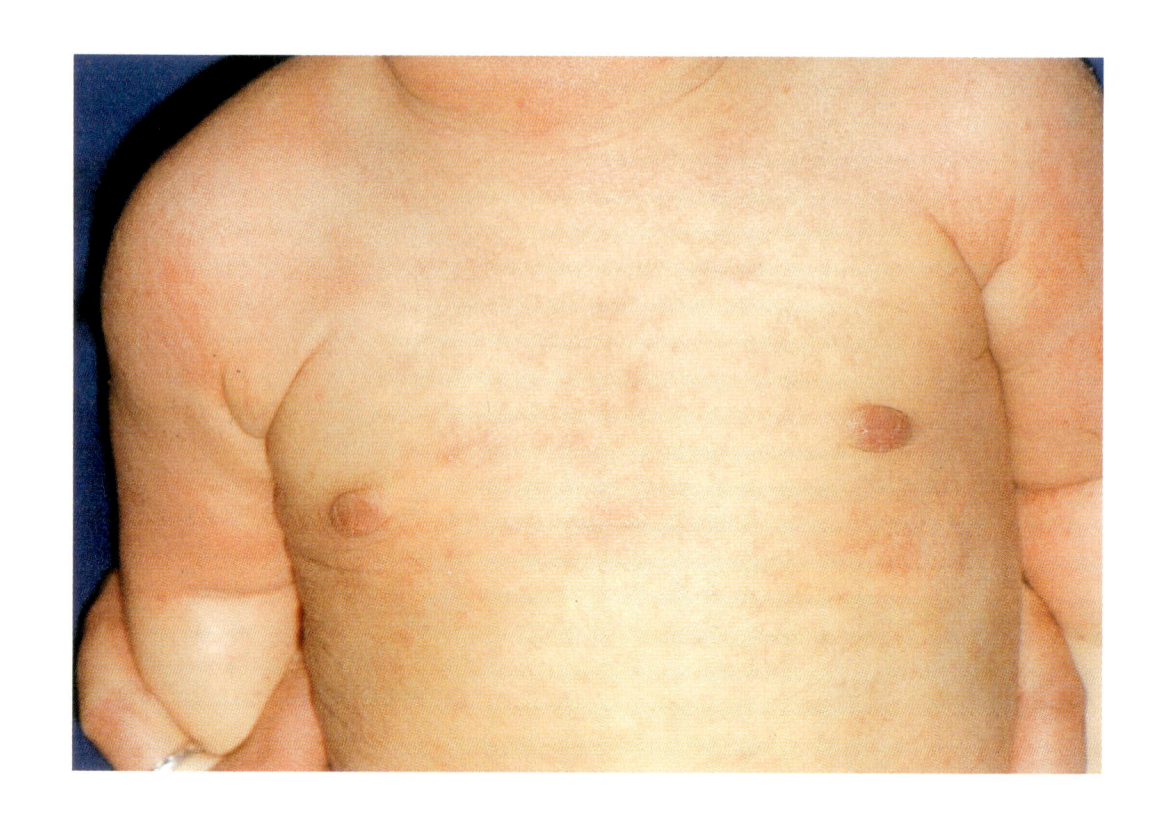

症状のみかた
1 胸部に紅色丘疹、小水疱性丘疹播種状多発。
2 両乳頭、乳暈は発赤びらんし腫脹している。
3 瘙痒感著明、脱衣させると乳頭部を搔破。
4 乳時期アトピー性皮膚炎でしばしば見る病型。

処方と指示
外用薬：1) ベトノバールGクリーム
　　　　2) ロコイドクリーム
　　　　3) サトウザルベ
内服薬：1) アタラックスPシロップ　2.0
　　　　 mℓ　就寝1時間前　5日間

1 重症部は外用1) 塗擦、その後3) を重層。中等症には同2) を用いる。
2 1日3〜4回から開始、軽快後外用1) は2) にする。
3 スキンケアを朝夕必ず行うこと。
4 乳頭、乳暈部は病変消退まで徹底して外用。

日常の注意
1 入浴、石鹸使用は可、肌着は良質木綿製。
2 他部位の典型的病変の処置を忘れぬこと。
3 日光浴、乾布摩擦、水泳などの鍛錬は無効。
4 炎症症状消退後もアトピー皮膚は残る。

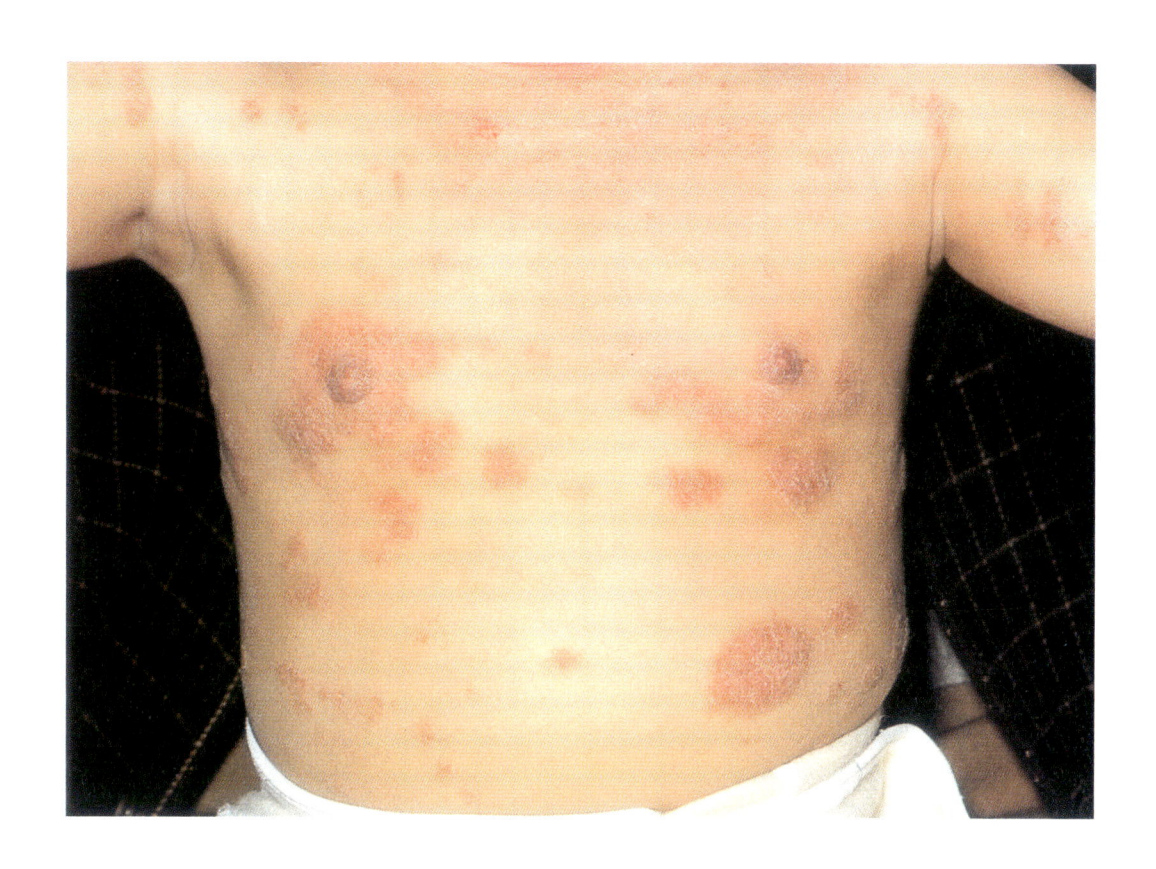

D-5

症状のみかた
1. 湿潤性円形潮紅局面多発。漿液性丘疹と落屑あり。
2. 乳頭、乳暈部にも同様病変、瘙痒著明。
3. 間擦部など他部位にもアトピー性皮膚炎病変。
4. 既往の治療歴確認、非常に再燃しやすい。

処方と指示
外用薬：1) アンテベートクリーム
　　　　2) ベトノバールGクリーム
　　　　3) サトウザルベ
内服薬：1) アタラックスPシロップ(散、カプセル) 3.0ml 就寝1時間前 5日間

1. D-3(161頁)と同様処置開始、乾燥後外用3)中止。
2. 軽快確認後はD-4(162頁)、病巣平坦化まで続ける。
3. 瘙痒感軽快後もD-6(164頁)の方法で経過観察。
4. 再燃しやすいので、必ず頻回診察する。

日常の注意
1. D-4と同様、とにかく真面目に処置させる。
2. 放置すると撒布疹が多発することがある。
3. 年長女児では乳頭、乳暈部がことに難治。
4. 年長女児の乳房部は、外用処置後ガーゼ貼付した後ブラジャー使用も一法。

D-6

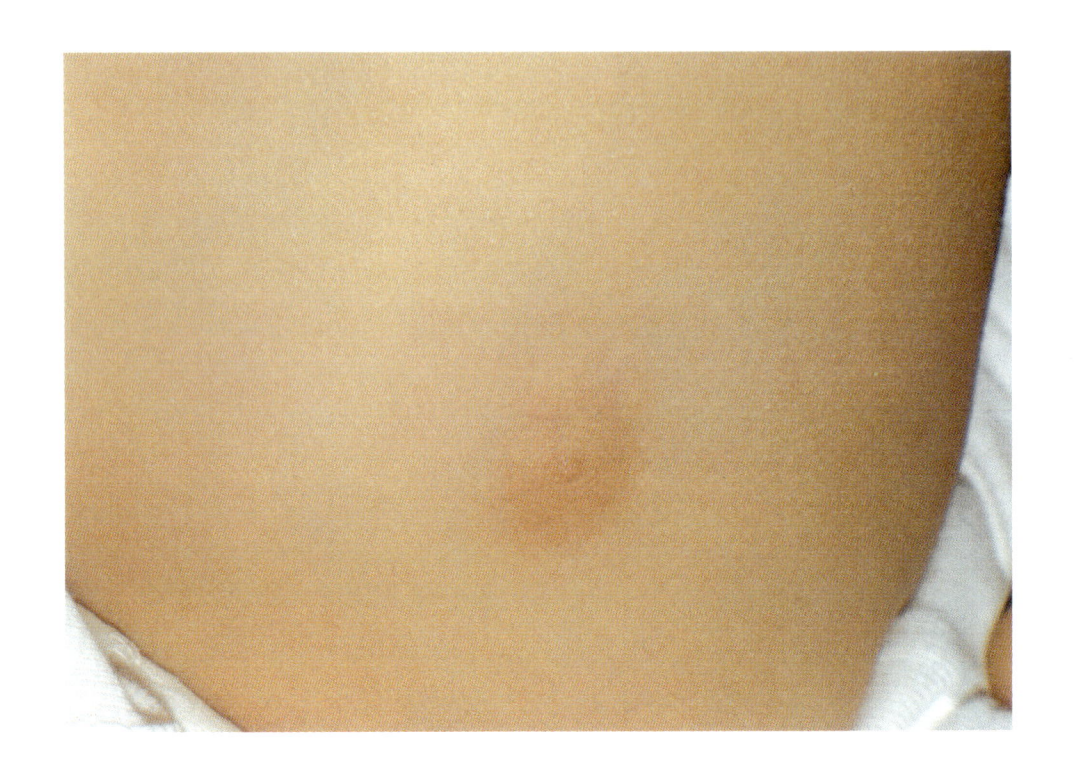

症状のみかた
1　1歳前後でも、毛孔一致性の小丘疹が散在。
2　瘙痒感は認められず、母親も気にしない。
3　顔面には種々の程度に湿疹性病変がある。
4　アトピー素因の存在を家庭歴で確認のこと。

処方と指示
外用薬：1）コンベッククリーム
内服薬：不要

1　外用1）を起床時と入浴後に薄く塗擦させる。
2　ただしこの程度のアトピー皮膚はスキンケアのみでも可。
3　他部位の病変に対しては、適宜対策が必要。
4　肌に直接触れる衣服の材質に注意すること。

日常の注意
1　冬季乾燥時には時に瘙痒感が出ることあり。
2　入浴、石鹸使用は可、食物の注意は不要。
3　アトピー性皮膚炎の全経過を説明しておく。
4　瘙痒感を認めたら早目に相談させること。

D-7

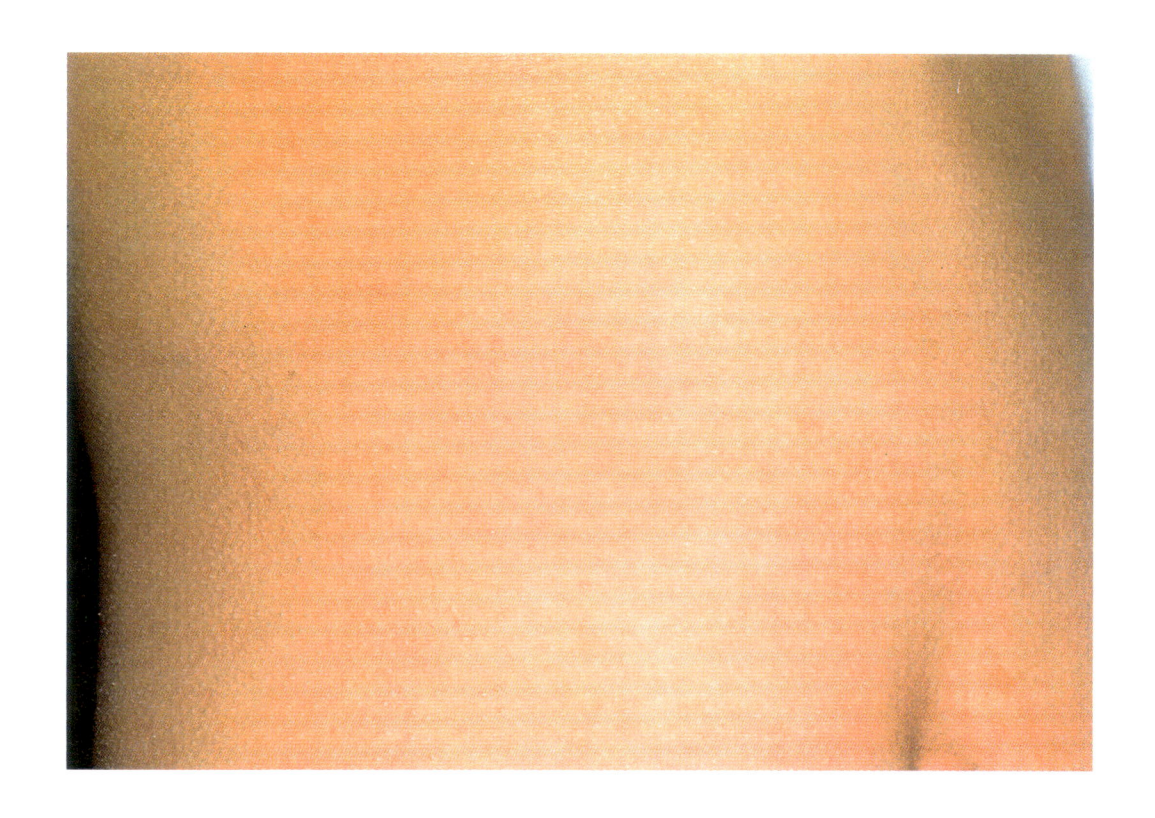

症状のみかた
1 乾燥著明で毛孔一致性トリ肌様丘疹あり。
2 他部位に年長児型皮疹のあることが多い。
3 瘙痒感は存在しても軽度、一般に冬季悪化。
4 本症状(アトピー皮膚)は斑状にも生ずる。

処方と指示
外用薬：1) コンベッククリーム
内服薬： 不要
1 外用1)を広く薄く、起床時と入浴後に塗擦。
2 皮疹の完治は、全身病変自然消退までない。
3 入浴、石鹼使用は可、ただし強くこすらないこと。
4 瘙痒を訴える場合にはD-4(162頁)にしたがうこと。

日常の注意
1 皮膚の鍛錬とされている方法は一般に不可。
2 垢すりでゴシゴシこすっても滑かな皮膚にはならない。
3 他種のアトピー性疾患合併に注意する。
4 スキンケアを励行させ角層の保湿機能を高めることが大切である。

D-8

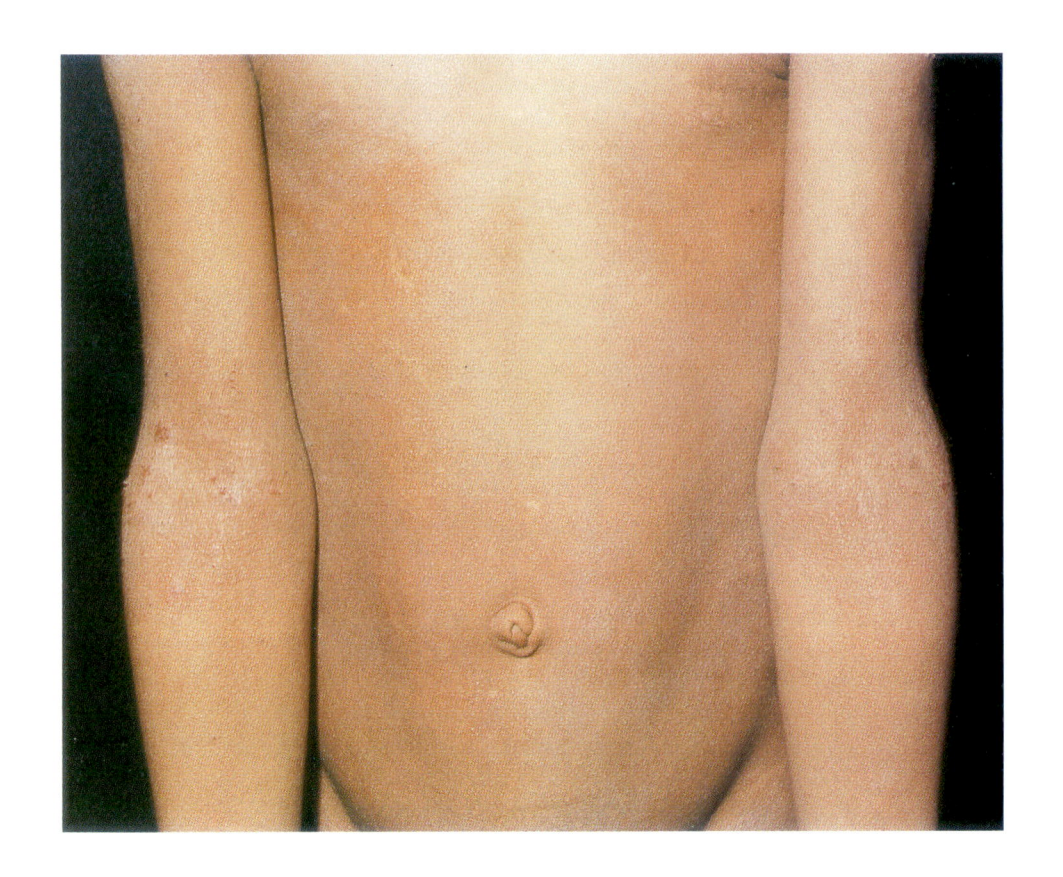

症状のみかた
1. 全身皮膚乾燥し、毛孔性丘疹、瘙痒感著明。
2. 間擦部、関節屈面には苔癬化局面がある。
3. 既往の治療法とその効果について確認する。
4. 典型的な高度の年長児期アトピー性皮膚炎像。

処方と指示
外用薬：1) アンテベートクリーム
　　　　2) ロコイドクリーム
内服薬：1) アタラックスPカプセル（25mg）
　　　　　就寝1時間前　5日間

1. 外用1) 苔癬化部、2) を中等症以下の部に薄く、起床時と入浴後に塗擦。
2. 瘙痒著明な部には、1日3～4回塗擦も可。
3. 内服1) は、傾眠傾向があるので年長児では注意。
4. 冬季乾燥すると悪化するので、その対策。

日常の注意
1. 病歴、家族歴にアトピー性疾患がほとんど存在。
2. 慢性経過のため、民間療法に走りやすい。
3. 各種合併症（とくに眼病変）があれば適宜その対策施行。
4. 時には心身症的な配慮も必要になることあり。

外来での部位別診療

E. 腋の下のみかた

● みかたのコツ

　この部分は低年齢、特に乳幼児の場合に問題になることが多いようである。年長児の場合は、あまり多くはないが、問題点は、腋臭症（わきが）というような訴えで現れてくることが多い。それも本人からというよりは、母親から、この子はどうも汗が臭うというようなかたちでの訴えがなされる。この場合も、脱脂綿などでその局所を擦って、実際に臭いをかいでみると、本当の意味でのわきがを持っているこどもは意外と少ないものである。

　本来、わきがはアポクリン腺の活動が始まってくる思春期になってくると始まってくる。アポクリン性の汗には、その中に濃厚な成分、蛋白質などが含まれているので、局所で細菌などのために分解されると、異臭がしてくるようになる。したがって、早めに汗の始末をするということで、予防的な効果も上がるということになる。しかも、この体臭を気にするのは、どちらかというと清潔好きといわれている日本人の一般的な傾向であって、外国では、日本ほどは気にされていない。

　最も問題になるのは、乳児の場合の腋の下である。他の部分の皮膚の病気は誰でもたやすく見ることができるから、母親からいろいろなかたちでの訴えとして、診療することが可能である。しかしながら、首筋までは見ても、腋の下の奥までも見るということが母親に習慣付けられていないと、意外な盲点となってくる。つまりこの腋の下の部分に、かなり広い範囲に炎症、つまり赤みとそれからびらん（ただれ）を伴った変化を持っている乳児が少なくないのである。

　しかもその部分をよく観察すると、単に炎症とかただれだけではなくて、ちょうど小麦粉を練ったような状態の汚いものが付着していることが少なくない。「このような状況になっているのをご存じでしたか」というふうに質問してみると、気がつかなかったという母親が意外と多いものである。この場所の不潔さというか、汚れは、ときには首筋にも見られることがある。首筋だとこれがちょうどその場所で、スパゲッティが1本、横たわっているような形に細長く丸められて残って見られる。

　このような変化は、いずれも入浴と、そのあと拭くのは誰の役目で、どうやっているのかということを質問していくことで、かなり解決される。お風呂に入れる時などに、慣れない人だと、腋の下まで十分に洗ったり、あるいはそのあと拭く時に十分に拭くことができないことがしばしば起こるのである。腋の下にこのような変化を認めた場合には、当然のことながらそれと同じような環境の所に、同じような変化が起こっている可能性があるから、同時に首筋、それからそけい部の皺の奥、太った赤ちゃんなら膝の裏，足首までも観察しておく必要がある。

　最近では、一時期流行ったようには、表在性の皮膚カンジダ症は認められなくなったが、それでもなおかつ、この腋の下をヒントにしてくまなく観察すると、おむつ部などに、乳児寄生菌性紅斑

の病気の初期の変化が認められることも少なくない。したがって、たとえ何も訴えがなくても、乳児の大きな皺の奥というものは、常に観察の対象にしておく必要があるといえよう。
　なお、腋の下から肩甲関節の部分にかけて、つまり肩といわれる部分は、年長児のアトピー性皮膚炎の場合に、最も皮疹が長く、頑固に残ってくる場所の一つである。そこで肩から腋の下の辺りは、どのような年代を通じても、常に診察の場合に掌で撫でて感触を確認するということが必要になってくる。また、この部分のスキンケアをしていく場合に、どのようなスタイルの肌着を着ているかということも、問題として取り上げなければならない。いわゆるランニング型という肌着は、この部分に対しては何も肌着の役目を果たしていない。できるだけＴシャツスタイルの、半袖の付いている肌着を使うように乳幼児、あるいはこどもには勧めたいのである。

E-1

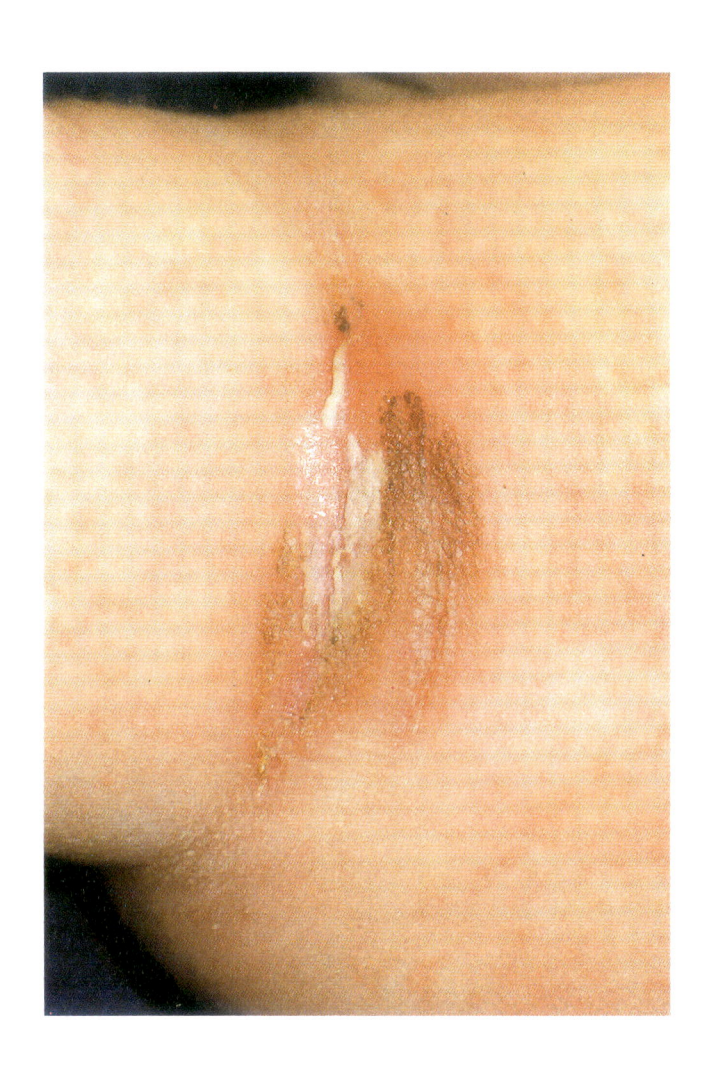

症状のみかた
1 腋窩間擦部が発赤びらん、汚い痂皮付着。
2 乳児ではアトピー素因と無関係にも発症。
3 頸部、陰股部など他の間擦部にも注意する。
4 初診時までのスキンケア法に問題がある。

処方と指示
外用薬：1）エンペシドクリーム
　　　　2）サトウザルベ
　　　　3）ロコイドクリーム
内服薬：不要

1 入浴、石鹸使用を励行させて局所を清潔に。
2 カンジダ菌感染の可能性のため、外用1)使用。
3 5日間、1日2回外用1)に同2)を重層塗擦。
4 軽快確認後外用3）1日2回に変更。2週後にはD-4(162頁)を参考に。

日常の注意
1 パウダー使用は禁止。
2 入浴させる者を確認し、洗い方を指導する。
3 間擦部の奥を見たこともない母親が多い。
4 頭髪部に脂漏性痂皮付着の可能性がある。

外来での部位別診療

外来での部位別診療

F．腕と肘のみかた

● みかたのコツ

　腕と肘は、こどもの皮膚の病変をみる場合に、やはり絶対忘れてはならない部分ということになる。その理由は、疾患の数として最も多いアトピー性皮膚炎が、長い間典型的に続く場所の一つに腕、特に肘とか手首の部分があるからである。これは関節で擦れ合う場所、あるいは大きな関節の周辺ということになるわけで、必ず毎回、経過を観察する場所にしておきたい。

　日本ではあまりいわれていないが、乳児の場合でも、すでに肘の関節の屈面、つまり曲がり角の内側のほうに苔癬化ということではなくて、赤い炎症性の変化、場合によると軽いびらんを、対称性に、両肘のくぼみに持っているこどもも非常に多く見られる。一方、外国では乳児の場合には、アトピー性皮膚炎の変化として、肩から、BCGを接種するような上腕の外側にかけて病変が目立つ、というような記載もある。つまり必ずしも屈側ではないということになるわけである。このようにアトピー性皮膚炎では、必ずいつも曲がり角の内側、屈側のほうに病変があるということとは限らない。

　さて、アトピー性皮膚炎の話にこだわって続けると、年代が加わるにつれて、肘のくぼみの痒みと、その部分の苔癬化といわれる変化が目立つようになってくる。常にその場所を掻くために、掻き傷も絶えないということも少なくない。その先は手首までの間の前腕になるが、この場所は人によっては乾燥性の変化とか、あるいは点々と認められる痒い病変、さらに年長児になってくると、痒疹というかたちの変化が続くことも少なくない。それがさらに手首の周りになると、これはやはり関節の周囲ということで、苔癬化局面が目立つようになる。幼児期には、この部位が、ちょうどブラウスなどの袖口に当たることになる。幼児は躾の面でも、あるいは自分が何でもやってみたいということもあって、手を洗うということを自分で行いたがる。あるいは、水遊びも大好きである。そのような場合に、十分に腕まくりをしておかないと、袖口が水に濡れたままということになる。タオルで手などの水分は取ったとしても、水分を十分に含んだ袖口で手首がすれていると、その刺激と、同時に皮脂が取れてしまうということになる。その結果、手首の湿疹性の病変はなかなか治らないという経過が見られるようになる。したがって、この部分に皮疹が認められる場合には手を洗わせるときは必ず腕まくりをして、袖口を濡らさないという注意を、忘れないようにしたい。

　また、年代が思春期に近づいてくると、上腕の外側には、やや大きめのブツブツという感じで、アトピー性皮膚と似た状態が出てくることがある。痒みはない。これが典型的な毛孔性苔癬といわれる状態で、この変化は、その後しばらくの間持続する。やがて30代の後半には消えるとはいわれているが、いずれにしても、特に女性では美容的な意味での関心の対象になる。またこれをアト

ピー性皮膚炎と誤らないようにしておかなければならない。
　アトピー性皮膚炎では、一般に肘のくぼみに変化が目立つということがいわれているが、実はそれと反対に、肘そのものの辺りの所にかえって湿疹性の病変が目立っているというこどもも少なくない。このような場合には、机に肘をついて勉強する、あるいは絵を描くといったような、生活の習慣上の問題が大きく影響していることが多いように思われる。したがって、一般的にいわれていることとは反対側に、湿疹性の病変が目立つような場合には、いつもしている肘のつきかたについて、こどもとも、親ともよく話しあって生活の習慣についての確認をしておきたいものである。

F-1

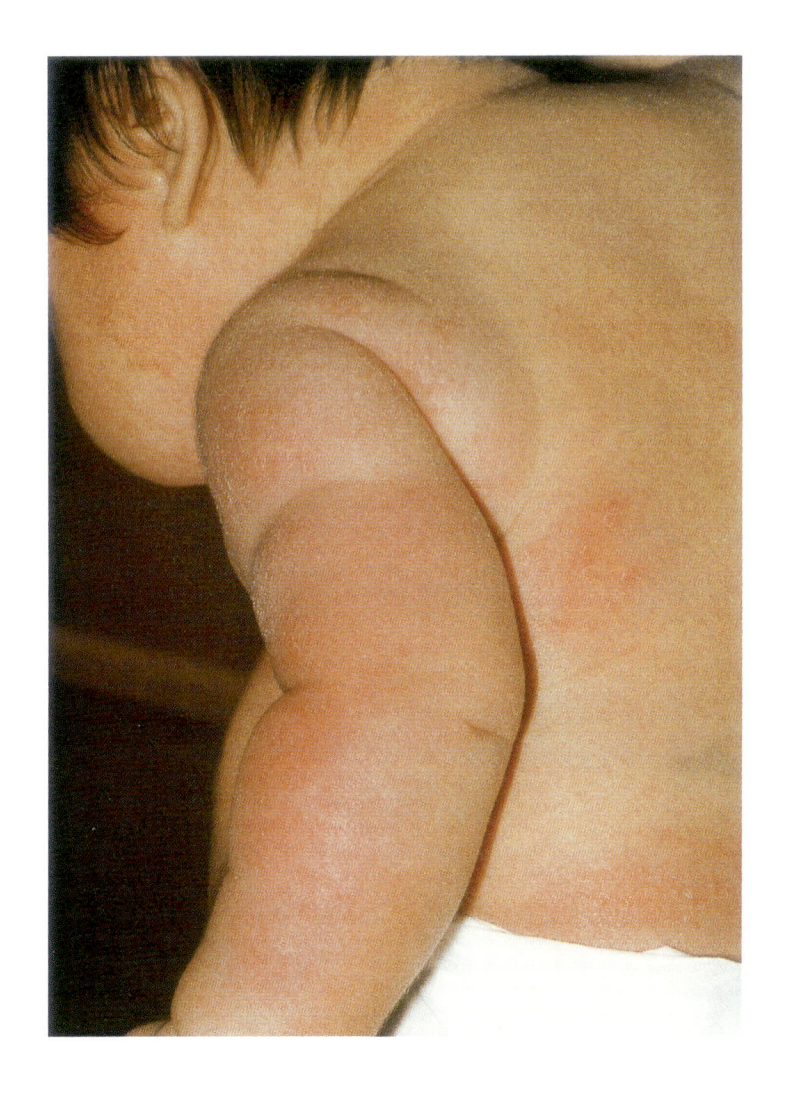

症状のみかた
1. 肩胛部から上腕、前腕に紅斑落屑性変化。
2. 衣服と擦れ合わない部分は病変軽微である。
3. 他部位にも紅斑落屑面、漿液性丘疹がある。
4. アトピー素因の有無を確認しておくこと。

処方と指示
外用薬：キンダベート軟膏
内服薬：不要

1. 起床時、入浴後など1日2～3回外用1）塗擦。
2. 衣服、とくに肌着の材質とスタイルに注意。
3. スキンケアを徹底して続行する。
4. 瘙痒感が認められればD-4（162頁）を参照する。

日常の注意
1. アトピー性皮膚炎の初期である可能性が大。
2. 栄養方法などを変更させる必要はない。
3. 入浴、石鹸使用は可、日光浴は中止させる。
4. アトピー性皮膚炎の経過をよく理解させる。

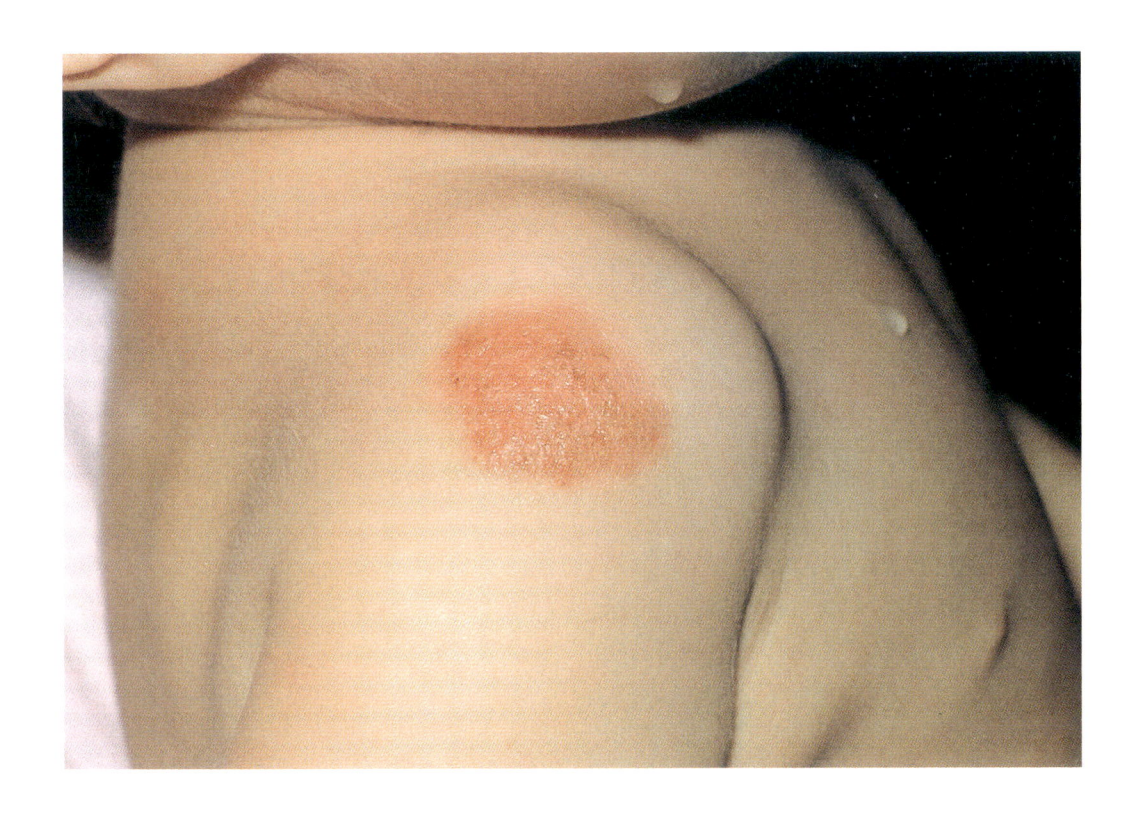

F−2

症状のみかた
1 肩峰部に境界明確な類円形潮紅局面が存在。
2 漿液性丘疹、搔破による小びらんと痂皮。
3 難治なことが多いので、治療歴の確認必要。
4 アトピー性皮膚炎には貨幣状湿疹型もある。

処方と指示
外用薬：1) ベトノバールGクリーム
　　　　2) サトウザルベ
内服薬：1) アタラックスPシロップ　2.0
　　　　ml　就寝1時間前　5日間

1 1日3〜4回、外用1)塗擦後、同2)を重層。
2 皮疹が色素沈着を残し平坦化するまで続行。
3 十分な処置を行わないと反復再燃、多発化。
4 搔破しやすいので患児の爪の状態に注意。

日常の注意
1 入浴、石鹸使用は可、食物の制限は不要。
2 外用の回数調節、中止などは医師の指示で。
3 一般に多発している場合が多いので注意。
4 間擦部などの状態にも注意しておくこと。

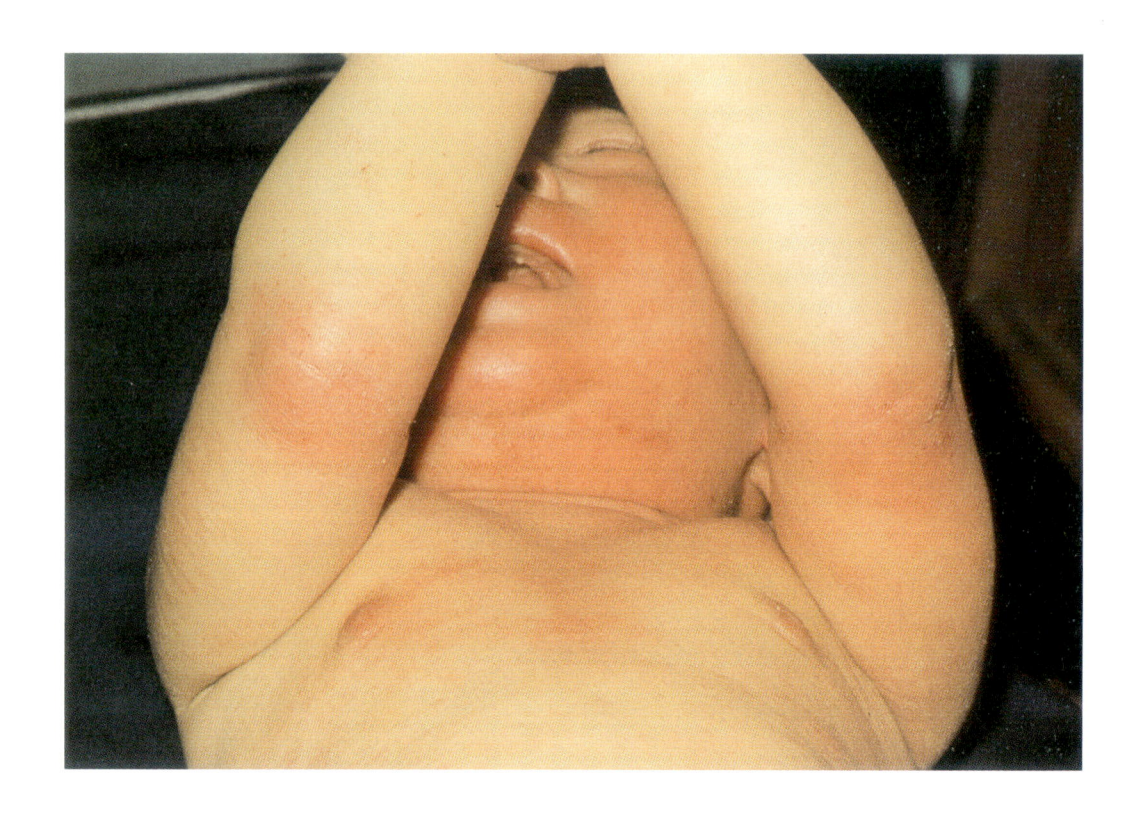

F−3

症状のみかた
1. 両腕伸側、とくに肘頭の発赤、漿液性丘疹。
2. 他部位にも乳児期アトピー性皮膚炎あり。
3. 乳児期は四肢伸側に皮疹が目立つとされる。
4. 初診時までの治療法、スキンケア法を確認。

処方と指示
外用薬：1）マイザークリーム
　　　　2）ベトノバールGクリーム
　　　　3）サトウザルベ
内服薬：1）アタラックスPシロップ　2.0
　　　　ml　就寝1時間前　5日間
1. 湿潤面の二次感染を考慮して治療開始。
2. 外用1）を病変に、とくに同2）は著変部に、これに3）を重層。
3. 数日後軽快確認の上、D-4(162頁)に変更。
4. 外用は1日3〜4回から、スキンケアを忘れぬこと。

日常の注意
1. 入浴、石鹸使用は可、肌着は良質木綿製。
2. 食物の制限は不要、皮膚の鍛錬は必要ないばかりか、時に悪化のもと。
3. 他部位の病変と総合的に処置して行くこと。
4. アトピー性皮膚炎の経過をよく理解させる。

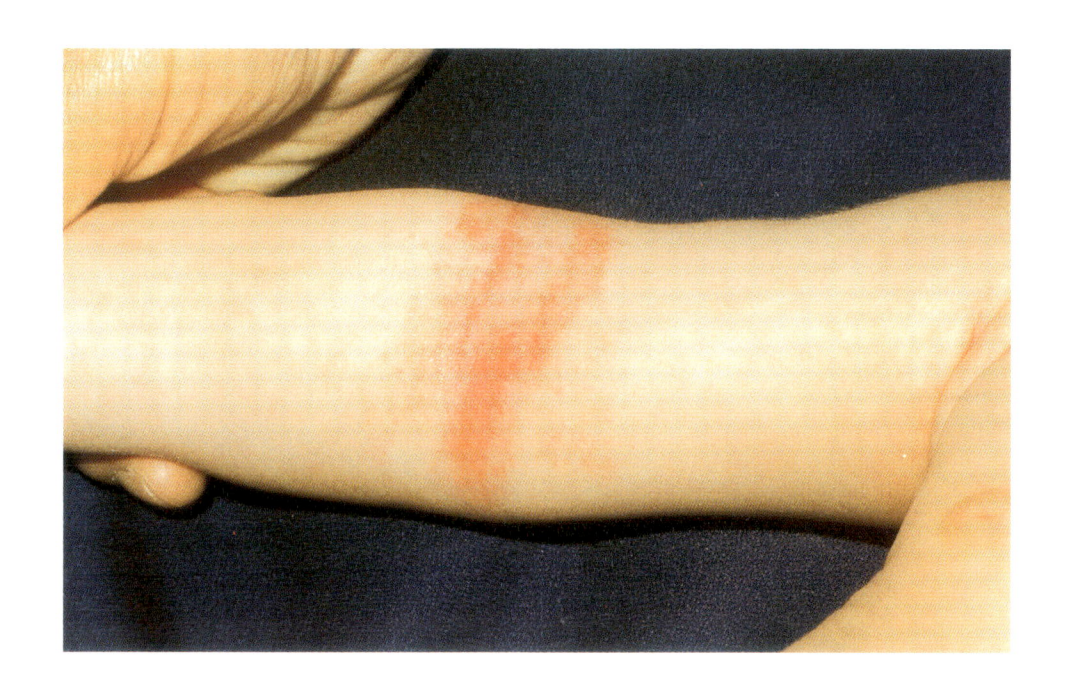

F-4

症状のみかた
1 肘窩部に紅斑と漿液性丘疹が認められる。
2 乳児期後半になると関節屈面の変化目立つ。
3 他部位にもアトピー性皮膚炎病変が必発。
4 どの程度疾患の知識があるか確認しておく。

処方と指示
外用薬：1) マイザークリーム
　　　　2) ロコイドクリーム
内服薬：1) アタラックスPシロップ　2.0
　　　　ml　就寝1時間前　5日間
1 起床時、入浴後を含め1日3〜4回外用1)。
2 数日後、軽快を確認して、2)にする。
3 さらに一段と軽快したら、スキンケアのみを長期間続けること。
4 将来苔癬化局面に変化する場合もあることを説明する。

日常の注意
1 石鹸使用は可、ただし強くこすらせないこと。
2 食物の制限は不要、悪化させる原因は別にある。
3 予防接種が問題を生じることはまずない。
4 他のアトピー性疾患発症の可能性を説明。

F－5

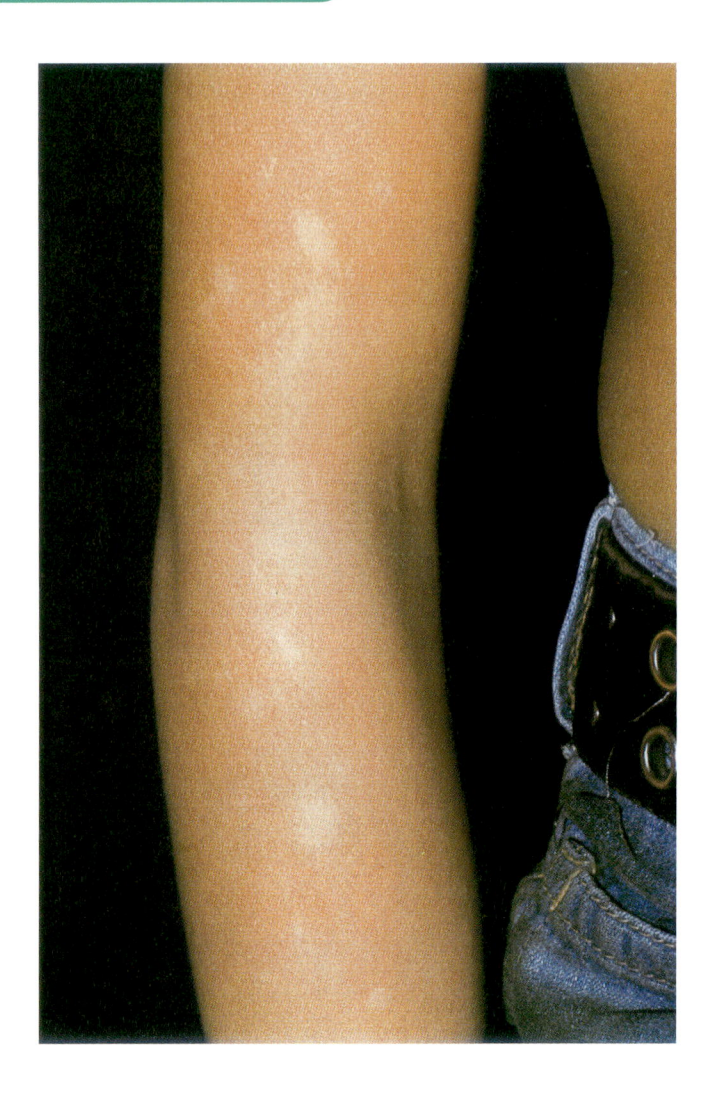

症状のみかた
1 上肢、とくに伸側に類円形不完全脱色斑散在。
2 顔面に認められるハタケと同様の変化。
3 他部位のアトピー性皮膚炎病変に注意必要。
4 瘙痒感はなく、皮疹の数には個人差が多い。

処方と指示
外用薬：1) コンベッククリーム
内服薬：不要
1 起床時、入浴後に外用1) を薄く広く塗擦。
2 軽快するまでにはかなり長期間を要する。
3 他部位に瘙痒性病変がある時はその対策。
4 外用を希望しなければスキンケアのみでも支障ない。

日常の注意
1 伝染するものではないことを理解させる。
2 日焼けで目立つが、運動はすべて可である。
3 栄養状態が発症原因ではないことを教える。
4 最も軽症のアトピー性皮膚炎である旨説明。

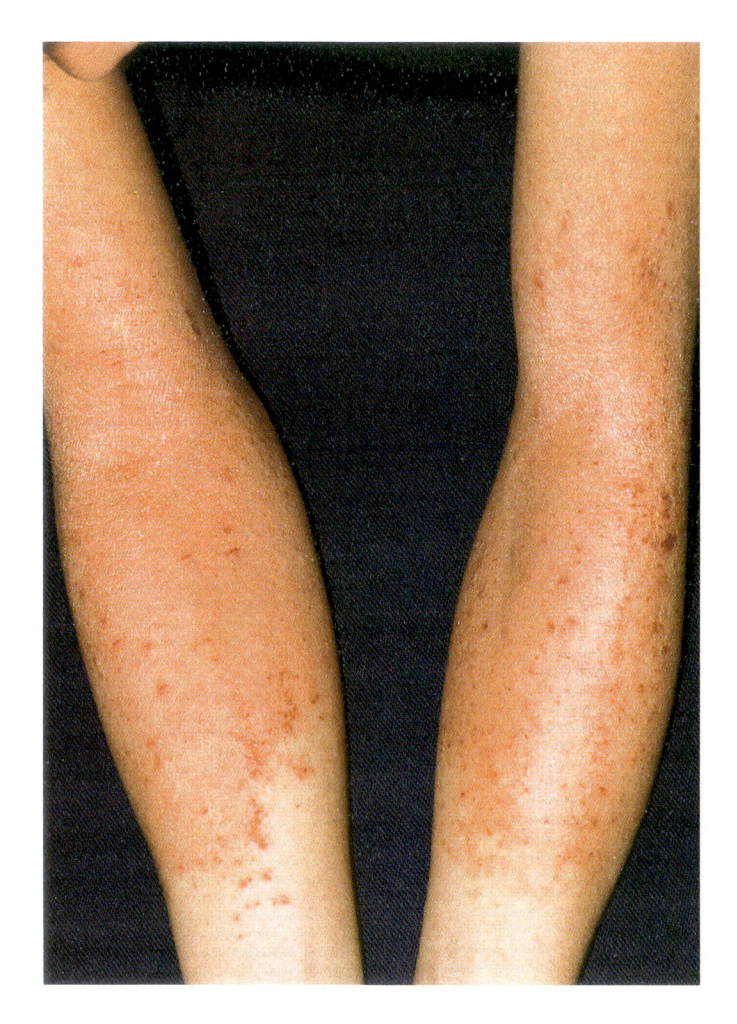

F−6

症状のみかた
1 両側肘窩から前腕屈側におよぶ苔癬化局面。
2 激しい瘙痒のため、搔破痕と血痂が著明。
3 他部位にもアトピー性皮膚炎病変が必発。
4 他のアトピー性疾患の合併にも注意する。

処方と指示
外用薬：1）アンテベートクリーム
　　　　2）ベトノバールＧクリーム
　　　　3）サトウザルベ
内服薬：1）アタラックスＰカプセル(25 mg)
　　　　　就寝1時間前　5日間

1 外用はF−3(174頁)の指示に従って行えばよい。
2 軽快確認後はD−8(166頁)を参考にして治療。
3 一般に冬季乾燥期に悪化するのでその対策を。
4 内服1)の傾眠作用が強ければ、外用回数を増やし、内服は中止。

日常の注意
1 搔破し続けているか否かは爪の光沢で判断。
2 年長児は治療より学業優先となるので注意。
3 入浴、石鹼の使用は可、シャワーがよい。
4 重症児では心身医学的対策も必要となる。

外来での部位別診療

G．手，指，爪のみかた

● みかたのコツ

　乳幼児と年長児では、診察の初めの手順が異なってくる。乳幼児の場合には、まず手を取って右、左と交互に手、あるいは指の匂いを嗅ぐということ、嗅診を是非忘れないでしておきたいと思う。それを行ってみると、何と実にいろいろな食べ物の匂いがその場所から臭ってくることがわかる。どのようにきれいにその場所が見えていたとしても、数時間前までの間に、その子の手に触れた食物などの匂いが、その場所に何を触わったかはっきりと認識うるような状態で残っている場合には、手の拭き方が充分ではないのである。もしそのような汚れが残ったままで、顔や首などの湿疹性の病変を掻かれると、当然良い影響は出てこないことになる。そのうえ、そのような状況でそのままにしているような母親のスキンケアのマナーというものには、どこか欠陥があるということが指摘できるということになる。

　次には、手、指の場所に皮膚の病変があるなしにかかわらず、必ず、爪がどのように手入れされているかということについても、観察しておきたい。爪の手入れというのは、要するに必要以上に長く伸ばしておかない、爪をきれいに切り揃えた場合も、その周縁を角があるような切りっ放しではなくて、ヤスリなどの道具を使って、丸く整えておくようにしてあるか否かということなのである。爪の検査をしてみると、実に多くのこどもたちが、爪についてはかなり無関心に放置されているようだということがわかる。と同時に、慣れてくると、爪を嚙んでいるというこどもたちの爪の形状もすぐにわかるようになる。これは、この子は爪を切ったことがない、爪が伸びないというような訴えの場合に、それに対して説明をするのに大変に役に立つのである。つまり爪を嚙んでいるこどもたちはかなり多い、ということを頭の中に置いて観察したほうがよいというわけである。爪を嚙んでいるこどもの爪のかたちは、指の尖端から何ミリか内側のほうまで短くなっており、しかもその端が非常に細かく不規則に鋸歯状のかたちに見えるし、場合によると周りの皮膚までがふやけているという状態もあって、容易にわかるものである。

　このことまで確認したら、次は特に乳幼児の場合は、指の叉を一つずつ広げて、その奥がどうなっているかということを確認したい。指を揃えると、見ることができない指の叉の辺りを開けてみた場合に、赤みがあり、場合によると小さなブツブツが認められるようなときには汚れが問題である。その場合には手を洗って拭く時に、必ず指の叉の奥まで1本ずつ、タオルを押し込んで、水分をきれいに拭き取っておくようにという指導をしておいたほうがよい。ある年代になるとこどもたちは、手を洗うということを自分でしてみたくなるものである。その場合でも、タオルで拭くことは拭くが、指の間まで1ヵ所ずつ、丁寧に拭くことはしていない。その部分に多少なりとも水分、石鹸水などが残ると、当然その場所には接触皮膚炎が生じてくるのである。

さて、幼児期の間は、こどもたちはちょうど土木工事に関係する人たちと同じように、土木工事を楽しむことに余念がない。そのために、特にアトピー性皮膚炎のこどもなどでは、指、手の甲などに湿疹性の病変が絶えず出ていることがある。また、指しゃぶりが激しいこどもの場合には、しゃぶる癖になっている指にただれ、あるいは亀裂までが生じることがあるが、それでもやはりそれをやめようとはしない。そのような場合に、砂遊びを禁止するなどということは行わなくて良い。それよりも、むしろそういう遊びを十分行ったあとで、汚れを洗った時にそれぞれに適応したケアをするということでフォローしていきたいと思う。

　どのように指の症状がひどい場合でも、汚れた時には指を洗う時にシャワー、あるいは流水を使って、石鹸で洗うことを、行っておいたほうが良い。もちろん、そのあとに治療を施すことを忘れてはならない。

　湿疹性の病変などがひどくなると、爪のある指先、つまり爪廓の部分に炎症が繰り返されるようになる。すると、いわゆる爪の甘皮と称する部分がなくなり、炎症で腫れ上がった爪廓が、ちょうど盛り上がるように爪の縁の所を取り巻いてくるようになる。この状況になると、上からの甘皮の押さえがない場合の爪は、洗濯板のようにでこぼこになる。しかし、この場合もやがて爪廓の炎症が落ち着いてくると、それから生えてくる爪は平担になってくる。その旨を話して、爪のでこぼこの変形については時間をかけて、爪の根元の湿疹性の病変の治療から取りかかっていかなければならないと、母親に理解させておく必要がある。

　幼稚園から学童、年長児になってくると、学校あるいは集団生活の中で、運動を楽しむようになることが多い。こどものスポーツの中では球を使って遊ぶ競技というものが少なくない。この種の遊びに熱中するようになると、指腹、手の指先の指紋のあるような部分の所に、ちょうど母親たちの主婦湿疹と同じような変化が現れてくることが多くなる。このような場合も、利き腕のほうにその変化が多く見られる場合と、両手に対称的に見られる場合とがある。利き腕にある変化の場合には、学童の場合であると、どのようなかたちで筆記具などを握るかなどということも、質問の中に加えなければならない。両手に対称性に同じような状況で指先、あるいは手のひらなどに湿疹性の病変が認められる場合には、体操教室あるいは自転車のハンドル、あるいは球技として大きなボールを扱わないか、バレー、バスケット、サッカーなども気になるところである。最近の傾向としては、いわゆるテレビゲームなどに熱中していると、指先の部分の湿疹性の病変が悪化する、ないしはなかなか治し難いという状況が起こってくるようにもなる。こどもの手の匂い、あるいは病変の部位、程度などによって、こどもの生活の状況というものがかなり詳細にわかるので、指先の観察ということは、常に心がけておきたいものだといえるであろう。

　なお、指はそれ自身がいろいろな道具として使われるが、こどもの場合には、特に低年齢のこどもでは、その指先で自分の鼻をほじくるということをするわけである。鼻の穴の中には、通常病原性の黄色ブドウ球菌が誰でもある程度はいるといわれている。したがって、汚ない爪で鼻をほじくることで、鼻の入口に傷をつけると、その場所が伝染性膿痂疹の始まりの部分になってくることも起こり得るし、またそのような汚ない爪でほかの痒い部分を掻くと、その場所に二次感染を引き起こしてくるということになる。

　こどもの手が何に触れているかということを知っている母親は、意外に少ないものである。特に低年齢のこどもたちでは、ときどきポケットの中を検査して、そこから何が出てくるか、どのような汚れが残っているかなどを見ておくということも、皮膚の病変をケアしていく場合には、注意したいことの一つである。

G-1

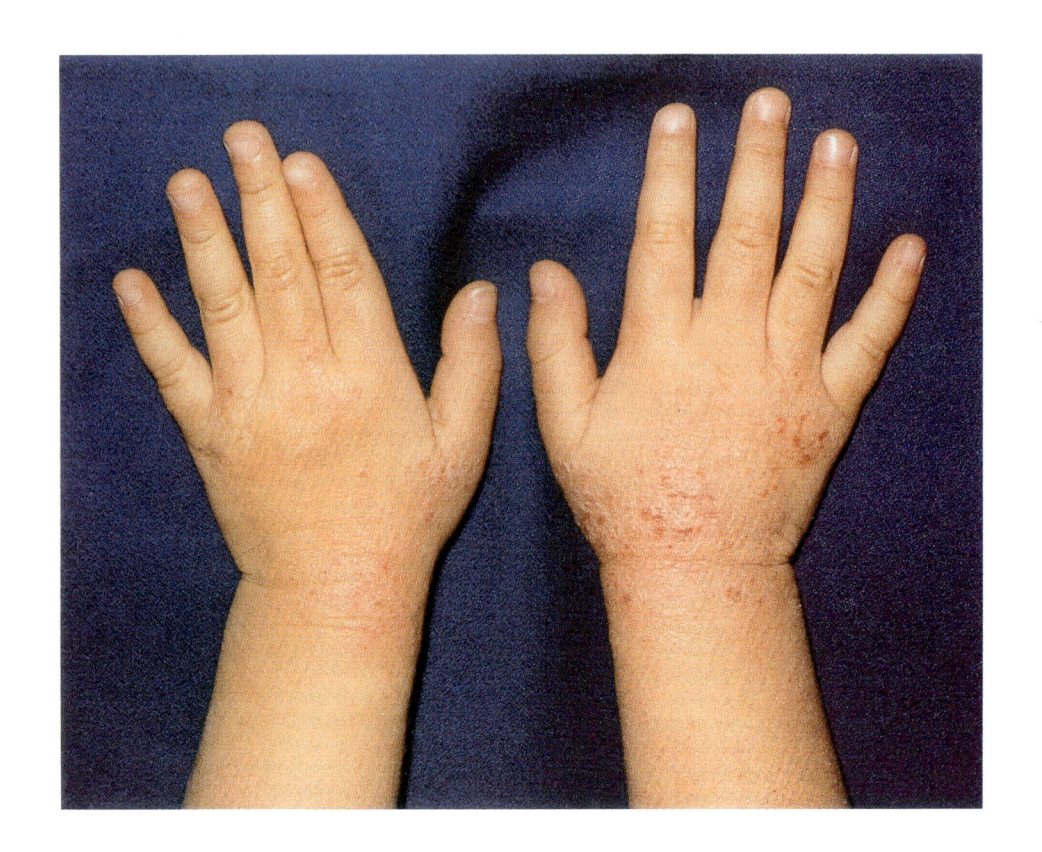

症状のみかた
1 両手関節部に苔癬化局面、手指にも散在。
2 搔破痕が著明で、びらん面、亀裂も存在。
3 他部位のアトピー性皮膚炎病変の存在多し。
4 保育所、家庭でのスキンケア法に注意する。

処方と指示
外用薬：1) ベトノバールGクリーム
　　　　2) ロコイドクリーム
　　　　3) サトウザルベ
内服薬：1) アタラックスPシロップ　3.0
　　　　ml　就寝1時間前　5日間

1 清拭後、入浴後には外用2)を広く塗擦。
2 著変部に外用1)、回数は1日5〜6回から漸減。さらに同3)を重層。
3 石鹸使用は可、清潔にさせるように指導。
4 他部位の病変に対する対策も忘れないこと。

日常の注意
1 衣服袖口の部分の材質に注意、毛糸類は不可。
2 口囲の汚れを手背で拭きとらせないよう注意。
3 保育所に預けられる患児は外用が不充分。
4 アトピー性皮膚炎の経過、予後を理解させる。

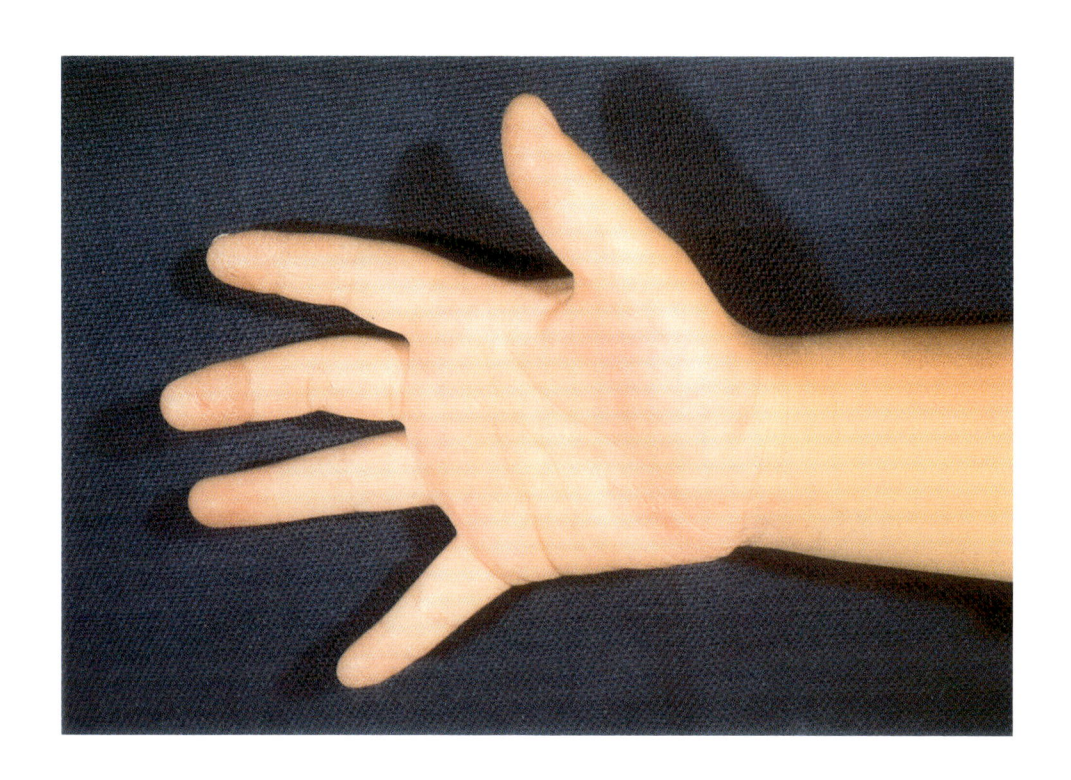

G-2

症状のみかた
1 末節指腹と手掌の膨隆面に紅斑落屑面あり。
2 第Ⅱ、Ⅲ指では亀裂を生じ、指紋は消失。
3 アトピー素因と無関係の発症もありうる。
4 手指の皮疹部位は、遊びや運動などと関連あり。

処方と指示
外用薬：1) ロコイドクリーム
　　　　2) サトウザルベ
内服薬：1) アタラックスPシロップ　3.0
　　　　ml　就寝1時間前　5日間
1 手洗い後外用1)を広く塗擦、著変部に同
2) 重層。
2 亀裂部は週2～3回、就寝時に外用後ラップを巻いておく。
3 軽快確認後も手を清拭後は必らずスキンケアを続行。
4 亀裂が生じないで経過すれば外用は成功。

日常の注意
1 患児の日常生活をあらゆる面から追究する。
2 安静保持が最も困難な部位、難治性を説明。
3 熱心な治療が最も行われ難い部位である。
4 閉鎖包帯法は長期間続けないこと。

外来での部位別診療

H. おむつ部・そけい部のみかた

● みかたのコツ

　おむつをしている年代の乳児、それから幼児期の皮膚科の診察の場合には、まずおむつをしたまま身体を裸にして、腹部側と背部側からよく観察をする。そのあとでおむつを外させて、今度はおむつに覆われた内部の診察も必ず行っておかなければならない。昔風の典型的なおむつかぶれというものは、最近の使い捨ておむつの普及で見られなくなってきたといっても言い過ぎではない。しかし、その逆に大変面白いことも認められるようになった。そのことをまず強調しておきたいが、乳児期のアトピー性皮膚炎では、赤ちゃんの顔にはなはだしい変化ができてきやすいということはよく知られている。そして、それがさらにひどくなってくると、全身に湿疹性の病変ができるように記載されているものが多い。しかしながら、顔の場合に鼻の辺りに湿疹性の変化が生じないのと同じように、おむつを外してみると、特に使い捨ておむつが普及してからはっきりとわかってきたが、湿疹性の病変がおむつ部を避けていることがわかる。つまりその場所は健康な皮膚を保っているということが原則である。このようなことは、皮膚のバリア機能というものに障害が起こることが、そもそもアトピー性皮膚炎発症の大きな原因であることを意味しているということになるであろう。

　さて、おむつ部の観察にもう一度話を戻したい。すると、使い捨ておむつが普及してから、一般的におむつかぶれは減ったといったが、あらたなことも起こっていることがわかる。使い捨ておむつには、漏止めストッパーの部分がある。ちょうどお腹の所にぐるりと、それから両方の腿の付け根にぐるりとその部分が取り巻いている。その場所には、いわゆるアブソーバント（水分吸収物）が含まれていないので、おむつの部分とは材質が違っている。その密着性のある帯状の部分に一致してカサカサした皮膚、ないしはいわゆる痒いかぶれのような状態が認められることがあるのである。そのような傾向がある場合には、まずおむつのサイズがこどもにとって小さ過ぎないかということを確認し、場合によっては保湿性のあるスキンケアクリームを、毎回おむつを使用する前にその部位に塗らせておくということも、予防の一つのテクニックとなる。いずれにしても、こどもの皮膚科的に見て、現在のわが国の使い捨ておむつは、それを使うほうがこどものトータルスキンケアには良いといって過言ではない。

　さて、目を腿の付け根、ちょうどそけい部の皺の部分に向けてみたいと思う。この部分は、従来はカンジダ性の変化が生じやすい部として取り上げられていた。しかし現在では、良質の使い捨ておむつを使うことで、その変化は減ってきた。にもかかわらずやはり首筋、腋の下と同じように、この場所に赤みのある帯状の変化が、皺の奥に沿って認められることがある。その場合には、おむつ交換時におしぼりなどで拭いたあとでいわゆるスキンケア用品を十分に使わせておくということ

でコントロール可能なことが多い。

　赤ちゃんのおしりは、臀部の所がちょうどおまんじゅうのように大きく盛り上がっている。肛門の部分をよく見るには、意識してその部分を広げるということをしないとなかなか見えない。広げて見ると、ちょうど肛門周囲1～2センチの部分に時々赤みが出没するということに気がつくであろう。このことを気にする母親と、そうでない母親があるが、いずれにしても、ほかの部分に全く皮膚の病変がない状態であっても、肛門周囲の1～2センチの所までのこの炎症が起きるのは、やはり便の中に含まれている各種の酵素などの作用によって生じてくる可能性が否定できない。どのように良いおむつ環境をつくっても、この肛門周囲の赤みだけは、これを出さずにおむつ年齢を過ごさせることはかなり無理ではないかと思われる。その治療はむしろ一般的なスキンケアに使われるものでも充分である。最近の傾向としては、携帯に便利なおしり拭きの類を使い捨てで使うということがかなりよく行われている。これなども最近の製品では以前のようなカサカサした皮膚変化を生じさせることは少なくなってきているので禁止する必要はない。

　新生児期には、出生後数日後から数週間の間、肛門周囲から、場合によるとかなり広く会陰部までの間が鮮やかな紅色炎症性の局面を示すことがある。場合によるとびらんをきたすこともある。これは新生児肛囲皮膚炎と呼ばれるものであるが、一過性のもので、心配なものではない。その部分を清潔にし、必要があれば二次感染を防ぐような意味で抗生剤含有の軟膏、多くの場合には単純な軟膏類を厚めに塗布しておくだけで、良い経過をたどる。

　男子の場合には、陰茎の部分に注意していると、興味ある所見が認められる。すなわち男子で陰茎および陰囊に小さな赤い丘疹、2分の1米粒大前後のものが認められるような場合には、カンジダ性の病変が考えられる。これは痒みを伴わないのが普通である。ところが、同じ部位にやや大きく固い丘疹・小結節が認められて、しかも痒さがある場合には、手足などの所見にも気をつけたい、あるいは家族の所見にも気をつけたいのである、疥癬である可能性がかなりあるからである。

　女子の場合に、外陰部の粘膜に赤みがあるという訴えが母親からよく出されることがある。この場合には、排便時にどのように拭いているか、ということをやはり注意しておく必要がある。一般には、母親が正常な粘膜そのものの赤みさえも病的なものではないかと考えていることが少なくない。いずれにしろ、乳幼児でおむつを装着する年代のおむつ部の皮膚の病変というものは、使い捨ておむつの改良と普及が進んでからは、それ以前の時代に比べると、実に驚異的に減少したのである。

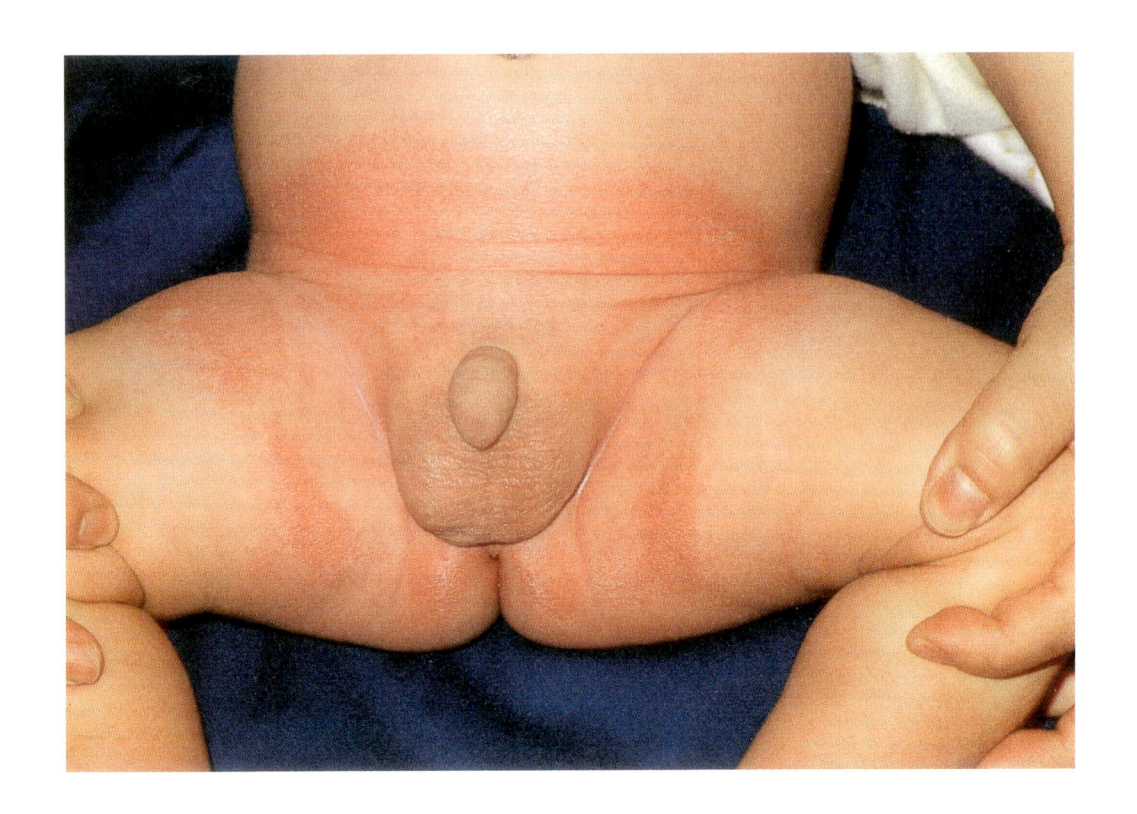

H-1

症状のみかた
1 おむつの部位に一致して紅斑と軽度の落屑。
2 そけい部のおむつに触れない部位は変化軽微。
3 瘙痒感はあっても軽度、治療歴に注意する。
4 この病型(おむつかぶれ)はアトピー素因とあまり関係ない。

処方と指示
外用薬：1) キンダベート軟膏
　　　　2) サトウザルベ
内服薬：不要

1 排便清拭後、入浴後など1日4～5回外用。
2 石鹸使用可、パウダーは使用するなら少量。できれば使わせない。
3 布おむつ使用児に好発。使い捨ておむつに変更させる。
4 おむつ部にステロイド外用使用はできれば避ける。スキンケアと2)で十分。

日常の注意
1 他部位の病変の外用薬転用には注意。
2 難治なら、常にカンジダ症を疑う。
3 布おむつは止めさせる。
4 便性に問題のあるときは、その対応策必要。

H-2

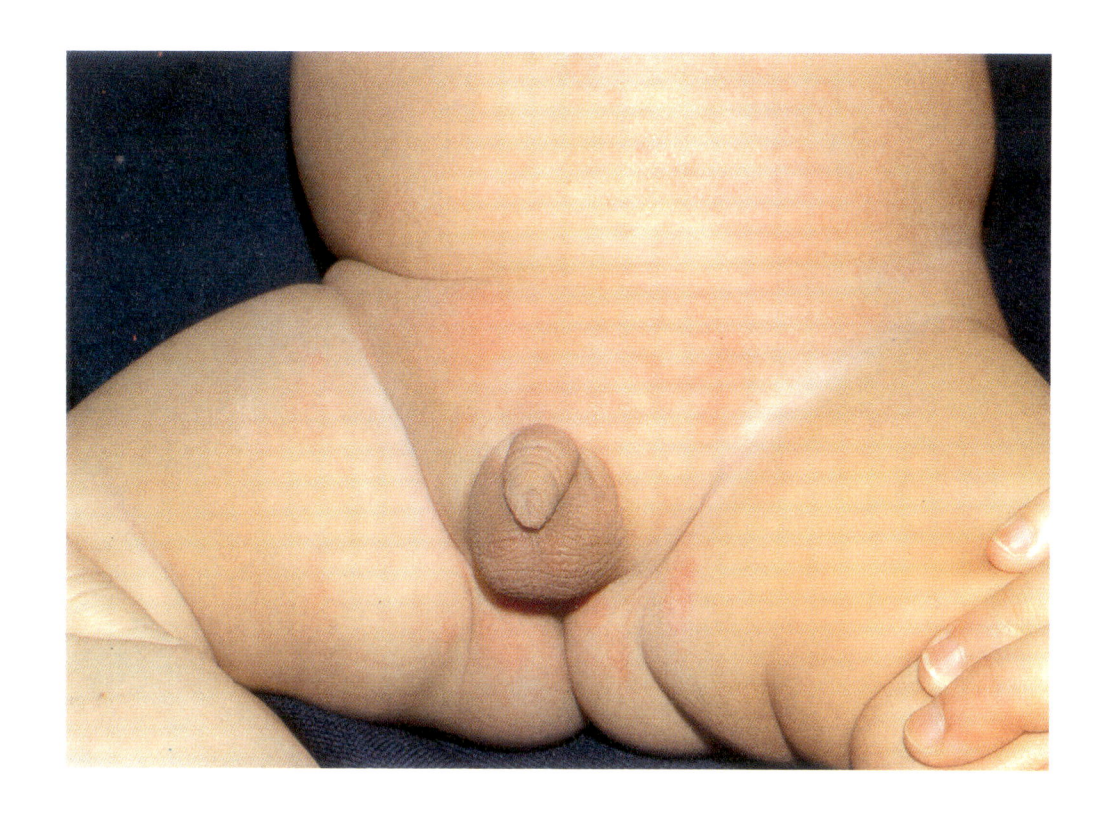

症状のみかた
1. おむつ部に一致して紅色丘疹、漿液性丘疹。
2. 大きなしわ（おむつに触れない）は変化軽微。
3. おむつをとると搔破する程度の瘙痒感あり。
4. 他部位のアトピー性皮膚炎病変に注意する。

処方と指示
外用薬：1）ロコイドクリーム
　　　　2）コンベッククリーム
内服薬：不要

1. 外用2）を広く薄く、H-1（184頁）も参照して使用する。
2. 病変著明な局所に外用1）を1日2回重層。
3. 軽快確認後は、早めにH-1に変更すること。
4. 他部位の病変には適宜対策を講ずる。

日常の注意
1. 患部の清潔さを保たせることに、とくに注意。
2. H-1の注意はすべて共通、厳重に守らせる。
3. 本処方で無効な場合はカンジダ症を考慮する。
4. 薬用石鹸の類を使う必要はない旨を説明。

H-3

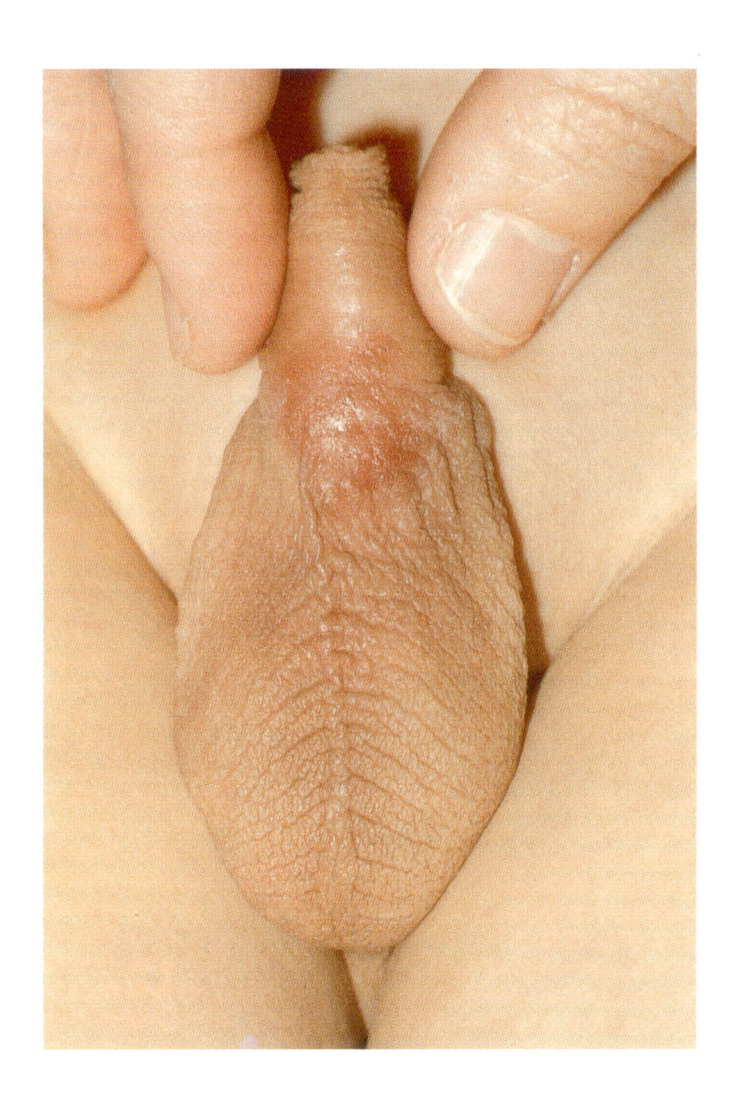

症状のみかた
1 幼児期男児陰茎陰嚢間擦部の湿潤びらん面。
2 瘙痒感強く絶えず搔破している場合が多い。
3 夜尿の有無、排尿後の漏れの始末など注意。
4 他部位のアトピー性皮膚炎病変合併が多い。

処方と指示
外用薬：1) ベトノバールGクリーム
　　　　2) サトウザルベ

内服薬：不要

1 外用1) を入浴後を含め、1日2〜3回塗擦。
びらんがあれば2) を重層。
2 軽快確認後は外用中止して経過を見る。
3 外用1) は性器でも安全な旨母親に説明。
4 石鹸を使用し、包皮も無理せず戻して洗うよう指示。

日常の注意
1 排尿後よく振らせて尿滴を残さないよう指導。
2 夜尿した翌朝はシャワーなどで充分清潔に。
3 母親が注意を怠りがちの部位である点配慮。
4 瘙痒が甚だしければ他部位と同様に内服。

外来での部位別診療

I. 年長児の外陰部とおしりのみかた

● みかたのコツ

　年長児、それも思春期になってくると、例えば外陰部、あるいは臀部に自分でも気になるような変化が皮膚の病変としてあっても、それのために診察をすぐに望むこどもたちは少ない。例えば母親があれこれと売薬を求めてこどもに使わせ、それらがあまり効果がなかったということでやっと現れる、というような場合が少なくない。このような場合には、真菌感染、つまり頑癬である可能性が否定できないので、できることならば専門医に受診させていただきたい。

　このように、それまで健康であったものに何らかの変化が起こってきた場合だけでなく、長く続くアトピー性皮膚炎の場合でも、年長児になってくると、従来診察に慣れていたこどもたちでも、そけい部あるいは臀部、あるいは外陰部の痒みのある部分の診察ということを躊躇するような素振りを見せるようになる。必要があれば年長児では別室で、母親ないしは家族と引き離した状態で、直接本人の皮膚の病変を診察するというふうに心がけてみるのも一つの方法かと思われる。

　いずれにしても、外陰部、臀部などの診察をする場合には、まず背中のほうから肌着を下げさせる、あるいは肌着の下端を上に上げるようにして、臀部の診察から始めるのがよいであろう。特に臀部の椅子の着座面と接するような場所の部分には、アトピー性皮膚炎のこどもの場合などは、かなり頑固に慢性の湿疹性の病変が残ってくる。年代が低い場合にはどのような遊びをしているか、例えばブランコ、シーソー、すべり台、自転車、三輪車、一輪車などのように、その場所が運動機具と擦れるか、擦れないかなどについてもよく質問しておきたいと思う。幼稚園や学校の生活を含めて、普段、その子が座っている椅子の臀部が当たる部分は一体どのような材質でできているか、ということも気になる問題である。汗の吸収が悪いような材質だと、その部分の痒みが座っていることで増してくることが少なくない。また、ここも掻きやすい部分の一つなので、二次感染を起こして、他の部位に比べて膿痂疹性の変化を伴っている可能性も多いので、こどもが大したことはないと言っても、できるだけ観察しておく必要がある。

　臀部の観察が終わると、次に前を向かせて、思春期の場合には、いきなり全部を脱がせるというのではなく、まず腹部のほうから見える範囲までを観察し、ついで両方のそけい部に当たる所の下着を上にずらして、そけい部の湿疹の程度を見るということも一つの方法である。男児の場合には、特に陰茎および陰嚢の状態に注意したい。他の場所は全く健康でも、この場所だけ汗ばんだり、あるいは温まると痒いというようなかたちでの訴えがあった場合には、必ず皮膚の病変を観察して、真菌感染が疑われるか、あるいはそれが単純な湿疹性の病変として治療してよいものか、ということについての確認をしておく必要がある。それが困難と思われる場合には、先程も述べたように、専門医に診療を依頼したほうが良い。

湿疹性の病変が長く続いている場合には、そけい部のリンパ節の腫脹の程度も必ず触れておきたい。そけい部のリンパ節がるいるいと腫れているということが確認された場合には、本人や付き添った母親にもその部位に触れさせて、このような変化があるのは、湿疹性の病変が長く続いたときの特徴であるが心配はない旨を説明しておくようにする。その上で、しかしながら、やはり身体にある、あるいは手足にある湿疹性の病変がこれに影響を与えているのであるから、充分にスキンケアおよび皮疹の治療というものに励んでもらいたいということを話しておくことが大切である。

I-1

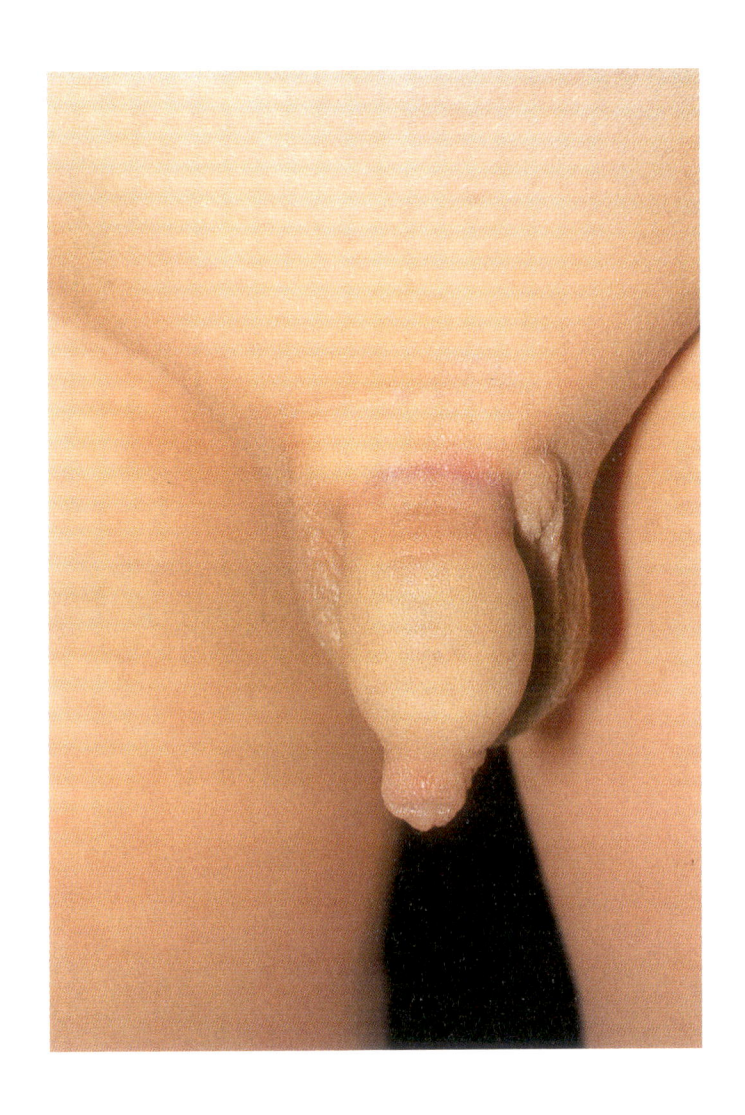

外来での部位別診療

症状のみかた
1 陰茎基部の全周に、しわに一致して紅斑。
2 甚だしい場合には浅い亀裂を伴うこともある。
3 H-3(186頁)のやや高度な状態、瘙痒感も著明。
4 アトピー性皮膚炎男児の場合は必ず診察したい部位である。

処方と指示
外用薬：1) ロコイドクリーム
内服薬：不要

1 H-3に対する処置とまったく同様である。
2 汚い手指で性器をつまんでの排尿は厳禁。
3 皮疹消退後も、再燃を見れば反復処置する。
4 薬用石鹸、消毒剤などは使用させないこと。

日常の注意
1 H-3に対する注意はすべて共通に守らせる。
2 白癬（たむし）と誤って家庭療法させないこと。
3 他の間擦部位の病変に対する対策が大切。
4 おむつが取れてからの年代に好発する。

189

I-2

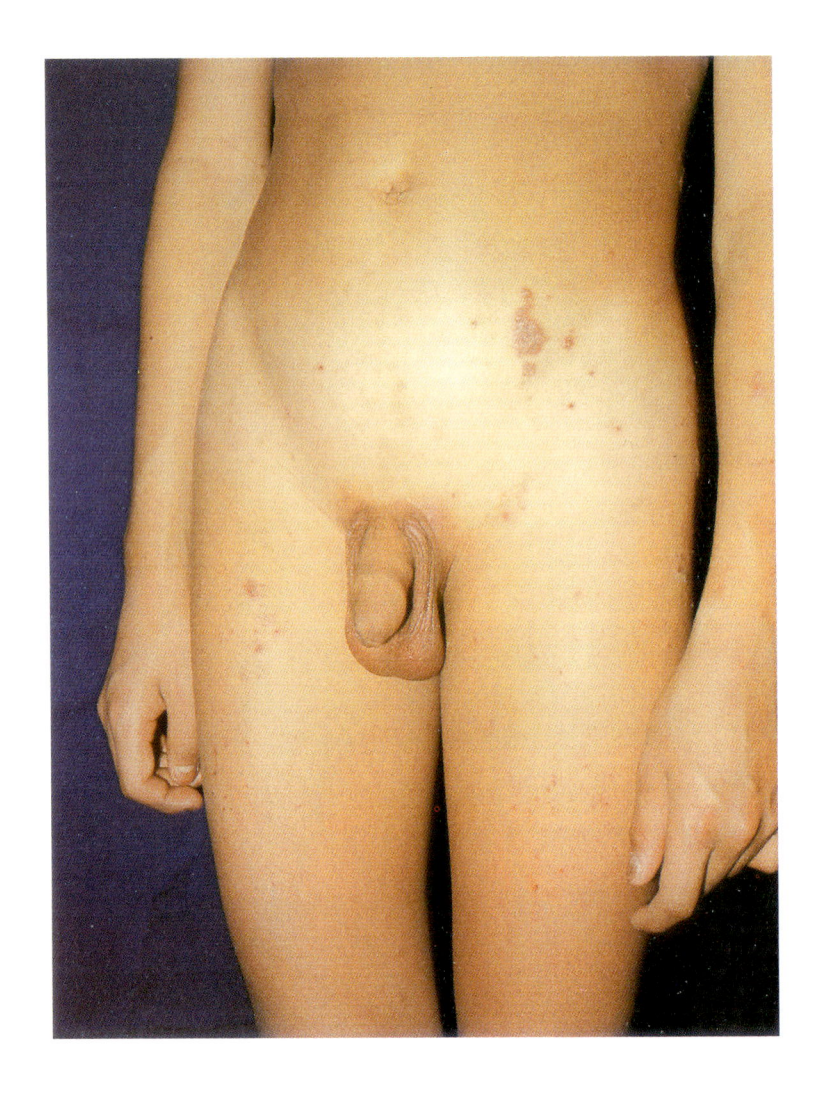

症状のみかた
1 軀幹のアトピー皮膚、貨幣状湿疹と撒布疹。
2 陰茎根部から陰嚢にかけて苔癬化局面あり。
3 就寝時など、暖まるととくに瘙痒感著明。
4 他部位のアトピー性皮膚炎病変に注意する。

処方と指示
外用薬：1) アンテベートクリーム
　　　　2) サトウザルベ
内服薬：1) アタラックスPカプセル（25 mg）
　　　　就寝1時間前　5日間

1 外用1）を1日2〜3回薄く塗擦させる。
2 貨幣状変化部には2）を重層する。
3 軽快したらI-1（189頁）に変更する。
4 入浴、石鹸使用可、局所を清潔にさせる。

日常の注意
1 年長の患児では局部の診察を嫌うので注意。
2 食物の制限不要、勝手な家庭療法は厳禁。
3 真面目に外用処置をしない年代なので注意。
4 母親は無力、本人によく疾患の説明をする。

外来での部位別診療

J. 下肢と膝・足首のみかた

● みかたのコツ

　この部分の観察の要点については、当然のことながら、腕、あるいは前腕、手首などと同じようなものだということができる。特にアトピー性皮膚炎を持っている場合には、膝および足首というのは間擦部、つまり大関節の周囲なので、医師なら誰もが気にしてみるであろう。しかし、専門外の施設で下肢の皮膚病変の観察がされた場合に、実は、尋常性魚鱗癬、つまり鮫肌とアトピー性皮膚炎とが混同される場合がないとはいえず、この誤診の原因として、多くは下肢の変化というものの誤診がきっかけになっていることが少なくない。

　下肢がカサカサしていて痒がるからということが、時にはアトピーの臨床診断の一つの根拠になっているようであるが、気を付けて詳細に観察すると、そのいわゆる乾燥性の肌の状況が、アトピー性皮膚炎のような湿疹性の病変の場合と、尋常性魚鱗癬の場合とでは、そこにあるカサカサの紋理が違うのである。この見分けかたというのは、時には困難なのでむしろ、それ以外の身体の各部の変化を総合して、アトピー性皮膚炎であると診断を付けていく習慣にしたほうが良いと思われる。

　年長児になると、よく知られているのは、膝の裏側の部分に認められる、苔癬化局面といわれる、慢性の、つまむとややゴワゴワした病変である。アトピー性皮膚炎ではほとんど必ずこの病変が認められる。しかし、逆に、膝のお皿の側、膝蓋部のほうに皮疹が目立つアトピー性皮膚炎の例もある。この場合には、膝をついて、そこで体重を支えていろいろな仕種をする習慣がある、というふうに理解するとよい。その原因の習慣とは一体どのようなものであるかということは、母親およびこどもとのコミュニケーションの中で掴み取ることができる。例えば砂場での穴掘り、野球のキャッチャーなどである。

　この膝の部分の変化、膝の裏側の変化は、乳児期のアトピー性皮膚炎の場合には、腕のそれと同じようにやはり苔癬化などの変化ではない。むしろ、かなりはっきりと周囲から区切られた鮮やかな赤い炎症局面で、場合によるとびらん（ただれ）までも示しているような変化として認められることが少なくない。同じようなことは、乳児の場合、足首の皺の部分にも認められることがある。また、乳児の場合には、やや月齢が増して活発に身体を動かすようになると、足を蹴って移動する動作が出てくるので、足首から膝にかけての、外側の部位にカサカサした変化が認められるようにもなりうる。

　さて、年長児の場合のアトピー性皮膚炎で、足首、踝、それからアキレス腱部にかけての部分に、非常に治りにくい苔癬化局面、ないし、場合によると貨幣状湿疹のような二次感染を伴った、慢性の湿疹の変化が認められることがある。これは、特に現在のようなスニーカータイプの靴が流

行るようになってから、認められることが多くなってきたと思われる。その部分でしっかりと靴と足が触れ合って動くことによって、かなりな摩擦、あるいは機械的な刺激が加わってくるのも原因となりうると思われる。

　年長児では両下肢に見られる湿疹性の変化は、痒みが甚だしい場合に、やがて、かなり固い痒みのある結節として残り、痒疹という形に変わってくることも少なくない。

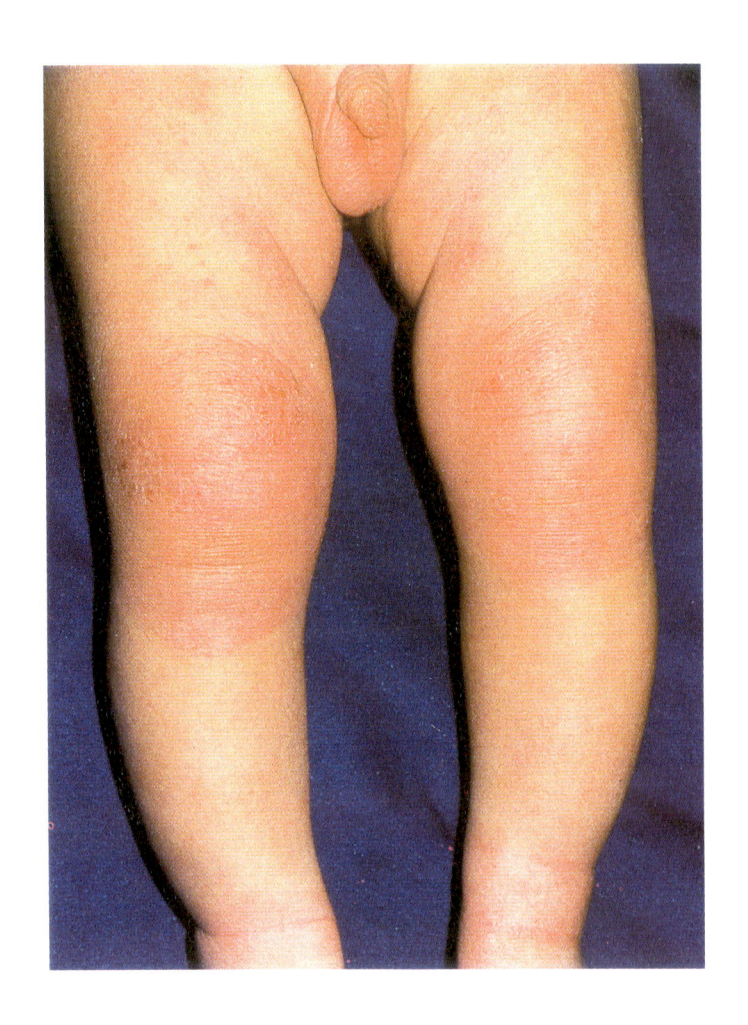

J-1

症状のみかた
1. 両膝蓋部に苔癬化局面と搔破痕が存在。
2. 下肢全体は乾燥性で丘疹、紅斑落屑面散在。
3. 乳児期アトピー性皮膚炎は四肢伸側に著変。
4. 既性歴、家族歴などアトピー素因確認。

処方と指示
外用薬：1）マイザークリーム
　　　　2）ロコイドクリーム
　　　　3）コンベッククリーム
内服薬：1）アタラックスPシロップ　3.0
　　　　　ml　就寝1時間前　5日間
1. 入浴、石鹼使用は可、清潔保持も治療法。
2. 起床時、入浴後も必ず外用3）を広く塗擦。
3. 著変部は外用1）を重層。軽快後同2）とし、さらに軽快後3）を主に用いる。
4. 最終的にはスキンケアが主で、時に外用2）のみで長期経過観察。

日常の注意
1. 内服より外用を主体に治療するよう指導。
2. 食物の制限は不要、這う時の刺激のほうが問題。
3. 他部位の皮膚病変と関連している、D-4（162頁）も参照。
4. アトピー性皮膚炎の経過を理解させる。

J－2

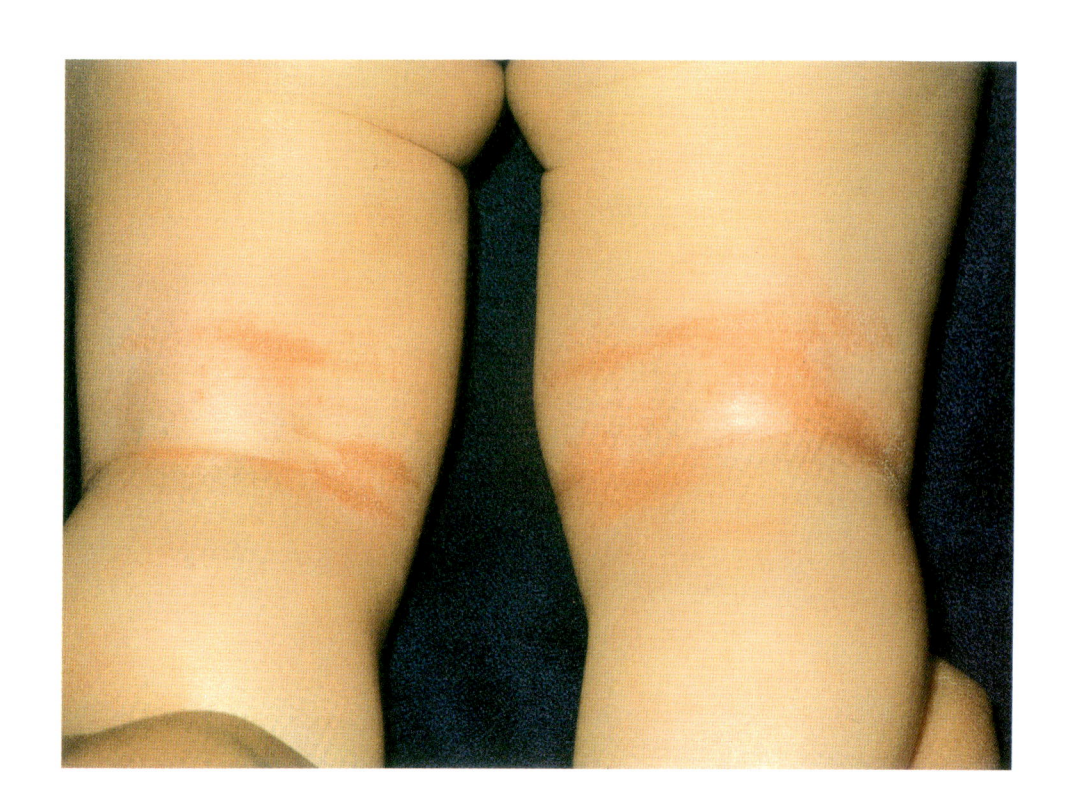

症状のみかた
1 両膝窩部のしわ周辺に紅斑落屑面と丘疹。
2 乳時期後半には関節屈面の病変が生じる。
3 他部位のアトピー性皮膚炎病変に注意。
4 治療歴とスキンケア法を確認しておくこと。

処方と指示
外用薬：1）ロコイドクリーム
　　　　2）コンベッククリーム

内服薬：不要

1 外用1）を著変部に1日3〜4回。
2 軽快確認後外用2）とし、必要あれば時に1）を重層。
3 F-4（175頁）と共通の処方と指示。
4 病変が一次的に消退しても、すぐに完治は困難の説明が必要。

日常の注意
1 F-4と共通の注意事項をよく守らせること。
2 軽快の確認、処置の変更は医師の指示で行う。
3 アトピー性皮膚炎の経過を理解させる。
4 他のアトピー性疾患の発見と早急な対応。

J-3

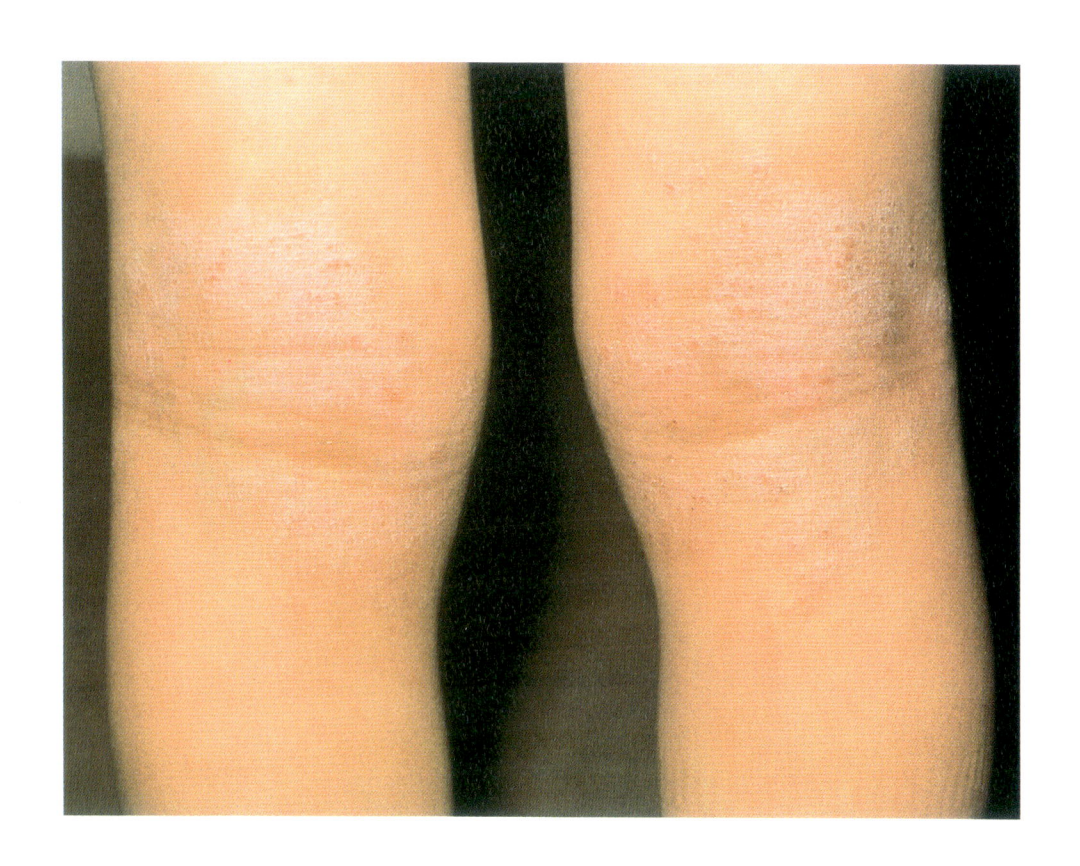

症状のみかた
1 両膝窩部に苔癬化局面あり、搔破痕散在。
2 アトピー性皮膚炎の典型像、他部にも必発。
3 他のアトピー性疾患の有無に注意すること。
4 既性歴から悪化する季節、誘因を知ること。

処方と指示
外用薬：1）アンテベートクリーム
　　　　2）ロコイドクリーム
　　　　3）コンベッククリーム
内服薬：1）アタラックスPカプセル（25 mg）
　　　　　就寝1時間前　5日間

1 病変甚だしければF-6（177頁）、この例は外用1）から。
2 外用3）を広く塗擦、同2）は軽症部に使用。
3 少なくとも起床時、入浴後の1日2回塗擦。
4 軽快確認後は外用2）のみ、重症部が再燃時同1）を数回用いておく。

日常の注意
1 F-6と共通、他部位の同様病変も参照のこと。
2 一定期間毎に必ず再診させ、指示を与える。
3 悪化季節がわかれば対策を講じ、誘因は排除。
4 自然消退まで落ち着いて処置を続けさせる。

外来での部位別診療

J-4

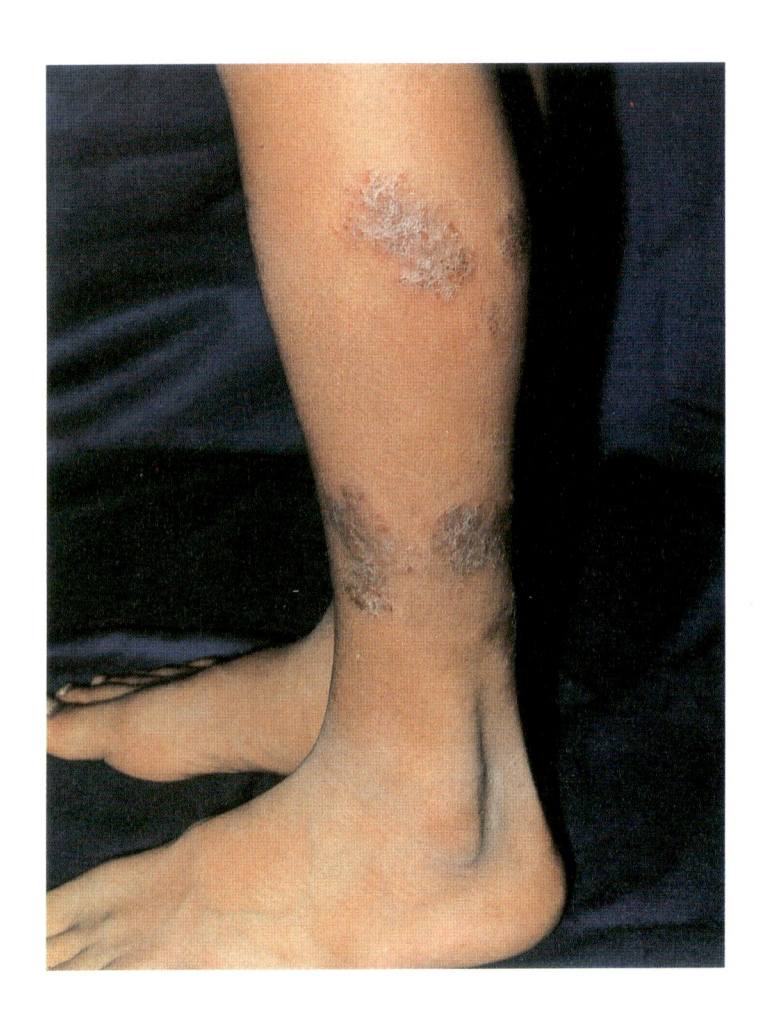

症状のみかた
1 下腿に境界明確な落屑浸潤性局面が散在。
2 漿液性丘疹を混じ、搔破痕も認められる。
3 慢性に経過し、治療で軽快してもすぐ再燃。
4 必ずしもアトピー素因によるとは限らない。

処方と指示
外用薬：1）ベトノバールGクリーム
　　　　2）サトウザルベ
内服薬：1）アタラックスPカプセル（25 mg）
　　　　　 就寝1時間前　5日間
1　F-2(173頁)の指示と同様、年長児なので内服1)。
2　傾眠作用が強ければ、内服1)は不要。ただし、外用の回数を倍増する。
3　外用開始時の短期間強力な治療が効果的。
4　1日1回の外用処置では無効といえる。

日常の注意
1　学業優先の家庭ではこの病型は軽快しない。
2　入浴、石鹼使用は可、清潔な生活をさせる。
3　湿潤、悪化すると撒布疹を生じうる。
4　水泳後、入浴後は必ず外用を行わせること。

K．足，足ゆび，爪のみかた

● みかたのコツ

　乳児の場合に足、足指、爪が問題にされることは、あまり多くない。しかしながら、足指の間には、もしも家族に足白癬がある場合に、乳児にも稀に感染してくることがある。また、乳児の爪は大人に比べると、もともとが薄いので、ちょうど反対に反り返ったような形の爪をしていることが少なくない。これが爪の変形ということの相談の種になることもある。しかしながら、一般には、成長とともに爪の厚さが増すと、普通の状態に戻ってくることが普通である。それよりむしろ、手の爪は気を付けても足の爪を切り忘れて、爪の角が欠けてしまうということがかなり見られる。

　乳児期から幼児期になり、歩くことが始まると、足にやはり皮膚の病変が認められるようになる。かなりのこどもたちが、靴のような歩行具をはく場合に、靴下をはかないで素足でそれをはくことを好むようである。素足で靴をはいていると、特に活発なこどもの場合にしばしば認められるが、靴のサイズが合わないと足の指を曲げて靴を掴むようなかたちで歩き回るようになる。すると足指の背に当たる部分の所に湿疹性の病変ができてくる場合が少なくない。靴のサイズが足に合っているかどうか、靴下を使うかどうか、ということを確認して治療しないと、この足指の背面にある変化が、頑固に続いてしまうことがある。

　やや年代が大きくなってくると、特にアトピー性皮膚炎のこどもの場合に多いが、足の甲の部分に、やはり苔癬化、ないしは、掻きこわしたり、刺激によって、2次感染などを伴った湿疹性の変化が長く続き出すようになる。一度できてしまうと、治療になかなか反応がなくなる。いずれにしても、全身の観察をする場合に、靴、靴下までも必ず脱がせて、足の指の間までよく観察しておく必要がある。もしも足の湿疹性の病変に気が付いたら、早めに外用剤を使い、また、靴ないし靴下のアドバイスなどをして、慢性にならずに過ごさせたいものである。

　足の爪が、理想に近く整えられているこどもに遭遇することはなかなかない。どちらかというと、手の指の爪はかなり手入れが良い場合でも、足の爪については、これが人の足かと思うほどに長く伸ばされ、汚れたままのことも少なくない。痒みが甚だしい場合には、片方の下肢をもう一方の足で掻くということもあるので、足の爪の手入れも手と同様に忘れずに行うように、アドバイスをしておきたいものである。ただし、この場合に、単に深く切り込んでいくということが良いのではない。特に、いわゆる陥入爪という傾向があるような、爪が巻いている形のこどもの場合には、むしろ爪の両角の部分は伸ばして、ちょうど三味線のバチ状の先が広がった形に爪を切るとよいとされている。こういう習慣を付けておくと、爪の角の皮膚に見られる炎症がある程度予防されるのである。

　なお、足の診察をする場合に、脱いだ靴にも注目しておきたいと思う。サイズ、それから、内側

に手を入れて、足の甲の所の縫い目がどのようになっているか。そこに極端な段差があるとか、あるいは固いというような場合には、これがやはり皮膚の病変が慢性に続く原因の一つになっていることも考えられる。当然のことながら、靴の手入れ、洗濯可能なものは、それがされているかどうかの確認も必要である。それだけではなくて、足の指の間などに、海岸や砂場に行ったわけでもないのに砂がたまっているような場合には、靴のかかとを固い所でトントンと打つと、驚くほどの砂が靴の中にたまっていることが分かることもある。どちらかというと、日本人では靴に対しての配慮がやや足らないのではないかと考えられる。

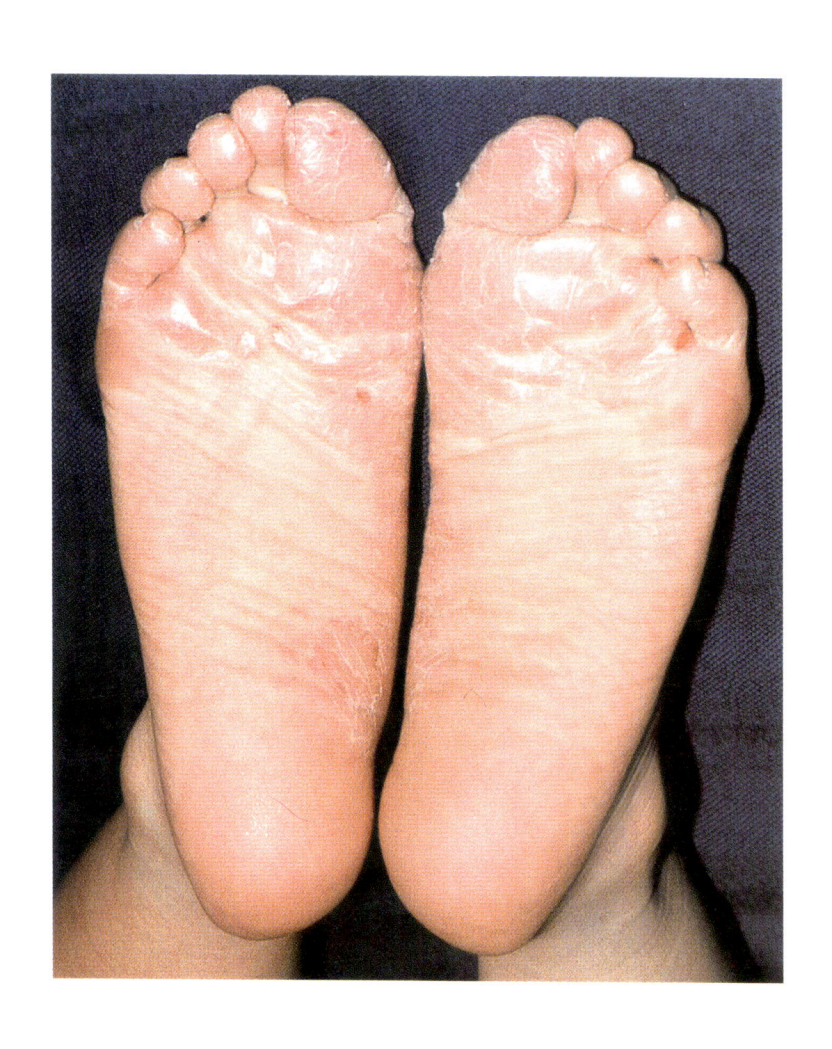

K-1

症状のみかた
1 両足底前1/3と趾腹、土踏まずに角化局面。
2 一部に亀裂を生じ、瘙痒感も存在している。
3 スニーカー使用の学童に多発するものである。
4 アトピー素因も考慮されるので確認する。

処方と指示
外用薬：1) アンテベートクリーム
　　　　2) サトウザルベ
内服薬：1) アタラックスPカプセル(25 mg)
　　　　　就寝1時間前　5日間
1 起床時、帰宅して清拭後、入浴後に外用。
2 G-2(181頁)に準じて処置、ラップでの閉鎖包帯は効果がある。
3 スニーカー使用中は、著明改善は無理に近い。
4 内服1) は瘙痒感が少なければ不要である。

日常の注意
1 ゴム底靴をできるだけ避けさせる。
2 足白癬と誤り抗白癬菌剤を用いさせないこと。
3 帰宅後には靴下を清潔なものにかえさせる。
4 小児の足趾も手指同様に長期間の閉鎖包帯法は避ける。

外来での部位別診療

K-2

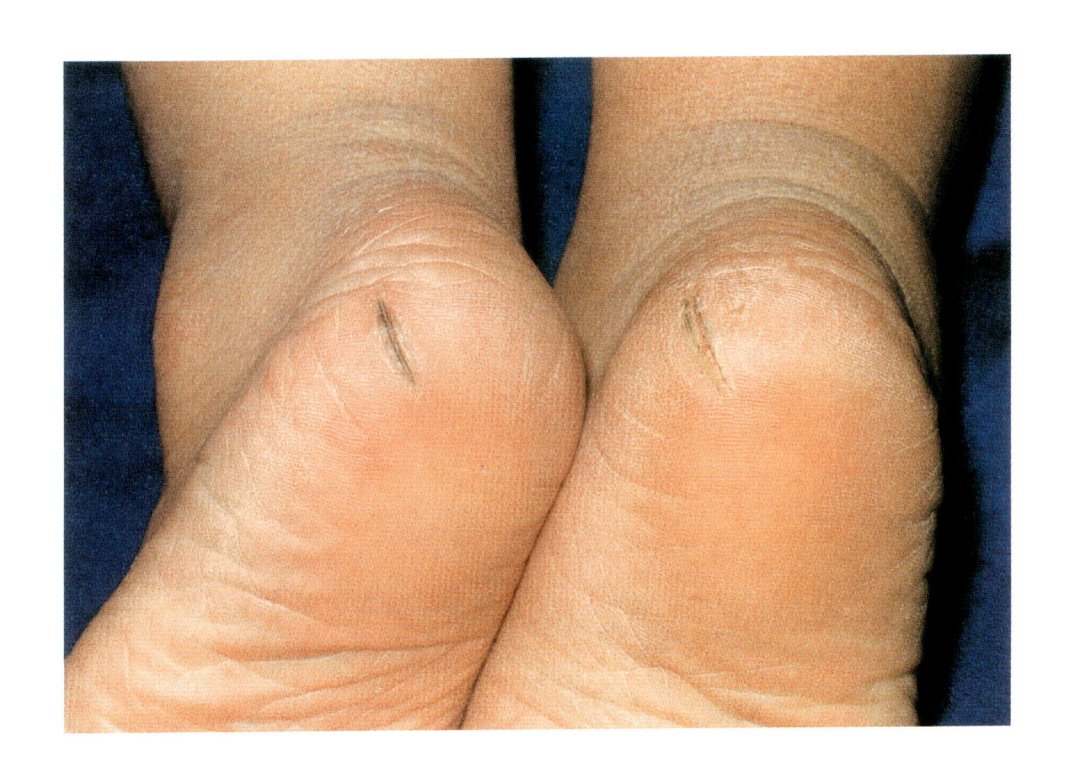

症状のみかた
1　両足踵部が角化し、亀裂が生じている。
2　瘙痒感は軽度で、むしろ亀裂部に疼痛あり。
3　裸足になる機会の有無を確認しておくこと。
4　小児の場合はアトピー素因も考慮される。

処方と指示
外用薬：1) アンテベートクリーム
　　　　2) サトウザルベ
　　　　3) ドレニゾンテープ
内服薬：不要
1　亀裂には、入浴石鹸使用後、外用3)を貼布。
2　その他の部位は、外用1)に同2)を重層塗擦。
3　外用3)は連用しない、重層塗擦は1日3回。
4　軽快確認後はスキンケアのみで経過を観察する。

日常の注意
1　裸足になった後は、清拭後外用反復が原則。
2　石鹸使用は支障ないが、軽石使用は禁止。
3　他部位にアトピー性皮膚炎があれば対応策。
4　病変が著明に改善したらG-2(181頁)に準じ処置。

付録　おうちでできるこどものスキンケア

皮膚を健康に保つために、寒さの厳しい冬の生活の注意のポイントは？

一般に冬になると、日本では温度が低く湿度も低いというのが普通です。その上、皮膚の表面の血管は収縮し、汗、あるいは皮脂の作られ方も少なくなります。したがって、皮膚の表面はいつもカサカサになります。このような状態に対する対策をたてる事が大切になってくるでしょう。同時に、食生活もある程度かたよってくる事が考えられます。健康の基本は、何といってもバランスのとれた食事です。

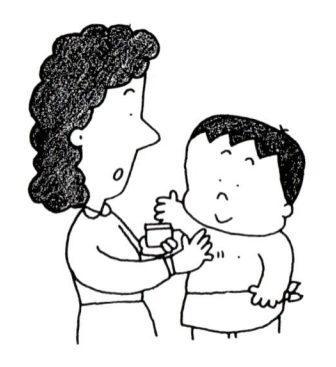

Q1 カサカサした皮膚にならないようにするには、どうすればよいでしょう。

A まず、湿度を調節する事が、一つのポイントになります。また、子供の皮膚は大人の皮膚よりも皮脂の分泌が少ないために、乾燥しがちです。したがって、保湿成分を含んだスキンケアローションなどを用いるのが、よい方法です。

Q2 スキーに出かけますが、子供の皮膚にどのような注意をしたらよいでしょう。

A 子供だといって、紫外線にあたりすぎる事は、やはり皮膚をいためるという事で望ましくありません。サンスクリーンの化粧品をお使いになる方がよろしいです。アトピー性皮膚炎のあるお子さんはスキーの後で外用剤を塗る事を忘れないようにして下さい。

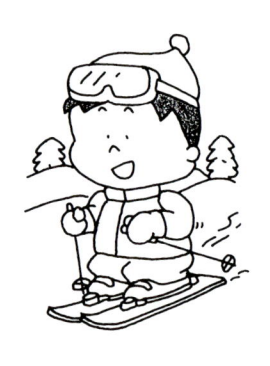

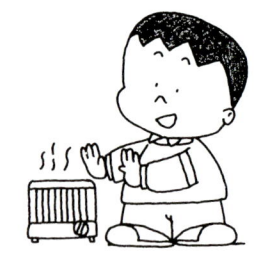

Q3 湿疹がひどくなってお医者さんへ行きましたら、とびひと言われましたが。

A もともと、とびひは夏の病気とされていました。しかし、暖房が完備し冬でも汗ばんで生活するようになるのと同時に、冬でも見られるようになりました。掻きこわしにブドウ球菌がうつると、とびひになるわけですから、過度に厚着させず、皮膚を清潔にするような生活をしていただきたいと思います。

寒いのであまり汗をかきませんし、外にも出ませんが、頭の手入れは？

おもてに出て汗ばんで汚れないからといって、髪の毛やあるいは肌が汚れないとは言えないわけです。もともと、新陳代謝の盛んな赤ちゃんや子供には、それだけで皮膚の表面にいろいろな汚れがつきます。したがって、寒いから、冬だからといって、スキンケアを手抜きしていいという事はありません。充分にシャンプーをし、あるいは石鹸を使ってからだの隅々まできれいにするように、心掛けて下さい。もちろんその後は保湿のローションを忘れずに。

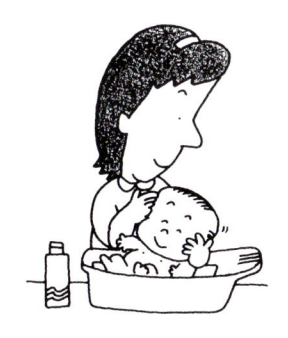

Q1 赤ちゃんの頭のかさぶたは、おとすといけないと言われましたが。

A 赤ちゃんは、もともと生後2カ月くらいまでは、大人と同じように毛穴から脂をたくさん出すものです。その時期には手入れが悪いと、皮脂が地肌にこびりついて、かさぶたになります。頭髪用のシャンプーを使ってこまめに洗い、いつも清潔な地肌にするようにして下さい。

Q2 子供は毎日シャンプーしてもよいのでしょうか。

A 新陳代謝が盛んで、よく動き回る子供達は、夏であれば毎日、冬でも必要であれば毎日シャンプーしてもよいです。その場合石けんよりもシャンプーを使った方が汚れが充分におちますし、あとに石鹸かすのような物がのこりません。また、長い髪のお子さんでは、リンスを使ってもかまいません。

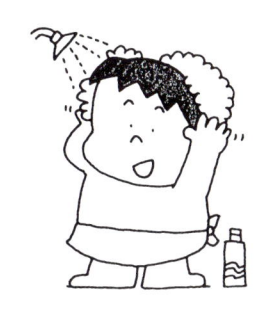

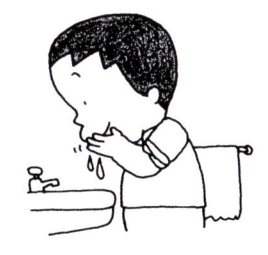

Q3 にきびを心配していますが、小さい子供にもあるのでしょうか。

A 近頃は、7、8歳から10歳の間になると、そろそろでき始める方が少なくありません。そのような年代になる前から、朝晩石鹸を使って、よく洗顔するという習慣をつけておくほうがよろしいと思います。程度の軽い場合には、それだけで良くなります。赤く腫れたり、化膿したりするようなら、専門の先生にアドバイスを受ける方がよろしいでしょう。

付録 おうちでできるこどものスキンケア

幼稚園に入りますが、その前の子供の皮膚には、どのような注意をすればよいでしょう。

病院へ行くために学校あるいは幼稚園を休むことは、皆、あまり好きではありません。したがって、その前に充分なアドバイスを受けるように、お医者さんに行ってお薬も手元にきれないようにしておいてほしいと思います。集団生活が始まる時に、うつるような皮膚病をもっていると、他のお子さんにも迷惑になりますから、からだ中をよく見て、何か変わった事があれば、今のうちに専門の先生に相談なさっておいて下さい。

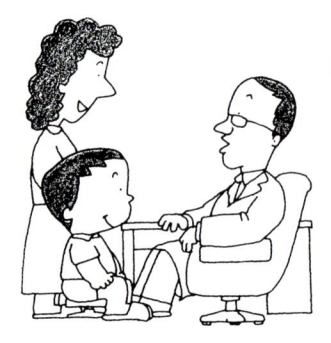

Q1 水イボで悩んでいるのですが、何か良い方法は？

A 水イボは水イボのウイルスがうつるためできます。まず、清潔な生活をしなければいけないわけです。ある程度大きくなった場合には、消毒して、ピンセットでとる方法が確実で手軽です。ただ、掻きこわさずに経過を見ていると、やがて自然に消える事もわかっています。その他塗り薬も考えられています。どの方法が良いか、専門の先生に相談をなさってみることがよろしいかとおもいます。

Q2 アザがあるので、いじめられるのではないかと心配です。

A まず、心配せずに入園入学させるという心構えをもって下さい。子供は親が極端に心配すると、何か自分には他人とちがった点があるという事で気にし始めます。担任の先生や保育士さんなどには、あらかじめ、アザの性質をお話しになっておくほうがよろしいでしょう。もし、まだ専門医の診察を受けていないのなら、この機会に必ず相談しておくことです。

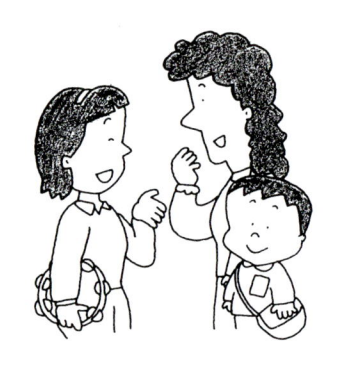

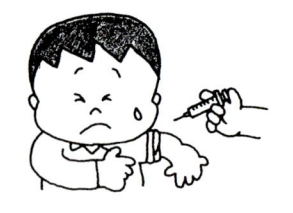

Q3 湿疹がある子供なので、予防注射が心配です。

A 現在行われている、いろいろな病気の予防のための予防接種、あるいは予防注射と呼ばれるもので、アトピー性皮膚炎など湿疹がある場合に行っては困るものはありません。したがって、安心して学校の身体検査、あるいは予防注射などを受けていただいてよろしいと思います。

学校生活が始まります。湿疹のある子供は落着いて勉強できるか心配です。

アトピー性皮膚炎に悩んでいる子供の数はとても多い上、学童期に症状が目立ってくることも少なくありません。よく効く外用薬が使われますが、友人の前でそれを塗ることが何となく嫌いな子供も多いようです。だからといって指示通りに塗らなければ病気は落着きません。そういう時に保健室などを利用するとよいでしょう、担任の先生と相談して下さい。

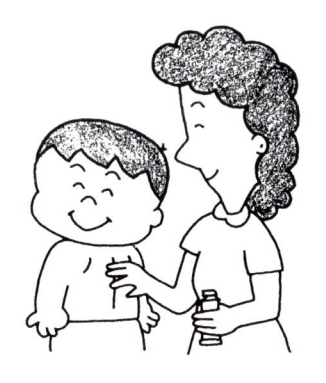

Q1 塗り薬は朝も塗るのですか？

A もちろんそうする方がよいのです。朝、塗らなければ、その後は1日中汗や汚れや、外界からのいろいろな刺激を受けて湿疹によい影響がある訳がありません。家族一同が少しでも早起きして正しく薬を塗るように努力しましょう。子供一人では全身には塗れません。

Q2 手を使う作業ではどうすればよいのでしょうか？

A アトピー性皮膚炎では、手の湿疹に悩んでいる子供が多いようです。手を休めればそれだけ症状は楽になるのですが、それでは勉強するためにも困ります。そこで、必要な塗り薬を学校に持参させ、汚れた手を十分に洗った時は必ずそれを塗るようにさせましょう。

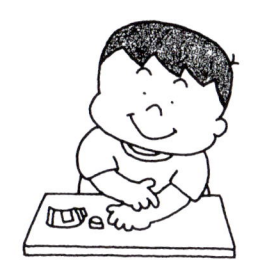

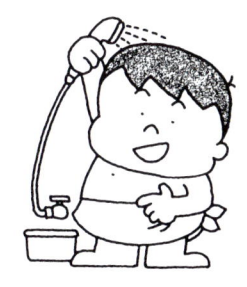

Q3 スポーツクラブに入りたいのですが？

A 湿疹の子供がスポーツしてはいけないというものではありません。問題は汗をかいたり汚れたりした時に、十分なスキンケアが行われるような設備、シャワーなどが常に使える学校が極めて少ないという点です。したがって、帰宅したら、身体を清潔にして、薬を塗っておきます。

付録 おうちでできるこどものスキンケア

夏が近づくと、湿疹の他にもあせもが心配です。なんとかそれに悩まされないで過ごしたいと思います。

汗をかくということは、体温が上がり過ぎないように調節する方法ですから、それを止めるわけには行きません。つまり暑ければ汗がつくられ、それが度が過ぎるとあせもになります。とくに乳幼児ではあせもになりやすいので、風通しがよくない環境ではクーラーを利用するのも解決法です。もしあせもになったら、湿疹と同じような治療を行います。

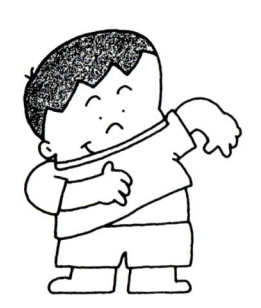

Q1 汗が原因ならば裸にするのがよいのですか？
A これは少し間違った考え方です。もともとかいた汗がどんどん蒸発すれば、汗の役割が十分に果たせる上、あせもできません。そのためには吸湿性のよい木綿の肌着を着ている方が能率がよいわけです。裸では、いつまでもベタベタと汗が残りやすいわけです。

Q2 １日何回も入浴させてもあせもができますが？
A いろいろな理由が考えられます。まずたとえ、ぬるいお湯であっても、長く入っていると後でまた汗をかいてしまいます。また、皮膚がふやけてしまっても困るわけです。あせもを搔きこわして化膿するとあせものよりになります。これは医師に相談して下さい。

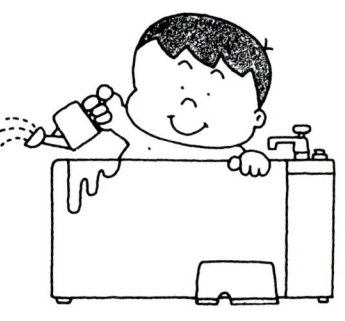

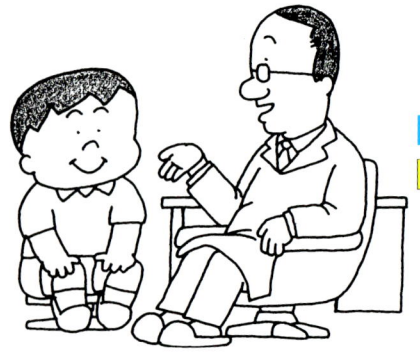

Q3 カンジダ菌であせもに似た病気になりますか？
A カンジダ菌というのはカビの仲間です。したがって、汗でベタつく乳幼児の首筋、腋の下、おしりなどに病気を起こしやすいのです。湿疹やあせもに効く外用薬は、カンジダ菌のあせもに似た症状をかえって悪化させます。治りにくいあせもはやはり医師に相談しましょう。

付録 おうちでできるこどものスキンケア

プールが始まることになりました。アトピー性皮膚炎の子供には無理だといわれます。

学校でも幼稚園でも、友達と同じことが、同じようにできれば一番楽しいでしょう。プールでも、泳いだ後ですぐに十分な外用薬を塗ることができれば、よほどジクジクしたり、かさぶたがあったりしない限り大丈夫です。ただ、掻き傷がある皮膚は伝染病になりやすいので、気になる変化があったら勝手な治療をせずに医師に相談して下さい。

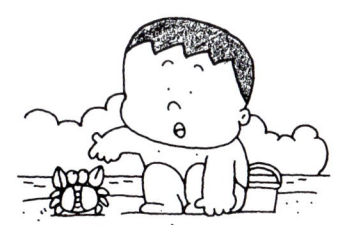

Q1 海水浴とプールとではどちらがよいですか？

A 度が過ぎないように紫外線にあたるとアトピー性皮膚炎が一時的によくなることがあります。ただ、大抵は日焼けし過ぎたり、不潔になったりしてうまく行きません。海水浴でもプールでも、結局はその後でのスキンケアがよく行われていれば大丈夫といえます。

Q2 プールで水いぼがうつるといいますが？

A これはどうもそのように考えられます。ただし、プールの水そのものによるのではなくて、泳げない人が身につける装具を介して伝染するといわれます。また、サウナやシャワールームなどでも身体が触れ合うので伝染する機会があります。とにかくとても多い病気です。

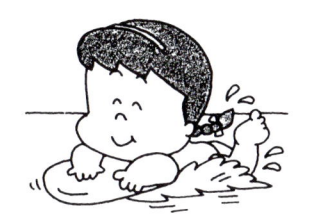

Q3 水泳で皮膚を鍛えて湿疹を治したいのですが？

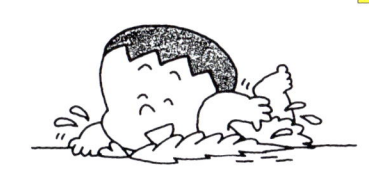

A アトピー性皮膚炎は水泳で治るというものではありません。ですから本人が嫌いならば無理に行うというものではないでしょう。しかし、泳ぎが好きならば、目的さえ取り違えなければ十分に楽しんでよいわけです。ただし、くれぐれもあとでスキンケアと外用薬を忘れないで下さい。

夏休みに子供達が林間学校に出かけます。湿疹がある子ですができれば参加させたいと思います。

湿疹のために不参加にする必要はありません。いつも使っている外用薬を必ず持参させ塗らせること、医師と相談して、虫刺されや、かぶれの原因となる植物への対策を立てておくこと、できるだけ清潔に過ごせるように持物を工夫することなどを心がければまず大丈夫です。日常の生活環境から離れて、かえって症状が軽くなる場合もある位です。

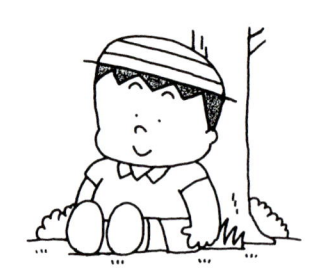

Q1 虫刺されの予防薬は効果があるのでしょうか？

A 現在市販されているこの種の外用薬は、それぞれ2〜3時間程度の効果はあるようです。アトピー性皮膚炎の子供が使用してかぶれたということは聞いておりません。とにかく湿疹は搔くのを予防することが大切です。その意味で虫ささされ予防薬を上手に使うのはよいことです。

Q2 温泉に連れて行きたいのですが？

A 皮膚病に効き目があるといわれる温泉は沢山あります。しかし、乳幼児のアトピー性皮膚炎のような場合はかえって刺激となって悪化することも稀ではないようです。結局、最後に普通のお湯で身体を洗い流しておく方がよいでしょう。暖まると痒さが増すことに注意して下さい。上がったら必ず必要な薬をぬって下さい。

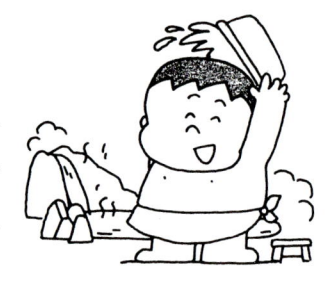

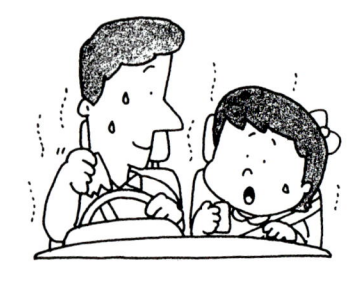

Q3 家族でドライブに出かけたいのですが？

A 誰もがしたいと思うことですから、当然、道路が混雑します。渋滞でノロノロ運転をしていると、クーラーをかけていても、日の当る側では大変暑くなります。あせもができたり、おむつかぶれが悪化したり、思わぬ出来事に出合いがちですから、よく計画を練って出かけることです。

付録 おうちでできるこどものスキンケア

暑さにもまけず元気にすごしていた子供です。でも、このところ湿疹を掻きこわしてしまいました。

汗を沢山かくと、それだけでも皮膚は細菌感染を起こしやすくなります。まして、アトピー性皮膚炎、虫刺され、かぶれなどの痒さで掻き傷がある時には、高温多湿の環境ではすぐにブドウ球菌がはびこります。

その結果は子供ではとびひとなりますから、この時期のスキンケアはとくに清潔を保つために努力しなければなりません。

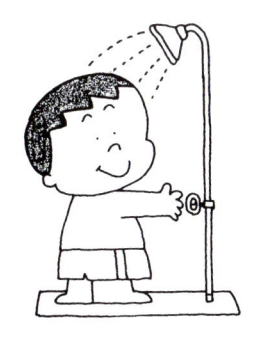

Q1 とびひと診断されましたがプールは駄目ですか？

A 大勢の子供が裸で過ごすプールでは、伝染する病気を持ち込まれては困ります。正しく治療すれば数日で大変よくなるのですから、まず専門医に相談しましょう。ただし、シャワーで汚れを洗うことは大賛成です。お風呂は問題ですが、シャワーはした方がよいのです。

Q2 キャンプで虫に刺されたあとが治りませんが？

A 虫刺されの時の反応は人によって大変に違います。虫に刺されても熱がでたり、ショックを起こす人もあります。ブヨなどに刺されるといつまでも痒い固いブツブツが残って悩むことがあります。野山にでかける時は街中の服装とは違った注意をすることが大切です。

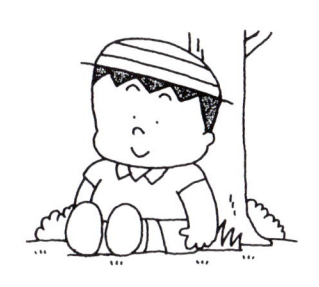

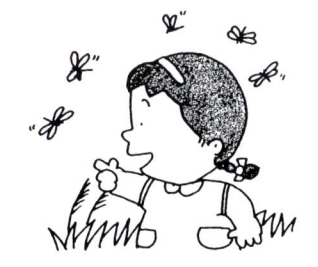

Q3 アトピー性皮膚炎は寒くなるとまた悪化しますか？

A この病気は乾燥した冬の方が悪化する傾向が多いようです。湿疹が夏の間自然によくなっていた子供でも、秋風が吹きはじめるとまた少しずつ病気があらわれてきます。これを夏休みに身体を鍛えたからといって、防ぐことはできません。そろそろ対策を考えておきましょう。

外用薬を塗るようにいわれています。内服薬と違ってどのように使うのがよいか迷います。

皮膚の病気は悪い部分に直接触れることができるのが特徴です。ですから、治療には外用薬を上手に使うことが基本になります。お化粧でもその日その日の条件で微妙に工夫することを思えば、外用薬ならなおさら症状の移り変わりに合わせて使いたいものです。病気の程度、部位、生活環境などを考えてよいアドバイスを受けられるように必ず医師に症状をみせて下さい。

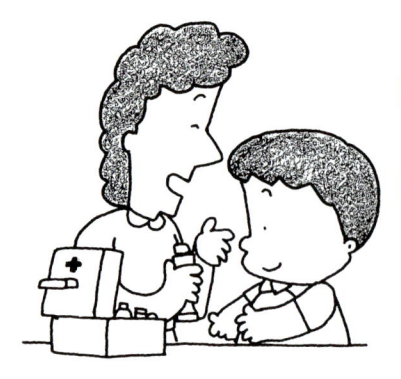

Q1 湿疹やかぶれの外用薬は注意するようにいわれますが？

A 効き目のよい薬は、どのようなものであっても勝手に工夫して使うべきではありません。その点で、注射や内服薬と違ってその場所だけに使う外用薬はまだ心配が少ないといえるでしょう。要は病状が変わったら治療もきめ細かく変えるべきことを忘れないで下さい。

Q2 お隣りのお子さんに効いた薬を貰いましたが？

A 世の中には親切な人が多いので困ります。もし内服薬だったら他人の薬はのませないのではないでしょうか。外用薬でも同じことです。病気の種類や程度で、その人に合った外用薬を使うのですから、それがよその子供に効いたからといって安易にためすのは止めましょう。

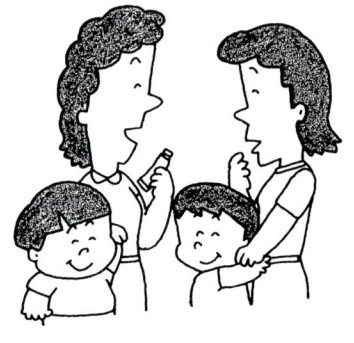

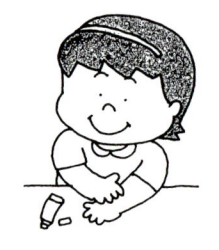

Q3 外用薬で湿疹がとてもよくなったのですが？

A それから後をどう考えるかでアトピー性皮膚炎との付き合い方が変わるといえるでしょう。なかなか治りきらない病気なのですから、一見よくなったといって、そのまま外用薬を中止すると結局元に戻ります。そういう時こそ、次の対策を医師と相談して進めて下さい。

アトピー性皮膚炎のある子供なのですが、毎年、秋から冬にかけてのスキンケアは？

寒い時には湿度が減り、皮膚から出ていく皮脂の量も減りますので、どうしても皮膚の表面がカサついてきます。カサカサした肌というのは、それだけでも痒みが出やすいのです。この様な時期には皮膚の表面をいつもしっとりさせるようなスキンケアを、心掛けて下さい。また、毎年使って効果のある、外用剤がありましたら、それをあらかじめ準備しておいて、悪化させないうちに使うということも大切だと思います。

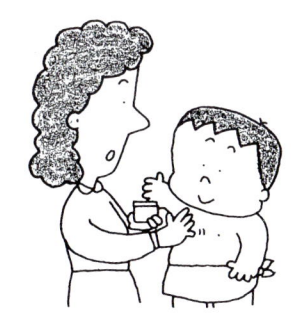

Q1 皮膚をカサカサさせないために、どのような注意をしたらよいでしょうか。

A 角質層の水分を簡単に蒸発させないためのスキンケア製品を、清潔にした肌に、いつも忘れずに使っていくことを習慣にしたいと思います。それだけでかなり望ましい皮膚の状態を続けられるようになります。

Q2 寒くなり、お風呂の温度に注意したいと思いますが。

A 全体として日本の方は、お風呂に入る時お湯の温度が、外国に比べて高いという傾向があります。高い温度のお湯に入りますと、もともと湿疹があり痒みがあるような皮膚では、痒みをいっそうひどく感じるようになります。従って、高い温度のお風呂に入る事は、湿疹があるようなお子さんでは好ましくありません。
それに熱いお湯に入ると、皮脂も落ちてしまいます。

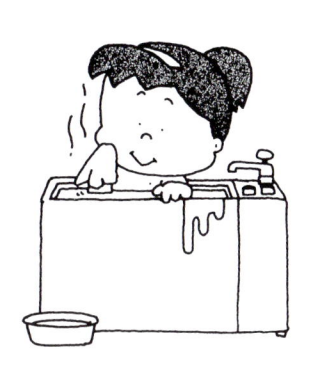

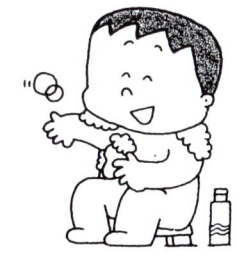

Q3 石鹸はどのような物を選んでいけばよろしいでしょうか。

A 普通の良質な入浴用の石鹸であれば結構で、特別な薬用石鹸を使う必要はありません。ただし、固い洗い布などでゴシゴシこすりますと、皮膚の表面をいためるという事になります。もし、塗り薬を使っているときは、入浴後まずスキンケアローションを塗り、そのあとで必ずお薬を塗って下さい。

毎年しもやけで悩む子供ですが、どのように過ごしたらよいでしょう。

手や足などからだの端の方は、寒くなると血液の循環が悪くなってきます。そのような時に、循環が悪くなった部分の血管から漿液が周囲にしみ出してはじまるのが、しもやけです。したがって、手足の先の方の血液の循環を良くする事が一番の対策になります。マッサージをする、あるいは濡れたままにしておかない、あるいは手足の循環を良くするようなお薬を飲んだり、塗ったりする事になります。

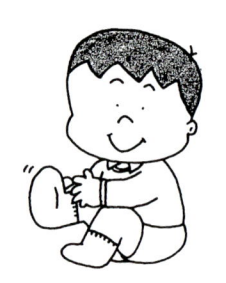

Q1 手足がとても冷たく、いつもしっとりと汗ばんでいるようなのですが。

A このような子供達が、外から帰って来たあとで、はいていた靴下をとりかえないでいると、しもやけができやすくなり、また、できたしもやけはなかなか治りません。必ず、きれいな乾燥している靴下とはきかえるようにすることが大切です。

Q2 去年、手の指がしもやけになりましたが、どのような注意をしたら良いでしょう。

A 手を洗った後で充分に水気をふきとる事が大切です。指の間まで一本ずつ、乾いたタオルで充分に水気をふきとるように教えて下さい。しもやけができてふくらんでいるような指だと、なお、洗い方、拭き方が充分に行われなくなりますので、特に注意していただきたいと思います。

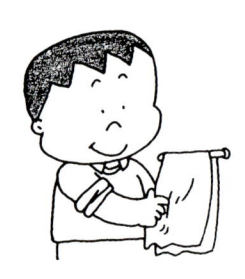

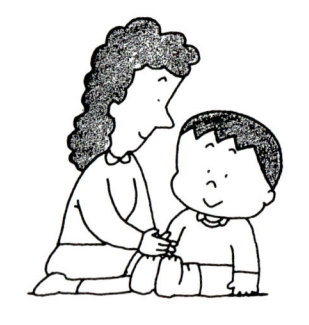

Q3 手や足にしもやけができて、とても痒がります。どうしたらよいでしょうか。

A 血液の循環を良くするような事ならば、なんでも行って良いわけです。マッサージをよくする事も必要ですし、手足の先などの循環をよくするような飲み薬もあります。外用剤も塗りながらやはりマッサージするという事が大切です。靴下のゴム、きゅうくつな靴、濡れたままの手袋、などにも注意しましょう。

アトピー性皮膚炎で悩んでいる子供です。衣類にも注意するように言われていますが。

もともとアトピー性皮膚炎だけでなく皮膚病になって痒い場所があると、そこにチクチクしたり、あるいはザラザラしているような、衣類があたっているだけで痒みが増し、いっそう悪化していくという事になります。したがって、このような場合に直接肌に触れる部分は、やはり吸湿性の良い、そして肌ざわりの良い木綿の衣類・肌着があたっているというふうにしたいと思います。

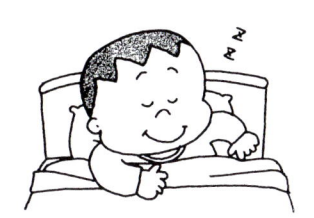

Q1 風邪をひかないように、寝具を温かくしたいのですが。

A 痒みというものは、暖まった方がひどく感じます。毛布を使うような場合には、チクチクした部分が直接皮膚に触れないようにカバーをする必要があります。それも、ホテルのシーツのような目のつまった、肌触りのよい木綿の布で毛布を全部カバーしてあげるのが大切です。

Q2 肌着には木綿を使っていますが、上に着せる物についての注意は。

A 冬になると、セーターを着るお子さんが少なくありません。このような場合首すじや、手首などはおそらく直接セーターが皮膚に触れると思います。そういう場所は、湿疹が悪化しやすいものです。したがってセーターの下に着る衣類について、工夫する事が必要です。

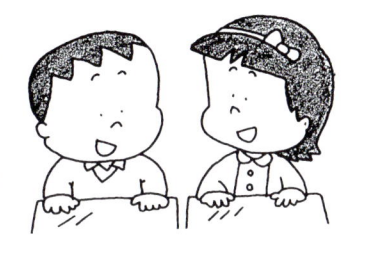

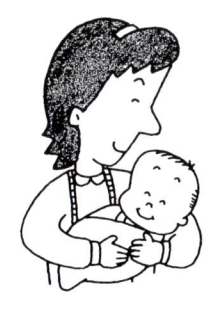

Q3 子供が小さいので、おんぶやだっこをする事が多いのですが。

A 赤ちゃんは、おんぶやだっこの時に大人の衣類に、頬や顔が直接ふれている事が少なくありません。そのような場合には、顔の湿疹がなかなか良くなってこないものです。したがって、子供の回りの人が着る衣類についても、注意していただきたいと思います。

付録 おうちでできるこどものスキンケア

13

赤ちゃん編

Q1 赤ちゃんのスキンケアのポイントについて教えて下さい。

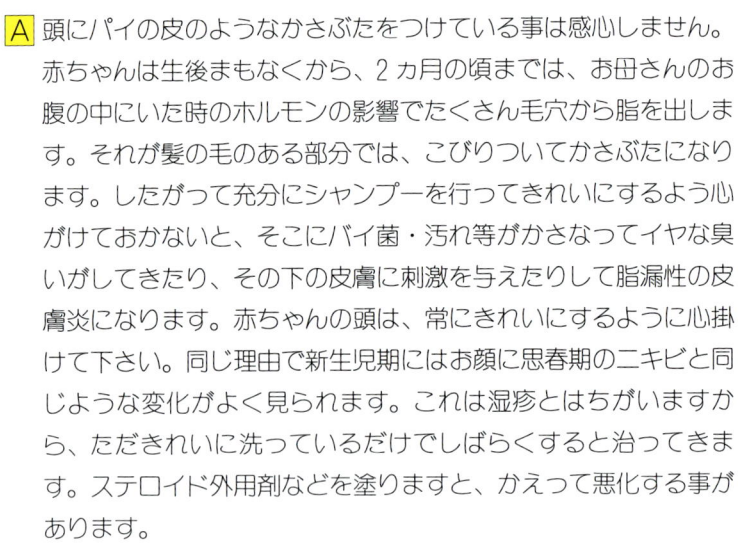

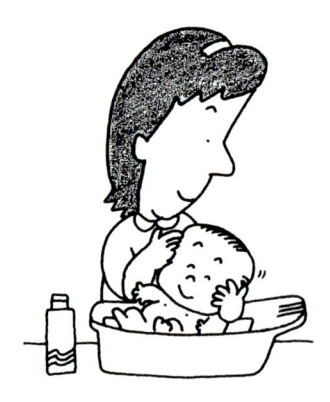

A 頭にパイの皮のようなかさぶたをつけている事は感心しません。赤ちゃんは生後まもなくから、2ヵ月の頃までは、お母さんのお腹の中にいた時のホルモンの影響でたくさん毛穴から脂を出します。それが髪の毛のある部分では、こびりついてかさぶたになります。したがって充分にシャンプーを行ってきれいにするよう心がけておかないと、そこにバイ菌・汚れ等がかさなってイヤな臭いがしてきたり、その下の皮膚に刺激を与えたりして脂漏性の皮膚炎になります。赤ちゃんの頭は、常にきれいにするように心掛けて下さい。同じ理由で新生児期にはお顔に思春期のニキビと同じような変化がよく見られます。これは湿疹とはちがいますから、ただきれいに洗っているだけでしばらくすると治ってきます。ステロイド外用剤などを塗りますと、かえって悪化する事があります。

Q2 口のまわりがカサカサして、なかなかすべすべのほっぺになりません。

A これは食べ物の汚れ等が直接におこす場合と、よごれた口のまわり等を一生懸命にきれいに拭く事でその結果、かえってカサカサにしてしまう事と2つの場合があります。汚れたままにしているのはもちろんよくありませんから、しぼったタオルやガーゼなどで食物の汚れは拭いていただきたいのですが、そのままにしておくと、乾いてカサカサしてきます。したがって適当なスキンケア用品をその後、必らず用いていただきたいと思います。

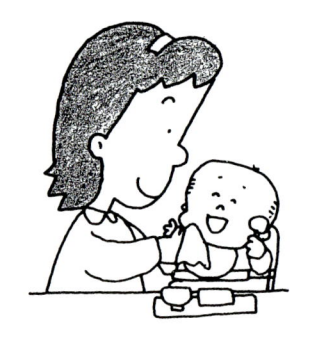

Q3 一生懸命注意していたのですが、あせもができてしまって困ります。

A 赤ちゃんは新陳代謝が激しいため、体温は大人よりもやや高く、したがって汗もかきやすいという事になります。出た汗を充分に拭き取るあるいは、蒸発しやすくするという工夫をこらさないと、あせもがすぐできてしまいます。そのためには吸湿のよい肌着を必ず着せておく方が裸よりもあせもができにくいのです。またベビーパウダーを上手に使うという事も予防になると思います。都会の生活では、クーラーを使って赤ちゃんを涼しい楽な環境においてあげる事も必要でしょう。

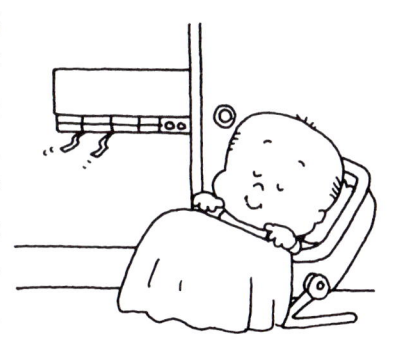

Q4 オムツかぶれは布オムツを使うとできやすいと言われましたが。

A どのようなタイプのオムツを使っていても、オムツをあまりまめにかえない場合にまずオムツ部の皮膚がふやけて弱った皮膚にかたい布などのオムツできずがつき、そこに大便と尿とが長い間一緒になってできてきたアンモニアが働き、あるいは、便の中のいろいろな酵素がアンモニアの働きで強められ働きなどすると、オムツかぶれがおこってくると言われます。ところが現在使われているような使いすてオムツは水分を吸収するため、ムレも少なくまた肌に当たる部分も非常に優しくできていますので、これを布と同じように回数を多くかえていると布のオムツよりかえって、赤ちゃんのお尻にはよいのです。

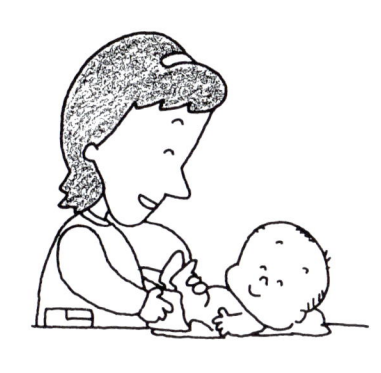

幼児編

Q1 とても活発な子供で、よく遊びますが大変汚れてしまいます。

A 子供が健康な場合に、からだ中汚れて遊びまわってくるのは仕方がない事だといえるでしょう。したがってお家に帰ってきた時に、お母さん達がどのように清潔にしてあげるかという事がもっとも大切な問題になります。できればシャワーを活用し、石鹸を使って汚れを落とすという事を心がけていただきたいと思います。それができないのならば少なくとも、しぼったタオルで手足・お顔の汚れくらいは拭いてあげてほしいと思います。もちろん、湿疹等の病気がある場合には、その為にいただいている薬を清潔にした後で必ず塗るようにしておかないと悪化してしまいます。その時の石鹸は特別なものを使う必要はなく、普通の良質の入浴用の石鹸で結構です。

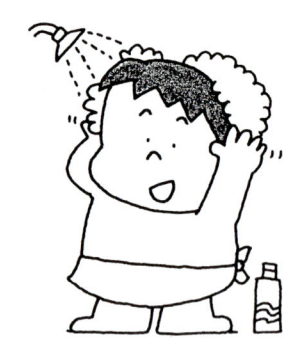

Q2 幼稚園に行くために朝忙しくなかなか薬を塗る事ができません。1回でもよろしいでしょうか。

A これはなかなか困った問題なのです。1日1回塗るだけで効くと言われている塗り薬もありますが、からだ中汚れ、汗をかき活発に動き回る子供の場合には大人とちがって薬もおちてしまい、なかなか1日1回で効くという事は望めません。したがって1日が始まるという朝、やはりスキンケアと必要なお薬を忘れずにお塗りになって幼稚園に出す心構えが必要だと思います。どうぞ目覚し時計を使って親子で頑張って下さい。

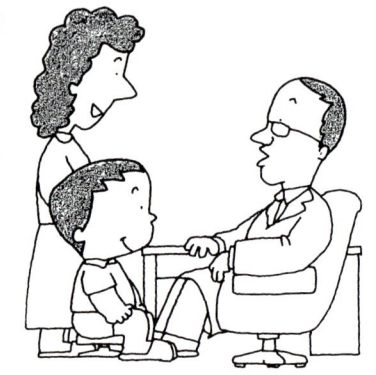

Q3 水イボがうつってしまいましたが、どうすればよいでしょうか。

A 水イボは幼児期によく見られるウイルスでうつる病気です。集団生活とくにスイミングスクールなどでうつるというふうに言われていますが、一度うつるとなかなか根だやしにするには時間がかかります。ですから数が少いうちに消毒してピンセットなどでできているイボの内容を押し出し、後をまた消毒しておくというようにして早く退治してしまうことが大切だと言えるでしょう。特殊な塗り薬も考えられていますが、もしたくさんできてしまった場合には、なるべく掻きこわさないように注意をし経過を見ていると、比較的長い時間はかかりますが自然に消えてくる事もあります。もともとアトピー性皮膚炎がある人では、皮膚に掻き傷があるため、なお水イボがうつりやすいと言われています。とにかく必ず皮膚科専門の先生の指示に従って経過を見ていくのが一番でしょう。

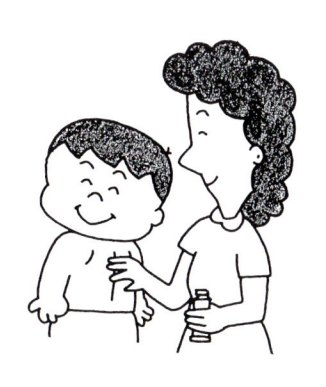

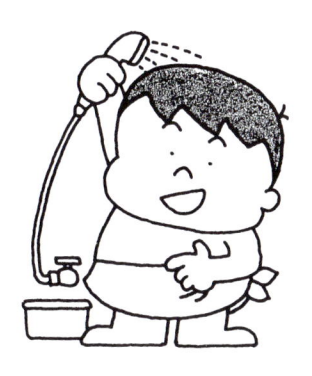

Q4 お風呂が大嫌いでシャワーの方が好きな子供ですがそれだけで良いでしょうか。

A シャワーを充分にするという事ができればそれだけで充分だといえます。むしろ痒い皮膚病があるような場合、入浴しじっと暖まりますとかえって痒さがひどくなるという事もありますし、あるいはとびひなどうつる皮膚病の場合には、家族一同が同じお風呂に入るという入浴の方法よりシャワーの方がよほど良いわけです。

小学生編

Q1 学校をお休みする事をあまりしたくありませんが皮膚病でも先生に見てもらわなければいけないでしょうか。

A アトピー性皮膚炎で悩んでいる場合に、からだの痒みに耐えながらお勉強の能率が上るわけがありません。したがってその時々の症状に応じてお薬を使って、少しでも楽に過ごしていく事が大切になります。となると、患者さんである子供を見ることなしにその症状に合ったお薬を決める事はできません。したがって少なくとも症状がよくなったり悪くなったりという事がある場合、それからあまりに変化がないような場合などには必ずご本人をお医者さまの所につれて行っていただきたいと思います。もし掻きこわしからうつる病気でも始まっている場合には、早く気がついて処置をしてあげないと他のお子さん達にも迷惑がおよぶ事になります。またいろいろな薬の副作用がもしご心配であるなら、その予防のためにもときどき先生に見てもらう必要があるわけです。

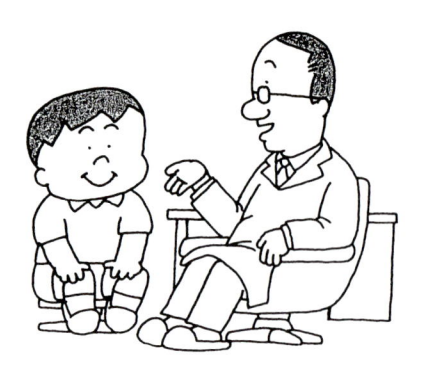

Q2 風邪をひいたら湿疹が出てしまいました。アトピー性皮膚炎でしょうか。

A 幼稚園とか学童とか集団生活が始まりますと、いろいろなウイルスによる風邪の仲間の病気にかかる事が増えてきます。そのようなものの中で風疹とかハシカとか症状の特徴からはっきり病名のわかるものもありますが、それはむしろ少なく、実にたくさんの風邪の症状をおこすウイルスが皮膚に発疹を出してきます。このようなものと、湿疹・アトピー性皮膚炎とは全く違います。したがって風邪症状とともに皮膚に赤いブツブツができてきたような時はアトピー性皮膚炎が始まったなどと思わないで、小児科の先生に症状を報告して下さい。

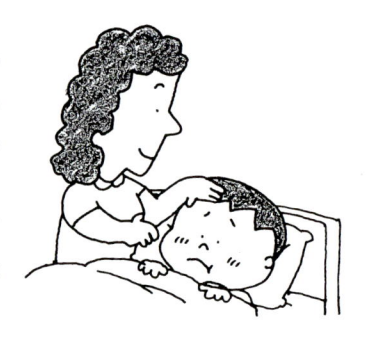

Q3 学校に行くために湿疹の塗り薬をなかなか思うように塗れませんが。

A このような場合も少し工夫するとお薬を塗る事ができると思います。皆の前で薬を塗るのがあまり気が進まないのであれば、保健室に薬を預けておいて休み時間にそこに行ってお薬を塗っておくというのも１つの方法です。このようにして回数を多く薬を塗る事ができれば、お子さんの湿疹の症状はずっと楽になってくるものです。

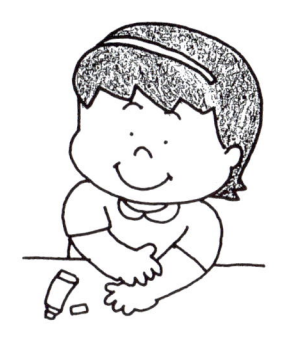

Q4 アトピー性皮膚炎がひどいのですが学校行事、運動会、プール、キャンプなどに参加させてよろしいでしょうか。

A 楽しい学校生活が病気のために、皆と同じにおくれないという事は大変悲しいものです。したがってお母さんや家族が注意して、できるだけ子供にはそのような行事に参加させるようにしてあげる方がよろしいと思います。まず運動会は予行演習等で汗と埃にまみれながら、何日もすごす事が多いのです。家へ帰ったら必ずすぐシャワーをし、清潔にしてからスキンケア製品と薬を塗る事を忘れないで下さい。プールの場合にも、泳ぐという事で必ず薬もおち、あるいは皮膚にうるおいをあたえる皮脂もおちてしまいます。したがってできるだけその後すぐにスキンケア用品と薬を塗っておきたいものです。キャンプや修学旅行などは、必ず本人に薬を持たせ引率の先生に薬の使い方をよくお話しになった上で、家庭にいた時と同じようなスキンケアと薬の塗り方をしていれば皆と一緒に行動する事ができます。湿疹やアトピー性皮膚炎があるからといって皆とちがった生活をさせる必要はありません。

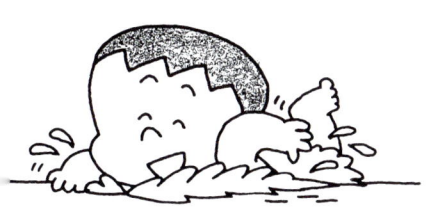

付録 おうちでできるこどものスキンケア

子供の遊び編

Q1 砂遊びが大好きなのですが、湿疹があって困ってます。

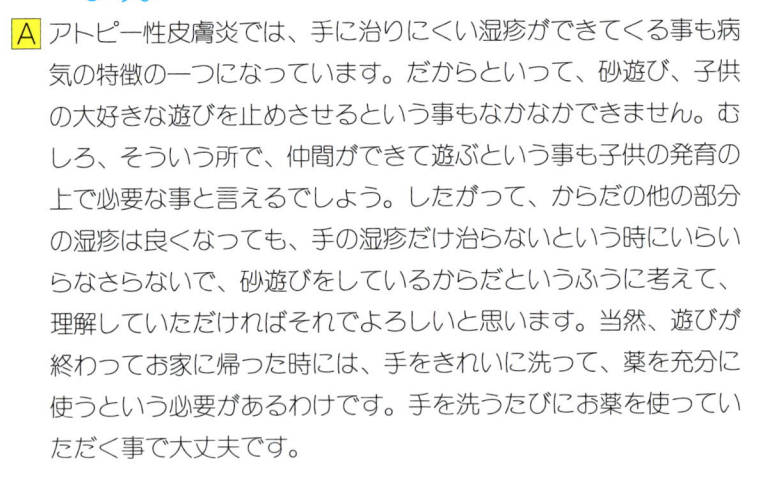

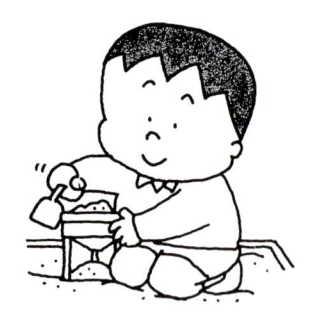

A アトピー性皮膚炎では、手に治りにくい湿疹ができてくる事も病気の特徴の一つになっています。だからといって、砂遊び、子供の大好きな遊びを止めさせるという事もなかなかできません。むしろ、そういう所で、仲間ができて遊ぶという事も子供の発育の上で必要な事と言えるでしょう。したがって、からだの他の部分の湿疹は良くなっても、手の湿疹だけ治らないという時にいらいらさらないで、砂遊びをしているからだというふうに考えて、理解していただければそれでよろしいと思います。当然、遊びが終わってお家に帰った時には、手をきれいに洗って、薬を充分に使うという必要があるわけです。手を洗うたびにお薬を使っていただく事で大丈夫です。

Q2 林間学校に出かけるので、虫刺されが心配です。どうしたら良いでしょう。

A 自然の中には、何も良い面だけでなくて、このように季節によって虫刺されの原因となる虫がたくさん人をねらっています。刺されてしまってからあわてる前に、何種類か出ている虫刺され予防のお薬を上手に使うことが必要だと思います。このような薬は、一度塗りますと2時間ないし3時間は、ある程度効果があります。したがって、一度塗って1日もつという事はないのだという事を忘れずに使って下さい。もし、虫に刺されてしまった場合には、湿疹やかぶれに使う薬がやはり効果があります。また、ひどく腫れてくるような場合には、そのための内服薬を用いたりする事もあります。むやみに掻きこわすと、細菌感染をおこして、とびひなどの原因となりますから注意して下さい。

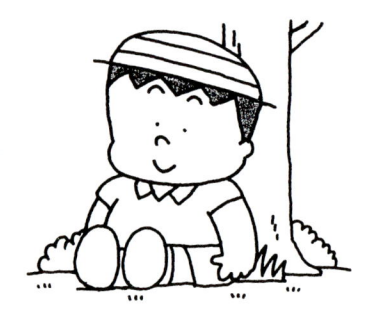

付録 おうちでできるこどものスキンケア

Q3 アトピー性皮膚炎の子供ですが、部活動をどうしたらよいでしょう。

A スポーツを楽しむという事も大変大切な事だと思います。しかしながら、そのスポーツのために、アトピー性皮膚炎が悪化しても困ります。一番問題になりますのは、汗や土埃等でからだが汚れるという事です。それを、すぐにシャワーなどで洗い流すという設備がある学校はほとんどありません。したがって、お家へ帰るまで汗と汚れにまみれたままというのが現状です。これをなんとか工夫して、学校に薬を持参させ、スポーツした後に汗や汚れをぬぐい、それをその後で塗る事ができればスポーツも楽しめるし、そして、湿疹を悪化させる事もくい止められます。また、バレーやバスケットボールをやっていると、手の湿疹はなかなか治りません。野球などでは、きき腕の手の湿疹がなかなか治りません。このように、外から加わる刺激は、皮膚に大変影響をおよぼしているのです。

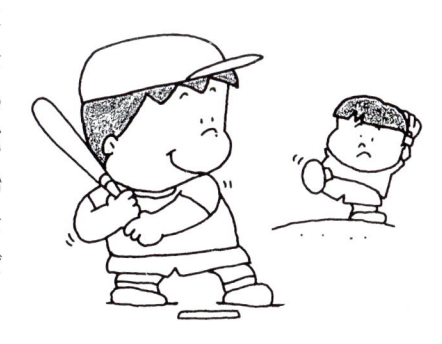

Q4 図工が好きなのですが、手の湿疹が悪くなってはと心配です。

A 何かを作る、あるいは、粘土遊びをするなどという事が好きなお子さんもたくさんいます。そのような場合には、接着剤など、手に触れるもので手の湿疹が悪化する事も充分考えられます。しかし、それを全く禁止するのはなかなか困難です。また音楽などいろいろなお稽古事でも、手とか指とか、やはり悪くなってくる事があります。悪化の原因さえわかっていれば、その原因が働いた後で充分にスキンケアをし薬を塗って、そのような遊び、あるいは趣味を続ける事ができるわけです。しかし、もしそれを手に負担にならないものに変えられれば、もちろんそれに越した事はありません。

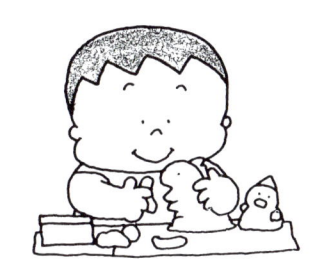

食事編

Q1 口のまわりに湿疹が目立つ赤ちゃんですが食物のせいでしょうか。

A 乳幼児のアトピー性皮膚炎では顔に皮膚の変化が目立ちます。したがって食物のせいではないかと考える事が多いようですが、それならば、なぜ？ どうして？ 顔特に口のまわりだけ皮膚の変化が目立つかという事を考えてみたいと思います。おそらく食べ物やよだれ等で汚れたお顔をお母さんは、一生懸命きれいになさると思います。汚れていればそれだけ湿疹は悪くなりますから、湿ったガーゼとかタオルできれいにする事は決して悪い事ではありません。しかし、拭きとった後、何も塗らないでそのままにしておく方が大部分のようです。もし大人の顔でもそのようにしておけばカサカサしてくるはずです。まして病気がある赤ちゃんの口のまわりであるのなら、汚れを落とした後、必ず必要な薬を塗っておいていただきたいものです。これでまず問題の大部分は解決するでしょう。食物をあれこれ制限する前にまずスキンケアを心掛けて下さい。

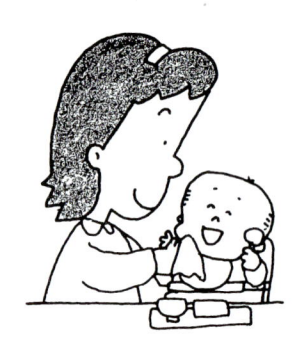

Q2 アトピー性皮膚炎の子供ですが食事についてアドバイスして下さい。

A 皆さん方が気付かぬ食事の注意に食べ物の温度という問題があります。痒みというものはからだがポカポカ温まってくると、とてもひどく感じるものです。寒い時にからだのポカポカと温まるような食事、お鍋をかこんでフーフーとふきながら食事をする事などは大変楽しい事かもしれません。しかし、湿疹のあるお子さんにとっては、からだが温まり汗ばむようになると大変痒みが増してきます。このような時に食物のせいで湿疹が痒くなった悪くなったと考えられては、食物がかわいそうです。

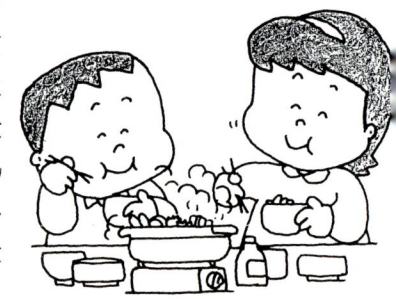

Q3 子供が湿疹で悩んでいる者ですが、どんな食物を制限すれば皮膚によいのでしょう。

A 皮膚病の時に、とにかく食事を何でも制限してみようというふうに考える方が多いのですが、これは少し考え直していただきたいものです。食事が原因のアトピー性皮膚炎もないわけではないのですが、その数は大体患者さん100人のうち数人であるというふうに考えられております。しかもそれも2歳以下のお子さんの場合が多いようです。したがって何よりもまずスキンケアを心掛け、充分な外用療法を行って下さい。それでも駄目な時にどのような食事を食べると必ず全身の皮膚の状態が悪くなるかを見きわめ、特別なアレルギーの検査をして確認した上で、制限をするわけです。子供はまずどんどん健やかに発育する事が先です。不必要な食事の制限で栄養が偏ってしまっては困ります。

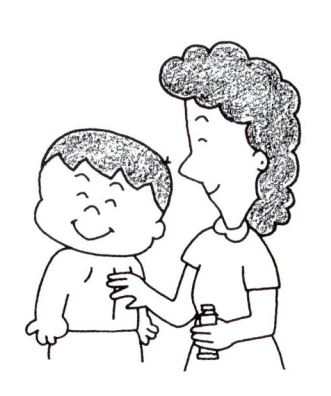

Q4 皮膚のトラブルが続く子供ですが何を食べさせるとよいでしょうか。

A 確かに食事は人間のからだを健康に保つために必要なものですが、現在ではなにかが足りなくなってからだに病気がおこってくるという事はまずありません。特にアトピー性皮膚炎の場合、何か栄養が足りなくてこの病気がおこってくるとは考えられておりません。したがってバラエティーに富みかつバランスのとれたお食事を普通にめし上がっていれば、それで充分です。気になるのは、おやつやジュースなどは好きだが食事は食べないというようなお子さんです。そのような時には食事を優先し、おやつやジュースのたぐいは控えることが先決問題です。

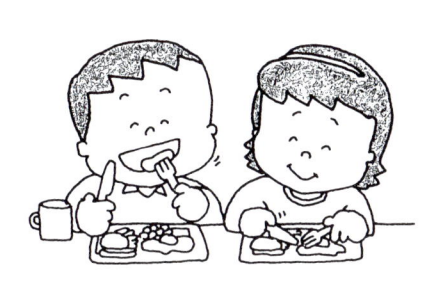

入浴と石けん編

Q1 皮膚をきれいにしておくというのは、どういう意味があるのでしょうか。

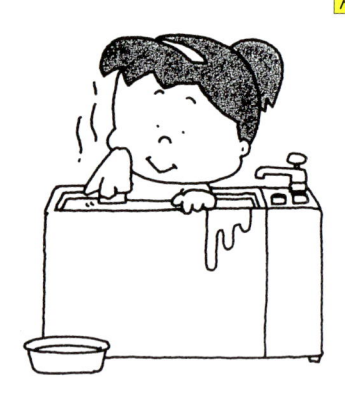

A 皮膚というのは、人間の大切なからだを外界のいろいろな刺激に対して防ぐ、第一線の役目をしています。広い面積のヤケドを受けると、生命がなくなってしまうという事でも、その保護する働きが大切な事がわかると思います。そういう所に汚れがたまっていたのでは、その結果が決していい影響を及ぼさない事はおわかりでしょうし、もし湿疹やかぶれがある場合に、その場所に食物にしろ、あるいは土埃にしろ、あるいはその他いろいろな物の汚れがついていれば、必ずそれが刺激になって痒みやあるいは発疹というものが悪化してくるものです。したがって、治療を行う場合には、まず、皮膚をきれいにする事が第一です。

Q2 皮膚を清潔にしいていれば、それで健康な肌になっていくと考えてよいのでしょうか。

A もし、もともと健康な肌であるならば、皮膚を石鹸を使ってきれいに洗うという事は大変いい状態が保たれるように思うかもしれません。しかし、たとえば冬の季節のように気温が低く、湿度も低い時には、皮膚の表面の汚れをおとすと同時に皮脂なども洗い流され、乾燥してくる事があります。したがって、健康な皮膚でもそのような場合には、適当なスキンケア用品を使う事が必要な場合があります。まして、湿疹などのように病気のある場合には、汚れと一緒にお薬もおちてしまいますから、入浴した後には必ずスキンケア用品と薬を使っておくという必要があるわけです。

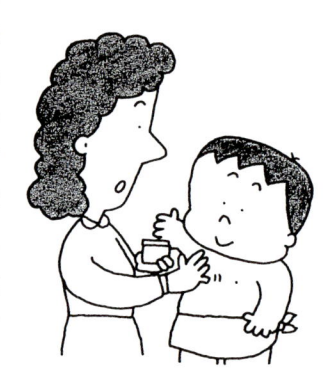

Q3 皮膚病がある場合には、特別な石鹸を使う方が良いと言われていますが。

A 湿疹やかぶれのような皮膚の病気の場合に、特別な石鹸を使う事によって病気が治るという事は考えられません。むしろ、汚れを落とすという事が石鹸を使う主な目的なのですから、普通の入浴用の石けんをお使いになって、皮膚をきれいにする事を心掛ける事が一番と思われます。その場合、あまり固い洗い布などでゴシゴシこすりますと、その事自体が刺激になってしまいますから、優しく洗っていただきたいと思います。また、入浴をなさる場合に熱いお湯に長く入っていますと、皮膚の表面の温度が上がって痒みが増してくるという事も、お忘れにならないで下さい。

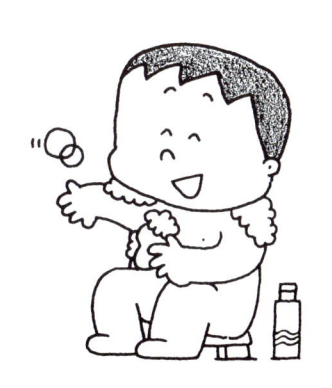

Q4 からだをきれいにするためには、一体、お風呂なのでしょうか、シャワーがよいのでしょうか。

A 日本人は、お風呂に入るという事が生活習慣上大変好きな国民だと考えられます。しかしながら、欧米ではシャワーだけで生活をするという習慣があります。このように、いずれが良いのかという事は、その国の習慣という事も一つの尺度になるかもしれません。しかし、もしアトピー性皮膚炎などがある場合には、あたたまると痒くなるという事がありますので、シャワーの方が望ましいというふうに考えてよろしいでしょう。あるいはまた、とびひ、おでき、あせものより、あるいは湿疹の掻きこわしがひどい時など化膿菌の感染が考えられる時には、お風呂は止めていただいてシャワーをなさる事をお勧めします。シャワーをした方が、このような時にははやく治ることが多いようです。

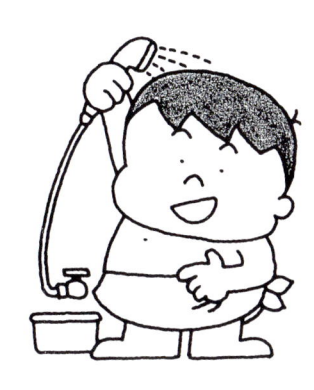

付録 おうちでできるこどものスキンケア

家・保育園・学校編

Q1 アレルギー体質の子供には、家の中の埃が大変わるい影響を与えると聞きましたが。

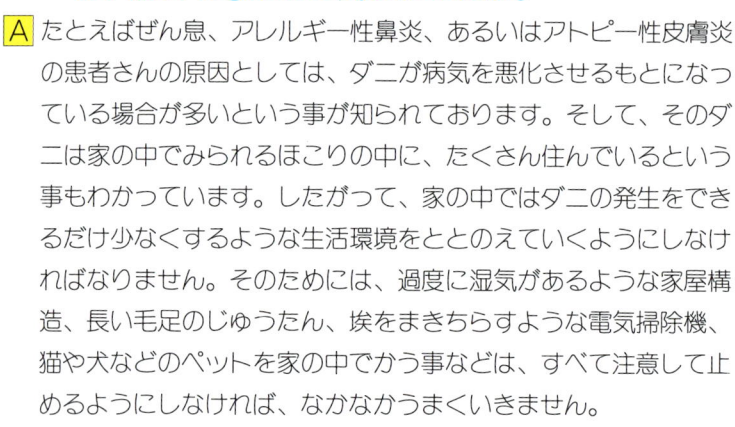

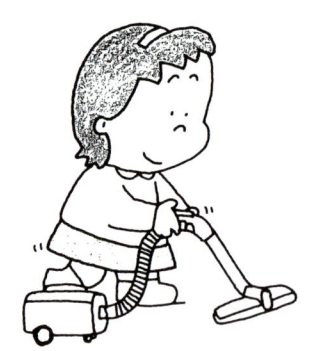

A たとえばぜん息、アレルギー性鼻炎、あるいはアトピー性皮膚炎の患者さんの原因としては、ダニが病気を悪化させるもとになっている場合が多いという事が知られております。そして、そのダニは家の中でみられるほこりの中に、たくさん住んでいるという事もわかっています。したがって、家の中ではダニの発生をできるだけ少なくするような生活環境をととのえていくようにしなければなりません。そのためには、過度に湿気があるような家屋構造、長い毛足のじゅうたん、埃をまきちらすような電気掃除機、猫や犬などのペットを家の中でかう事などは、すべて注意して止めるようにしなければ、なかなかうまくいきません。

Q2 皮膚病の子供がいる場合、暖房や冷房はどう注意すればよいでしょう。

A 暑い夏には、あせもの予防という事もあって、やはりクーラーを上手に使うという事が必要になってくると思います。よく言われておりますように、外気温より約5℃低く、そして直接冷房の風が当たらないようになどと、注意はなさっていると思います。クーラーのある部屋に出入りをひんぱんにする大人の場合には薄着をしていてもよいかもしれませんが、すずしい部屋にじっと寝ているような赤ちゃんの場合には、部屋の温度にあった服装をさせておくという事も大切な事だといえるでしょう。また、寒い冬に暖房をする場合には、赤ちゃんに厚着をさせたまま部屋の温度を上げていないか、赤ちゃんが汗をかいていないか、そのような注意をしておかないと冬でもあせもを作ってしまうことがあります。同時に湿度も下がっていないかどうか注意してください。

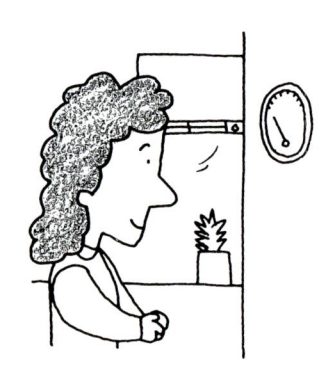

付録 おうちでできるこどものスキンケア

Q3 子供を保育園にあずけて、夫婦で働いている場合には。

A 昼の間、学校・幼稚園ばかりではなく、小さいお子さんでも保育園で過ごしているという方は、決して少なくありません。ご自分の家はどのような環境にあるかは、当然よくわかっていらっしゃる方でも、保育園で過ごしている間はどのような状況にあるかは、本当は、ご存知ない方も多いのではないかと思います。特に夏は蒸し風呂のような環境で過ごしているという場合も、まれではないように思われます。湿疹等ができている場合には、その手当てをお願いして、協力していただけるとよろしいのですが、それもままならぬ事もあるようですし、うつるような皮膚病は集団生活の中ではたやすく広がることがあります。したがって、昼間親の手で治療ができない環境にある子供の皮膚病は、早く充分な手当をして治していくという工夫をしていただきたいものです。

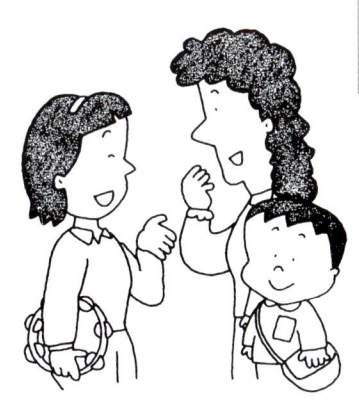

Q4 ポットのお湯でヤケドさせてしまいました。

A 本当に家の中には、子供のヤケドの原因が満ちあふれているといえます。テーブルクロスを引っぱってテーブルの上にあったお汁やお茶やポットのお湯をかけてしまう場合、いろいろなストーブ類、お風呂のふたの上にのって遊んで中におちてしまった、あるいはトースターの上に腰掛けてお尻にヤケド、その他ありとあらゆるヤケドの原因が子供達をねらっていると思って下さい。もしも、不幸にしてヤケドをさせてしまった場合には、まず、冷たい水道のお水で充分に冷やすという事を忘れずに行って下さい。知ってはいても、結局その時にはこれができなかったという方がたくさんいらっしゃいます。充分に冷やすと、それだけヤケドは軽くすみます。

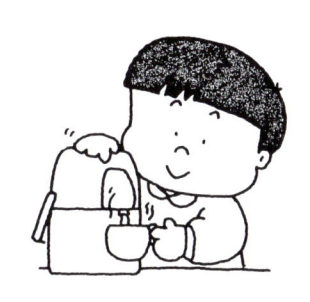

海水浴とプール編

Q1 スイミングスクールに子供を行かせたいのですが、いかがでしょうか。

A まず、何のためにスイミングスクールにいかせたいのかをお考えになったことがあるでしょうか。たとえば、船が沈没した時に困るから泳ぎを憶えさせるのだったら、よく解ります。あるいは、風邪をひきにくくなるから水泳をさせるのでしたら、これも解ります。しかし、アトピー性皮膚炎等湿疹で悩んでいるのを、泳ぐことで皮膚を鍛えて、治そうというのであれば、それは少し考え方が違います。水泳でアトピー性皮膚炎は治りません。むしろ、泳いだ後スキンケア用品と薬を忘れると薬も落ち、皮膚をしっとりさせる脂分も落ち、というわけで、かえって湿疹を悪化させてしまう事さえあります。つまり、何のために泳がせるのかをお考えになってから、始めていただければ結構です。

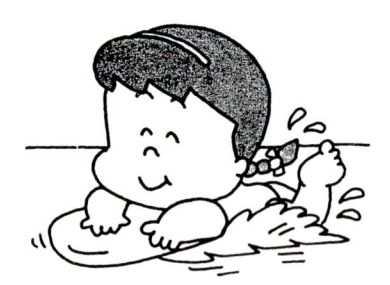

Q2 皮膚病があるのですが、水泳はできないでしょうか。

A どんな種類の皮膚病があるのかが問題です。皮膚に何かトラブルがあったら、必ず泳げないというわけではありません。たとえば、皮膚は大切な保護器官なのですから、そこに障害がある場合、つまり、ヤケドとか、トビヒのようなものができている時などは問題です。このような自分の体に汚れが加わって危険がおよぶ時、あるいは他人に病気をうつしてしまうものができている時には、それが治るまで泳ぐことは感心しません。しかし、もしも、湿疹のために泳げないというのであれば、それは考え方が少し違います。子供に友達との生活を楽しませる事は大切です。その場合には、泳いだ後のスキンケアと治療を忘れなければ大丈夫です。

Q3 アトピー性皮膚炎ですが、泳ぐときはどんな注意をしたらよいでしょう。

A 泳ぐ事自体が、皮膚に対して大変な刺激になるという事はありません。しかしながら、たとえば、プールに行った時などは、必ずその後でお風呂、サウナ、シャワー等をしますし、普通にお風呂に入っている時間よりもはるかに長く水の中につかっているものです。したがって、もしも、泳いだ後で適当なスキンケア用品や薬を塗らないと、皮膚の表面は、カサカサの状態になってしまいます。当然アトピー性皮膚炎の症状も悪化します。つまり、泳いでもその後にきちんとケアをしておく事を忘れなければよろしい訳です。ただし、掻きこわして、あちこちにかさぶたがついている場合には、その傷口から汚れが入って悪化するかもしれません。そういう場合は、早く治療をしてただれやかさぶたがない様な状態にしてから、泳がせていただきたいと思います。海水浴の場合でも注意は同じです。

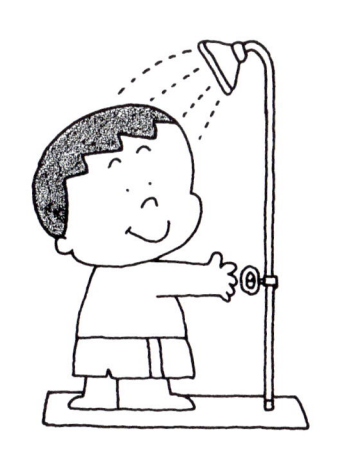

Q4 海水浴につれていって長い時間、日に当たるのが心配です。

A この問題は、単に湿疹がある子供などということだけではなくて、大人に対してもかなり大切な問題です。人間の皮膚は紫外線を過度に浴びますと、それによる障害が起きてきます。すぐに起こるのは、赤くなったり水ぶくれですが、それがつみ重なると皮膚の老化、つまり、しわやしみができるもとになります。したがって、過度に紫外線を浴びる事は、いずれにしてもあまり好ましくありません。一方適当な紫外線はかえって湿疹にいい影響を及ぼすこともわかっています。要するに度を過ごさぬ事です。過度に紫外線を浴びたような場合には、大人でも子供でも、同じように炎症を早くしずめるような手当てを充分にして下さい。

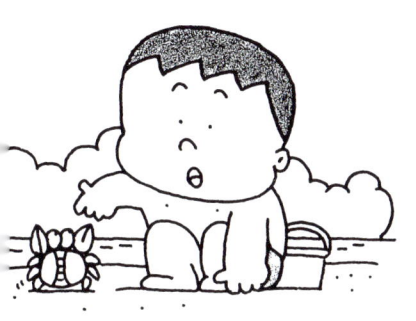

旅行編

Q1 アトピー性皮膚炎の子供をつれて田舎へ帰ろうと思いますが、どんな注意をしたらよろしいでしょうか。

A いろいろな事が考えられます。まず都会とちがって田舎には自然の環境がまだ充分のこっています。そのような中で走りまわるのは大変子供にとって幸いといえますが、同時に虫に刺される機会がうんと増えるという事を忘れないで下さい。したがって、湿疹のお薬の他に虫刺されの予防薬も必ず持ってお帰りになる方がよろしいと思います。また都会のお家ではクーラーを使って涼しく過ごしていたのに、田舎に帰って、かかりつけではないお医者さんへ相談へ行き、クーラーは駄目といういつもとちがったアドバイスで悩むという方もいらっしゃいますから、田舎に帰る前には必ずかかりつけの先生からお薬とアドバイスをいただきましょう。

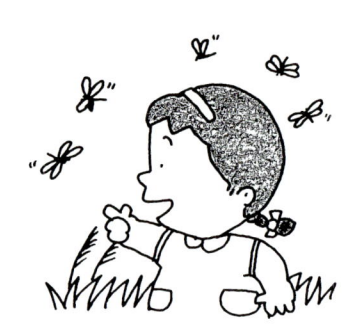

Q2 家族旅行で温泉に行こうと思います。何か注意が必要でしょうか。

A 温泉の効能には皮膚病に効くという事がよくうたわれています。しかしながら、アトピー性皮膚炎のような子供の病気に対しては、むしろ刺激になって痒みが増すという事も少なくありません。したがって温泉へ行く場合は、入浴の最後にできれば普通の水を暖めたお湯で温泉の成分を洗い流してから上がるほうがよろしいでしょう。またその後でスキンケアを行い、薬を塗っておく事を忘れないで下さい。

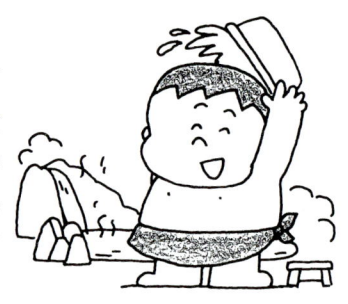

Q3 車でドライブをしようと思います。赤ちゃんをつれていきますが皮膚にはどんな注意が必要ですか。

A 一家でドライブというのはなかなか楽しいものです。しかし順調に走るだけではなくて、渋滞にまき込まれて、全員イライラという事もあるわけです。特に夏などですと、クーラーをきかせているつもりでも陽のあたる窓ぎわにいる場合には汗をかくという事もあります。したがって赤ちゃんだけあせもだらけになってしまうという事もあるわけですから、時々は、赤ちゃんがどのような状態になっているか振り返って注意して下さい。また使い捨てオムツなどを充分にのせて走っていただきたいと思います。もう少しもう少しとオムツを換えないうちに、みごとにオムツカブレができてしまう事があるからです。当然のことながらたくさんの荷物をつみ込んでいるうちに、肝心な子供に必要な湿疹の塗り薬・飲み薬をおき忘れるという事が起きないとはいえません。まず必要な薬のたぐいを車にのせ、それから荷物をつみ込むように心掛けて下さい。チャイルドシートも、実はあせもにはよくありません。

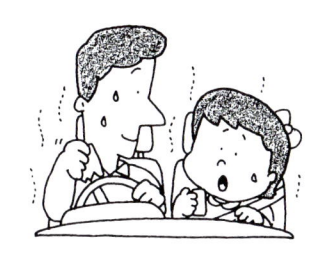

Q4 とびひになってしまいました。お薬を塗りながら旅行へ行きたいと思いますが。

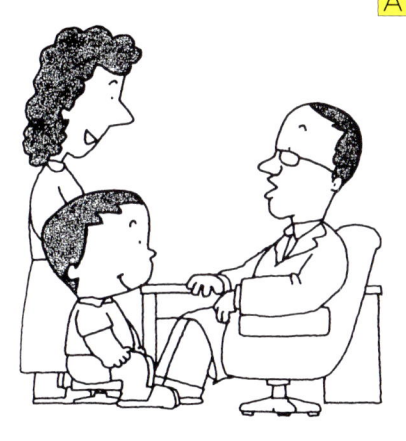

A 家族旅行はたいがい連休など、皆がそろって休みの時に行われます。したがって、やっと指定席などがとれたという事もあって旅行の予定を変更することはなかなかむずかしいようです。しかしとびひのようなうつる病気、あるいは風邪気味でぐずぐずしているような場合などはやはり思いきって旅行を中止し、まずそのような病気を完全に治してから出かけられてはいかがでしょうか。旅先で他の家の子供に病気をうつす、あるいは病気がますます悪化してしまうというような事がおこってくるかもしれません。実際旅行中に病気を悪化させて、帰るやいなやあわててお医者さんにいらっしゃるという親子づれは少なくありません。そのような旅が楽しかろうはずがないわけです。

洋服とヘアスタイル編

Q1 肌着は木綿がいいといわれますが、洋服について何かアドバイスはないでしょうか。

A 皮膚に直接ふれる衣類の材質が皮膚に及ぼす影響というのは、なかなか大きなものがあります。たとえば、チクチクするようなセーターなどが直接触れる部分では、湿疹がなかなか治らないという事はよく知られています。また、赤ちゃんにできるオムツかぶれ等は、使い古してゴワゴワしたような布オムツがあたっているとできやすいという事も、よく知られています。このように、皮膚に直接触れるものをなるべく肌にやさしい、しかも吸湿性のある、あるいは、かぶれのもとになるような化学物質を含まない素材で作っていくという事は大切な考え方です。同様に、自分の髪の毛も自分の皮膚に触れているという事を忘れないでいただきたいと思います。髪の毛の先の触れる部分の湿疹が治りにくい事、あるいは前髪が額にかかっていると、その部分のニキビがなかなか治らない事などは、よく知られています。

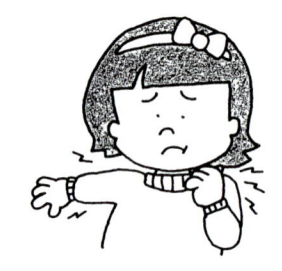

Q2 薄着をさせて、皮膚を鍛えたいのですが。

A これもまた、よく考えられる鍛錬法です。薄着をすることで風邪をひきにくくするように、からだを変えていこうという考え方は、ある程度意味があると思います。しかし、そうやって皮膚を鍛えるという事で、もし湿疹が治っていくとお考えであるならば、そのような働きはないものと考えていただきたいと思います。したがって、まず湿疹がある場合には、皮膚の手当てをする事が先という事になります。逆に自分で暑い寒いをうったえられない赤ちゃんでは、どうしても厚着をさせがちです。冬でもあせもができてしまうという事さえあります。赤ちゃんは、時々背中に手を入れて汗ばんでいるようであれば、必ず上手に衣類の枚数などを調節するようにして下さい。

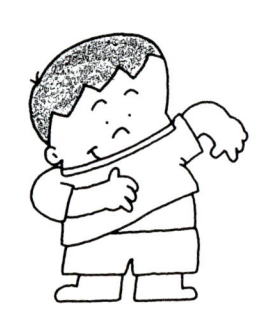

Q3 ニキビができ始めて手入れをしていますが、なかなか治りません。

A このような場合に、案外見すごされている事はヘアスタイルです。思春期になって顔にブツブツができてくると、ついそれを他人に見られたくないと思ってか、前髪を下げ、あるいは髪の毛を長く頬にたらして、なるべくできている場所を隠そうとしています。こうしますと髪先の刺激と汚れとが重なってニキビは一層悪化してしまいます。清潔なヘアスタイルで、皮膚そのものも清潔に保つようにケアをしていくという事が、ニキビ等の治療の場合に必要な事です。またアトピー性皮膚炎で耳の回りや頬の周りに搔きこわしがある時に、長い髪の毛がそこに触れていると、細菌感染がおこりやすくなるので注意してほしいと思います。

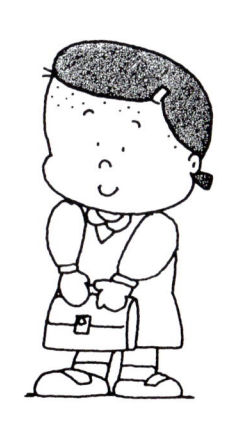

Q4 湿疹の子供がいると、家族の衣類も注意すべきだと聞きましたが。

A その通りです。小さなお子さん、特に赤ちゃんの場合にはよくだっこしたりおんぶしたりという事が行われます。そのような時に赤ちゃんのほっぺにアトピー性皮膚炎の変化があると、もし大人がチクチクするような衣類を着ている場合に、その衣類と頬がすれ合うことになります。そうなりますと、どのように良い治療が行われていても、なかなかほっぺの湿疹は治りません。赤ちゃんをおんぶしたりだっこしたりするのはお母さんだけではなく、お父さん、おじいさん、おばあさん、その他たくさんの方がいる事を忘れないで下さい。衣類だけではなくて、寝具としての毛布も大切な問題です。毛布を使う場合に、湿疹のお子さんでは必ずまわりをすべてカバーしていただきたいと思います。それも市販のガーゼカバーではなくて、ホテルのシーツのようなきちんと目のつんだ肌触りのよい木綿を使用していただきたいと思います。

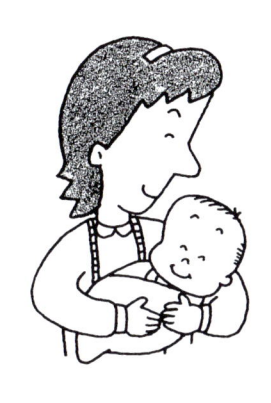

痒みと薬剤編

Q1 痒み止めの飲み薬をもらってきましたが、子供が痒くなくなったら止めてよろしいでしょうか。

A 飲み薬にしろつけ薬にしろ、病気が良くなってきた場合に止めるか止めないかは、本当はかかっているお医者さんに相談をなさるべきだと思います。しかし一般に皮膚の病気の場合、まず痒み止めは痒みがおちついてきた場合に、つけ薬よりは先にお止めになってみてもあまり大きな影響はないのではないかと思われます。しかしながら最近の薬の中には、長く続けて飲む事ではじめて効果が出てくるというアレルギーの薬がたくさん出ていますので、薬の飲み方については必ず主治医の先生から充分な指導を受けておいていただきたいと思います。また痒みがよくなってきたからといって、一度に全部止めてしまわずに夕食後あるいは寝る前の分は続けるというような方法もあります。

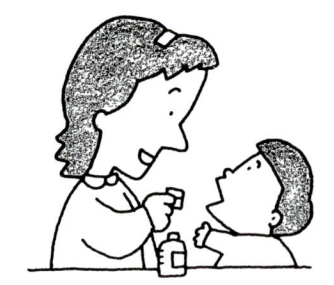

Q2 アトピー性皮膚炎のために薬をもらいました。ステロイドホルモンは怖いと聞いておりますが。

A まず病気になっている本人が、痒みなどの症状から開放され楽にすごせる事が第一です。そのためには、病気がひどい場合にはよく効くお薬をつかい、病気がおちついてきた場合には、その症状に適したようなお薬にだんだん変えていくような事が必要になってきます。したがって専門の先生がステロイド外用剤が必要と思われた場合には、それが処方されますから迷わずにきちんと塗っていただきたいと思います。そして症状がよくなったら必ず先生に診察していただき、その症状にあった適当なお薬にかえていただくという事で副作用の心配もなくなります。

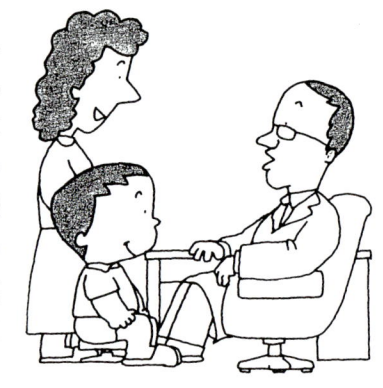

付録 おうちでできるこどものスキンケア

Q3 塗り薬を何種類かいただきましたが、塗り方がよくわかりません。

A 湿疹などの場合には子供が痒がると、その場所につけるという塗り方がよく行われていますが、それでは充分と言えません。むしろ飲み薬と同じように1日に2回朝と風呂上りとか、あるいは1日3回朝、昼間からだのよごれを拭いた時、そして入浴後などというようにきちんと回数を決めて、湿疹ができている所すべてに正しく薬を塗るという方が効果が上がるものです。その場合に塗る量はこの頃の新しいタイプの薬では、たくさん塗る必要はありません。むしろ薄く塗って回数で適当に調節をする方が便利であり効果があるといえます。

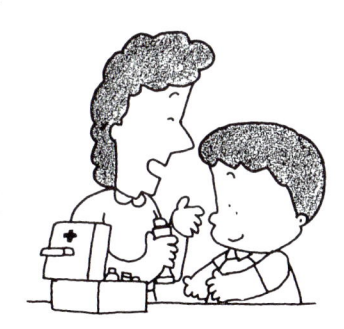

Q4 アトピー性皮膚炎の子供ですが痒みがひどく、掻きむしって困ります。

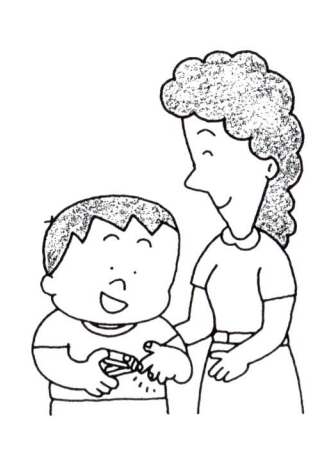

A 症状にあった塗り薬と痒み止めののみ薬を正しく使っていけば、そう時間がかからずに痒みは落着いてくるものです。しかし、薬が効くまでの間、あるいは治療を行っている間注意しなければいけない事は、痒みが出てくると小さな子供は我慢できないで掻きむしるという事です。掻きむしってしまわれては、よい薬を塗っても効果が上りません。掻きむしる道具は、当然手や足の指の爪という事になります。爪が短く角張らず、しかもきれいに清潔に切りそろえられているという事は、とても大切な湿疹など痒みのある子供の場合のスキンケアの一つです。痒みのあるお子さんをお持ちならば爪の手入れを充分にする事から始めて下さい。

索引

あ

I ゾーン　93
アキレス腱部　191
アズノール® 軟膏　38
アタラックスＰ® シロップ
　　31, 40
アットンピーランドシリーズ
　ベビーローション　53
アトピー性の白内障　135
アトピー性皮膚炎　3, 21, 32,
　105, 108, 111, 114, 117, 120,
　123, 126, 191
　──外用処方の原則　30
　──患者　35
　──治療ガイドライン　34
アトピー素因　133, 137, 143
アトピー皮膚　20, 21, 120, 157
アトピービジネス　126
アブソーバント　182
アポクリン腺　167
アミノ酸　12
アルカリ石鹸　64, 65
アンテベート® クリーム・軟
　膏・ローション　35
アンモニア　102
亜鉛華軟膏　29
赤ちゃんのスキンケア相談室
　47
悪臭　159
悪化する季節　195
足　197
足の甲　197
足の爪　197
足首　191
汗　126
汗の出る穴　9
頭ジラミ　131

い

1日の使用回数　33
衣服の刺激　141
異所的蒙古斑　96
椅子の臀部　187
一輪車　187
苺状血管腫　87
陰茎　114, 183
　──基部の全周　189
　──根部　190
陰股部　159
陰嚢　114, 190

う

ウンナ母斑　132
腕　170, 191

え

エンペシド® クリーム　38
疫学的調査　46
腋下　159
腋窩間擦部　169
円形脱毛症　132

お

おへそ　119
おむつ　72
　──かぶれ　72, 99, 102, 184
　──皮膚炎　102
　──部　45, 182, 167, 185
黄色ブドウ球菌　142, 149, 154,
　179
黄色ブドウ球菌感染　145
太田母斑　96
頤の下　136
頤部　137, 139

か

カフェ・オ・レ斑　158
カンジダ菌　99
　──感染　159, 169
カンジダ性　182
下顎部　137

下口唇外周　150
下肢　191
下腿　196
痂皮　169
　──部　160
貨幣状湿疹　161, 190
嗅ぐ　178
回転椅子　116
疥癬　90, 183
　──虫　90
外陰部　187
　──の粘膜　183
外用剤の選択　35
外用剤の塗り方　39
顔全体の印象　135
各種ステロイド外用剤の見本
　33
角化局面　199
角質水分量の季節変動　12
角層　55
　──中の総アミノ酸量　11
学童　179
肩　168
紙おむつ　102
痒み止め　40
汗疹　157
陥入爪　197
乾燥　57, 122, 146, 147, 160, 193
　──肌　53, 120
　──粃糠様落屑面　35
間擦疹　84
間擦性湿疹　19
間擦部　154, 159, 191
感染症サーベイランス　24
関節屈面　126, 194
眼瞼縁部　141
眼瞼部　147, 148
　──の薬の塗り方　40
眼上顎褐青色母斑　96
顔面　17, 134, 138, 142
　──単純性粃糠疹　18

き

キンダベート®軟膏　35
既往のステロイド外用剤の確認　32
記載・表現法　16
亀裂　111,117,122,151,152,180,181,189,199,200
汚い指　154
丘疹　133,134,137,147,194
急性発疹症　24,26,153
球技　179
嗅診　8,178
頬部　138,144
局所外用療法の原則　30
局所療法　29
極めて重症な変化　40
金属アレルギー　153

く

クリーム　57
軀幹　20,142,156,157,161,190
口唇　150,151
　──を舐める　151
口拭き　151
靴　197
靴のサイズ　197
靴の手入れ　198
首　156
首筋　182
　──の奥　156
踝　191

け

化粧と外用剤　107
毛穴の過密度　10
毛(硬い毛やうぶげ)の生えてくる穴　9
経口抗アレルギー薬一覧　41
経皮水分蒸散量の季節変動　12
軽度の頭部粃糠疹　39
傾眠作用　196
頸部　137,160
　──全周　159

血痂　134,139,148,177
血管腫　132
血中アンドロジェニックホルモン　56
肩胛部　172
肩峰部　173
健常皮膚　108

こ

こどもの皮膚の特徴　8
コンベック®クリーム・軟膏　38
ゴム底　123
口囲　137
　──の汚れ　140,150
口角炎　136
口腔粘膜　28
抗アレルギー剤　31
抗ヒスタミン剤　31
肛門　183
　──周囲(肛囲)　183
紅色汗疹　69
紅色丘疹　27,162,185
紅斑　133,140,147,148,175,189
紅斑落屑　144,150,151,154,181,193,194
　──性変化　138,172
項部　131
構造と機能　55
骨盤口　57

さ

3種類同時に使用開始　29
39度の誤解　95
サッカー　179
サトウザルベ®　38
再診　37
再燃　139
逆さ睫毛　136
鮫肌　191
三輪車　187
参考となる変化　27
産婦人科の考え方　47
産婦人科学　57

撒布疹　190

し

シーソー　187
シャワー　140,142,149
　──使用　141
シャンプー　160,78,131,155
子宮内　58
　──の環境　47
四肢　21
使用するタイミング　33
使用する部位の特殊性　35
刺激性線維の衣服　160
思春期　187
指紋　117,179,181
　──の消失　122
脂腺増大　69
脂漏性痂皮　133
脂漏性鱗屑　17,18
脂漏部位　134,135
視診　8,26
耳介　111
耳介付着部　155
　──下端　154
耳介裏面　155
耳朶　154
自覚症状の確認　16
自転車　187
地肌の観察　131
地肌の問題　131
色素脱失　144
色素沈着　146
疾患と年齢　3
湿潤　35,133
　──傾向　137
　──性円形潮紅　163
湿疹　27
　──性変化　140
　──・皮膚炎群　3
膝蓋部　191
霜焼け　153
三味線のバチ状　197
手指　180
手掌の膨隆面　181
主婦湿疹　179
重層塗擦　37

索引

重層法　29
女子　183
小丘疹　139,164
小水疱性丘疹　139,162
小児のアトピー性皮膚炎　64
症状が改善した時　30
症状の程度と外用剤　29
症状改善時の対応法　36
賞味期限　128
漿液性丘疹　172,174,175,185,196
上肢　176
上腕　172
譲渡禁止(塗り薬の)　37
食物による汚れ　137,141
食物の制限　144
触診　8
皺の奥　159,182
身体各部位の臭気　8
深部体温　101
診察法　15
診療協力者の人物判断　13
新生児の皮膚　47
新生児一過性皮膚変化　69,81
新生児肛囲皮膚炎　183
新生児肛門周囲(肛囲)皮膚炎　72
新生児中毒性紅斑　69,81
新生児・乳児の皮膚疾患　69
尋常性魚鱗癬　191

す

すべすべみるるしっとりローション　53
すべり台　187
スキンケア　4,52,54,69,93,133,134,137,139,140
　──対策　46
　──用品　57,60,62,64
スタージ・ウェーバー症候群　75
ステロイド以外の外用剤　38
ステロイド外用剤　4,29,32,34
　──投与時の配慮　34
　──の選択　34
　──の副作用　34

　──のランク　35
ストロベリーマーク　87
スニーカー　199
スポーツ　179
ズック靴皮膚炎　123
水泳ゴーグル接触皮膚炎　148
水泳の禁止　144
水分吸収物　182
水疱形成　122
水疱性丘疹　145,148
砂　198

せ

1997年第9回アジア小児科学会　59
セラミド　10,56
セレスタミン®シロップ　40
生理的皮膚変化　81
成人の皮膚　55
性ホルモン　11
性行為感染症　90
石鹸　37,53,65,137,139,140,143,144,149,155,160
接触皮膚炎　44,84,93,147,178
先天性の鼻涙管の閉塞　136
洗顔　133,134,139
洗髪　133,134
全身　161
　──シャンプー　53
　──療法　31
前腕　172,191
　──屈側　177

そ

そけい部　182,187
爪廓の部分　179
爪甲に光沢　146
走査電顕像　45
搔破　105,134,139,148,154,186
　──行為　17
　──痕　17,28,126,133,137,146,160,177,180,193,195,196
瘙痒　141,142,144,145,147,

149,160,177,185
瘙痒感　16,27,138,161,186,189,190,199,200
　──の程度　26
瘙痒性皮疹　28,133
足指　123,197
足白癬　197
袖口　170

た

タッチケア　54
タッチテラピー　54,58
苔癬化　35,126,146,160,170,180,190
　──局面　177,191,193,195
　──病変　126
胎外胎児　47
胎内環境　47
大関節の周囲　191
単純性血管腫　75
単純塗擦法　29
単調な発疹　26
淡紅色丘疹　151
男児　114

ち

ちりめん皺状の色素沈着　157
チック症状　150
チック状態　148
肘窩部　175
肘頭　174

つ

追跡　24
通園、通学　5
土踏まず　199
爪　22,154,178,197
爪の検査　178
爪の光り方　17

て

Tシャツスタイル　168
テレビゲーム　179

手　117, 178
手首　191
　──の周り　170
伝染性膿痂疹　179
臀部　187

と

とびひ　152
トリートメント　131
ドライスキン　122
　──の誘因　89
塗擦　139
　──回数と量　36
　──方法　29
土木工事　179
冬季悪化　146
冬期乾燥期　177
疼痛　200
頭髪　131, 155
頭髪部　134, 160
　──の臭い　131
頭部　17, 131, 133, 138, 142
頭部(脳)　58
胴体　156

な

泣き虫　147
内服と外用の違い　104
内用薬　40
長い汚い爪　22

に

2002年第20回世界皮膚科会議　42
ニューロファイブロマトーシス［多発性神経線維腫症］　158
二次感染　105
　──対策　40
日本アトピー性皮膚炎治療ガイドライン2003改訂版　34
入浴　37, 159, 160
乳液タイプローション　57
乳痂　78
乳児　156

──の皮膚　55
──寄生菌(分芽菌)性紅斑　99
──期　197
──期アトピー性皮膚炎　162
──脂漏　78
──臀部肉芽腫　99
乳幼児　178

ぬ

塗り方　33
塗り薬　125
　──の味　98
塗る部位　33

ね

年長児　156, 157, 178, 179, 187
　──型皮疹　165

の

膿痂疹　152

は

hand touch　157
ハタケ　20, 143, 144
ハンドル　179
バスケット　179
バスタロン® ローション　39
バナン® ドライシロップ　40
バリア機能　11, 52, 93, 122, 182
バレー　179
生え際　135
排尿後の漏れの始末　186
白色軟膏　38
剝離角層　45
鼻　135
鼻に病変がある場合　74
鼻をほじくる　179
母親　3, 13, 147
　──との対話　6
　──の尋ねたいこと　80

ひ

BCGを接種　170
びまん　140
びらん　35, 84, 105, 108, 134, 141, 142, 145, 147, 148, 149, 152, 159, 160, 169, 180, 186
ヒドロキシジン・パモ酸塩　31
ヒルドイド® ソフト軟膏　38
ピアス　153
日焼け　143, 144
皮脂　10, 11, 56
皮疹　142
皮表脂質量の加齢変化　11
皮膚カンジダ症　156, 167
皮膚バリア機能　46
皮膚のトラブル　3
皮膚の厚さ　9, 113
皮膚の面積　9
皮膚科学的検査　46
皮膚疾患の特徴　7
粃糠様落屑　160
鼻孔部　149
鼻背　149
鼻部　45
鼻翼　135
膝　191
肘　170
肘のくぼみ　171
筆記具　179
病歴の把握　14

ふ

フシジンレオ® 軟膏　38
ブドウ球菌　141
ブランコ　187
プロトピック軟膏0.03% 小児用　42
プール　37

へ

ヘアカラー　131
ヘアスタイル　152
ベトノバールG® クリーム・

軟膏(配合剤)　35
ベビー用頭髪用シャンプー　53
ベビーオイル　138
ベビーカー　83
ベビーセバメドシリーズ　モイスチャーローション　53
閉鎖包帯法　37
便利な外用剤の使い方　29

ほ

ボール　179
ポケットの中　179
保湿　46
　　――成分　53
　　――用スキンケア用品　39, 120
　　――用ローション　30, 53
　　――用品　93
母斑　158
発赤　139, 145, 159, 174
本人に確認　17
盆の窪　132

ま

末節指腹　181
瞼　135
眉毛　135

み

ミルクコーヒー斑　158
眉間　139
耳　27
耳の裏側　152
耳切れ　19, 20, 111, 154

め

Meffert　46

眼　27
免疫調整外用剤　29, 42

も

毛孔一致性トリ肌様丘疹　165
毛孔性丘疹　166
毛孔性苔癬　153, 170
網膜剥離　135
漏止めストッパー　182
問診　25

や

夜尿　186
薬剤療法　29
薬疹　24

ゆ

指　178
指しゃぶり　179
指の叉　178

よ

4頭身　156
45度　86
予測　24
流涎　137
幼児期　197
　　――男児陰茎陰嚢間擦部　186

ら

ランニング型という肌着　168
落屑　122, 147
　　――浸潤性局面　196

り

リンデロンVG®ローション　35
リンパ節　152
　　――の腫脹　188
両頬部　137, 139
両耳介付着部　160
両膝窩部　194, 195
両膝蓋部　193
両足踵部が角化　200
両足底　199
両側肘窩　177
両手関節部　180
両腕伸側　174
緑内障　75
燐脂質　56

る

類円形不完全脱色斑　176

れ

レクリングハウゼン病　158
レーザー　87
　　――光線療法　75, 96

ろ

ロコイド®クリーム・軟膏　35

わ

腋の下　167, 182
腋臭症　167

●著者略歴

山本一哉（やまもと かずや）

　1931（昭和6年）名古屋市生まれ。1955年慶應義塾大学医学部卒業。1961年同大学院修了。その間米国留学を経て、1965年国立小児病院皮膚科初代医長となり、1996年より総合母子保健センター愛育病院皮膚科部長に就任、現在に至る。1977年日本小児皮膚科学会を設立、国際的にも広く活動している。専門は小児皮膚科学。

　現在もこどもの皮膚科専門医として第一線で臨床に、卒後教育に、一般向けテレビ・ラジオに、と多方面で活躍中。やさしいスマイルと巧みな話術で親と子の心を一気にとらえてしまう。一瞬のうちの五感を働かせた診察眼には定評があり、皮膚をみると同時に生活環境から心まで見通してしまう卓越した名医として広く知られている。

　母親との対話を重視した山本流の診察スタイルは、内外から"皮膚科臨床医の手本"として高く評価され、外来を見学する医師が跡を絶たない。

どうする・外来診療

こどもの皮膚病 —診察からアトピー性皮膚炎まで—

ISBN4-8159-1666-7 C3047

平成15年4月25日　第1版発　行
平成17年5月10日　第1版第2刷

著　者	山　本　一　哉
発行者	松　浦　三　男
印刷所	株式会社 真 興 社
発行所	株式会社 永 井 書 店

〒553-0003　大阪市福島区福島8丁目21番15号
　　　　　　電話(06)6452-1881(代表)/Fax(06)6452-1882
東京店
〒101-0062　東京都千代田区神田駿河台2-4
　　　　　　電話(03)3291-9717(代表)/Fax(03)3291-9710

Printed in Japan　　　© YAMAMOTO Kazuya, 2003

・本書の複製権・翻訳権・上映権・譲渡権・公衆送信権（送信可能化権を含む）は株式会社永井書店が保有します．
・JCLS ＜㈱日本著作出版権管理システム委託出版物＞
本書の無断複写は著作権法上での例外を除き禁じられています．複写される場合には，その都度事前に㈱日本著作出版権管理システム（電話03-3817-5670，FAX 03-3815-8199）の許諾を得て下さい．

Memorandum

Memorandum

アトピー性皮膚炎の定義・診断規準（日本皮膚科学会）

アトピー性皮膚炎の定義（概念）

「アトピー性皮膚炎は，増悪・寛解を繰り返す，瘙痒のある湿疹を主病変とする疾患であり，患者の多くはアトピー素因を持つ．」

アトピー素因：①家族歴・既往歴（気管支喘息，アレルギー性鼻炎・結膜炎，アトピー性皮膚炎のうちいずれか，あるいは複数の疾患），または②IgE抗体を産生しやすい素因．

アトピー性皮膚炎の診断規準

1. 瘙痒
2. 特徴的指針と分布
    ①皮疹は湿疹病変
      ●急性病変：紅斑，湿潤性紅斑，丘疹．漿液性丘疹，鱗屑，痂皮
      ●慢性病変：浸潤性紅斑・苔癬化病変，痒疹，鱗屑，痂皮
    ②分布
      ●左右対側性　好発部位：前額，眼囲，口囲・口唇．耳介周囲，頸部，四肢関節部，体幹
      ●参考となる年齢による特徴
        乳児期：頭，顔にはじまりしばしば体幹，四肢に下降．
        幼小児期：頸部，四肢屈曲部の病変
        思春期・成人期：上半身（顔，頸，胸，背）に皮疹が強い傾向．
3. 慢性・反復性経過（しばしば新旧の皮疹が混在する）
    ：乳児では2ヵ月以上，その他では6ヵ月以上を慢性とする．

上記1，2，および3の項目を満たすものを，症状の軽重を問わずアトピー性皮膚炎と診断する．その他は急性あるいは慢性の湿疹とし，経過を参考にして診断する．

除外すべき診断
- 接触皮膚炎
- 脂漏性皮膚炎
- 単純性痒疹
- 疥癬
- 汗疹
- 魚鱗癬
- 皮脂欠乏性湿疹
- 手湿疹
  （アトピー性皮膚炎以外の手湿疹を除外するため）

臨床型（幼小児期以降）
- 四肢屈側型
- 四肢伸側型
- 小児乾燥型
- 頭・頸・上胸・背型
- 痒疹型
- 全身型
- これらが混在する症例も多い

診断の参考項目
- 家族歴
  （気管支喘息，アレルギー性鼻炎・結膜炎，アトピー性皮膚炎）
- 合併症
  （気管支喘息，アレルギー性鼻炎・結膜炎）
- 毛孔一致性丘疹による鳥肌様皮膚
- 血清IgE値の上昇

重要な合併症
- 眼症状（白内障，網膜剥離など）
  ：とくに顔面の重症例
- カポジー水痘様発疹症
- 伝染性軟属腫
- 伝染性膿痂疹

アトピー性皮膚炎治療ガイドライン　2001
平成8年度厚生省長期慢性疾患総合研究事業アレルギー総合研究および平成9～12年度厚生科学研究
分担研究「アトピー性皮膚炎治療ガイドラインの作成」より